Leben
LERNEN
Klett-Cotta

Zu diesem Buch

Trauergefühle gehören zu den grundlegenden menschlichen Emotionen und sie sind, etwa beim Tod eines Angehörigen, eine seelisch notwendige Reaktion. Doch unter bestimmten Umständen gerät der Prozess ins Stocken, Betroffene bleiben in ihrer Trauer oft über Jahre gefangen. Die Methode des Imagery Rescripting & Reprocessing (IRRT) kann hier eine besonders effektive Hilfe bieten. IRRT ist auch in der Behandlung von Traumafolgestörungen, Angststörungen und Depressionen erfolgreich, welche häufig mit einer komplizierten Trauerreaktion verbunden sind. Das Buch stellt die psychologischen Hintergründe bei anhaltender Trauer umfassend dar und zeigt die Anwendung von IRRT in vielen Fallbeispielen mit unterschiedlichen Verläufen detailliert auf.

Die Reihe »Leben Lernen« stellt auf wissenschaftlicher Grundlage Ansätze und Erfahrungen moderner Psychotherapien und Beratungsformen vor; sie wendet sich an die Fachleute aus den helfenden Berufen, an psychologisch Interessierte und an alle nach Lösung ihrer Probleme Suchenden.

Alle Bücher aus der Reihe ›Leben Lernen‹ finden Sie unter:
www.klett-cotta.de/lebenlernen

Rolf Köster
Mervyn Schmucker

IRRT zur Behandlung anhaltender Trauer

Imagery Rescripting & Reprocessing Therapy in der Praxis

Klett-Cotta

Leben Lernen 286

Klett-Cotta
www.klett-cotta.de

Printed in Germany
Umschlag: Jutta Herden, Stuttgart
Titelbild: SkyLine/fotolia.com
Gesetzt aus der Minion von Kösel Media GmbH, Krugzell
Gedruckt und gebunden von Esser printSolutions GmbH, Bretten
ISBN 978-3-608-89745-6

Zweite Auflage, 2020

Bibliografische Information der Deutschen Nationalbibliothek
Die Deutsche Nationalbibliothek verzeichnet diese Publikation in der Deutschen Nationalbibliografie; detaillierte bibliografische Daten sind im Internet über <http://dnb.d-nb.de> abrufbar.

Widmung

R. K.

Für **Silvia** – wie immer –
und für meinen **Bruder Bernd mit Kati, Johanna und Paul,**
die einen schweren Verlust hinnehmen mussten.

M. S.

Für **Willow** und **Sebastian,** meine Enkelkinder, die immer bereit sind, ihre Lebenslust, ihre Neugier und ihren Erfindergeist mit mir zu teilen.

Inhalt

Hinweis zu Ergänzungsmaterialien per Download

Alle Abbildungen aus dem Kapitel 5.11 (Fallbeispiel Anna) finden sich in Farbe auf der Website des Verlages (www.klett-cotta.de) bei dem Titel dieses Buches. Eine zusätzliche Fallgeschichte steht ebenfalls zum kostenfreien Download zur Verfügung.

Vorwort

Mit den Themen von Trauer und Tod möchte sich nicht jeder konfrontieren – auch nicht jede Psychotherapeutin oder jeder Psychotherapeut. Andererseits üben diese Themen eine seltsame Faszination auf uns aus, die wohl in unserem Wissen begründet liegt, dass ihnen letztendlich niemand ausweichen kann. Wir haben alle die Erfahrung des Verlusts von nahen und lieben Menschen gemacht, oder wir werden sie machen – das gehört zum Menschsein dazu.

Hier liegt nun also ein Imagery Rescripting & Reprocessing Therapy-Buch vor, das sich den Trauerverläufen widmet, die therapeutische Hilfe brauchen. Rolf Köster und Mervyn Schmucker sind seit einiger Zeit ein erfahrenes Autoren- und Weiterbildungsteam, die IRRT bisher vor allem auf Traumafolgestörungen angewendet haben. Dass beide immer schon neben klassischen Traumapatienten auch Patienten mit anhaltender Trauer behandelt haben, das wird in den Kapiteln und Fallgeschichten dieses wichtigen und inspirierenden Buchs ausführlich belegt. Beide Autoren sind damit der intensiven Begegnung mit Trauer und Tod nicht aus dem Weg gegangen und zeigen denjenigen, denen das vielleicht noch schwerer fällt, eine gut handhabbare und gut erlernbare psychotherapeutische Methode auf.

Es ist noch eine recht neue Erkenntnis, dass einige Trauerverläufe zu einer verlustbezogenen psychischen Störung mit Therapiebedarf werden können. Früher wurden die meisten dieser Patienten als depressiv angesehen, diagnostiziert und behandelt. Was übrigens vor Jahrzehnten auch für die meisten Patienten mit Posttraumatischer Belastungsstörung der Fall war – auch sie subsumierte man unter Depressionen. Man hat ihnen entweder Antidepressiva verschrieben oder mit ihnen verschiedene, auf die Depressivität ausgerichtete Psychotherapien durchgeführt. Die anhaltende Trauerstörung – oder komplizierte Trauer – ist nach der Aussage eines führenden amerikanischen Psychiaters (Michael B. First) seit den 2000er-Jahren die am ausgiebigsten und besten untersuchte »Nicht-Diagnose« der jetzigen diagnostischen Klassifikationssysteme. Das wird sich mit sehr hoher Wahrscheinlichkeit im ICD-11 ändern, wenn dieses 2018 erscheint und erstmals die Diagnose der *Anhaltenden Trauerstörung* (engl. prolonged grief) beinhaltet. In den letzten fünf Jahren gab es weltweit, auch in vielen Kulturen außerhalb der europäischen und amerikanischen, viele Studien dazu, die zeigten, dass es überall Menschen gibt, deren psychisches Leiden auf eine anhaltende Trauer zurückgeht. Schon die ersten nach heutigen Entwicklungsstandards für Psychotherapien durchgeführten spezifischen Trauertherapien hatten übrigens bereits imaginative Übungen in den Mittelpunkt gestellt und waren damit erfolgreich (am Londoner Institute of Psychiatry, 1980er-Jahre).

Die IRRT war und ist für die Therapie der Traumafolgestörungen eine sehr bewährte und verdienstvolle Methode. Ihre klug konzipierte Zusammenstellung von Imagination, sokratischem Dialog, Einbezug aversiver Emotionen sowie ihrer konzeptuellen und sprachlichen Genauigkeit war bisher vielen Therapeutinnen und Therapeuten in ihrer Arbeit äußerst hilfreich. Die Fallgeschichten in allen IRRT-Büchern, wie auch im vorliegenden, geben davon ein lebendiges Zeugnis. Wenn das Autorenteam Köster und Schmucker sich jetzt sorgfältig der IRRT bei anhaltender Trauer zuwendet, ist dies eine ganz große Bereicherung für die Therapie in diesem Bereich. Dass sie erprobte weitere therapeutische Techniken der Trauertherapien außerhalb der Imagination miteinbeziehen, wie das Schreiben von Briefen oder das gemeinsame Anschauen von Memorabilien, bereichert die Methode zusätzlich.

Die beiden Autoren schlagen bei anhaltender Trauer ein modifiziertes IRRT-Vorgehen vor, das unbedingt Sinn macht: die Begegnung mit dem FUSIONIERTEN ICH, und sie beschreiben dies ausführlich in ihren Fallgeschichten. Manchmal gibt es Konstellationen, die dennoch das übliche IRRT-Vorgehen erfordern, wenn beispielsweise die Bezugsperson gestorben ist, als man Kind war, oder im Falle von Suizidüberlebenden – so nennt man die Angehörigen von Suizidenten –, die dies in einer späteren Lebensphase bearbeiten wollen.

Mervyn Schmucker lässt in seinem hier wieder abgedruckten eigenen Fallbeispiel erkennen, dass die Trauer um seinen eigenen Vater und der Versuch ihrer Bearbeitung in einer gestalttherapeutischen Selbsterfahrungsgruppe vor Jahrzehnten ein ganz wichtiger Meilenstein für die Entwicklung der IRRT-Methode war. Fast scheint es, dass ohne diesen Verlust und ohne die Selbsterfahrungsstunde, über die er berichtet, es die IRRT so nicht gegeben hätte. Auch andere Therapeutinnen und Therapeuten haben aus ihrer Selbsterfahrung heraus Fallbeispiele zur Trauerbearbeitung beigesteuert. Das macht dieses Buch so besonders lesenswert und faszinierend: eine wunderbare Erweiterung der IRRT-Methode, die hoffentlich von vielen Lesern zum Nutzen unserer Patientinnen und Patienten angewendet werden wird.

*Andreas Maercker**

* Andreas Maercker, Prof. Dr. Dr., Ordinarius für Psychopathologie & Klinische Intervention am Psychologischen Institut der Universität Zürich.

1 Einleitung

Vor einigen Jahren besuchte ich (R. K.) mit meiner Frau einen Freund in England, der uns einen Nachmittag und Abend zu seinen betagten Eltern eingeladen hatte. Zum Abendessen deckte seine Mutter den Tisch nicht nur für die anwesenden fünf Personen, sondern für sechs. Auf unser Nachfragen reagierte die Mutter mit befangenem Schweigen, womit sie, so empfanden wir spontan, eine tiefe Trauer verdeckte. Unser Freund erklärte, es sei für seinen Bruder mitgedeckt, der fünf Jahre zuvor – wieder im Elternhaus lebend – vierzigjährig unerwartet an einem Herzinfarkt verstorben sei. Später, unter sechs Augen, berichtete er uns des Weiteren, seine Mutter sei über den Tod ihres Sohnes nicht hinweggekommen. Er zeigte uns das Zimmer des Bruders, das seit dessen Tod nicht mehr verändert worden war: Die zuletzt getragenen Kleider hingen unberührt über dem Stuhl, das zuletzt gelesene Buch lag aufgeschlagen auf dem Nachttisch. Offensichtlich handelte es sich um einen Fall einer anhaltenden Trauer einer Mutter, deren Trauerprozess nach dem Verlust des geliebten Sohnes blockiert war, wahrscheinlich an dem Punkt, wo es um die endgültige innerliche Verabschiedung ging. Genauere Hintergründe erfuhren wir nicht mehr.

Trauer ist einer der grundlegenden menschlichen existenziellen und emotionalen Zustände. Sie tritt üblicherweise nach dem Verlust eines nahestehenden, geliebten Menschen auf und verweist auf die Bedeutung des Sozialen, auf unser Ausgerichtetsein auf ein Du. Der Begriff der Trauer beschreibt neben einer momentanen Befindlichkeit mit einer bestimmten emotionalen Qualität und dazugehörigen physiologischen Reaktionen, z. B. Weinen, auch etwas Prozesshaftes; der Trauer ist das Streben nach Bewältigung, Veränderung, Auflösung und Neuorientierung eingegeben. In allen Kulturen und Religionen sind Rituale entwickelt worden, die einer individuellen oder kollektiven Trauer einen Rahmen geben und den Trauerprozess erleichtern helfen sollen.

Ein zur Trauer führender Verlust kann sich allerdings nicht nur auf geliebte oder nahestehende Mitmenschen (Partner[1], Kinder, Eltern, Freunde, Bekannte) beziehen, sondern auch auf verehrte Mitmenschen (Politiker, Künstler, Vorbilder) und auch auf amputierte oder zerstörte/funktionslose Körperteile oder Organe, auf Haustiere, auf das eigene Haus, auf Heimat, Eigentum, Beruf oder Arbeitsplatz, d. h. auf alle

[1] Der besseren Lesbarkeit halber werden in dieser Arbeit im Allgemeinen die generischen Formen für Personenbezeichnungen verwendet, sofern das natürliche Geschlecht von der Fragestellung her nicht relevant ist. Selbstverständlich sind dabei immer Männer und Frauen gemeint.

Personen und sogar Dinge, zu denen wir eine engere emotionale und existenzielle Beziehung aufgebaut haben und welche zur Bildung unserer eigenen Identität beigetragen haben.

Zur Beschreibung dessen, was einen Trauerprozess eigentlich ausmacht, sind seit Freud verschiedene Modelle und Konzepte vorgeschlagen worden (eine kurze Zusammenfassung liefert Kap. 2). Dabei wird Trauer als ein phasenhaft ablaufendes Geschehen, als Herausforderung, verschiedene Aufgaben zu bewältigen, als Stressreaktion, als Inkonsistenzquelle (Anspannung aufgrund unerfüllter Grundbedürfnisse), als Coping-Modell oder als biologisches Geschehen angesehen, wobei sich aus unserer Sicht diese verschiedenen Modelle eher ergänzen als miteinander zu konkurrieren.

Trauer an sich ist keine Krankheit, sondern ein unter bestimmten Bedingungen (meist der Verlust einer nahestehenden Person) seelisch notwendiger, gesunder Zustand bzw. Vorgang. Ein Teil der Betroffenen erlebt aber im Trauerprozess ein Stocken, eine Blockade, die den Prozess ähnlich einer Schallplatte mit einem Sprung immer wieder am selben Hindernis anrennen lassen, sodass die eigentlich angestrebte oder zu erwartende Bewältigung des Verlusts nicht vollendet werden kann. Der Begriff für dieses Phänomen hat eine jahrzehntelange Geschichte, wobei mittlerweile der Terminus der *anhaltenden Trauer* am weitesten akzeptiert ist (s. Kap. 2).

In welcher Phase des Trauerprozesses bzw. im Zusammenhang mit welcher seelischen Herausforderung die Blockade auftritt, ist sehr unterschiedlich. Es bestehen sicher Bezüge zur Lebensgeschichte des Betroffenen und vor allem auch Bezüge zur Geschichte seiner Beziehung zum Verstorbenen. Manchmal findet sich die Ursache der Blockade auch im Ablauf der letzten Tage oder Stunden vor dem Tod, z. B. wenn die hinterbliebene Ehefrau Wutgefühle auf ihren durch Suizid verstorbenen Ehemann empfindet oder wenn der Sohn nicht mehr rechtzeitig vor dem Tod seines Vaters anreisen konnte, um ihn noch ein letztes Mal zu sehen, und dadurch Schuldgefühle oder das Empfinden von Unerledigtem *(»unfinished business«)* entstanden. In diesem Zusammenhang ist sicher die Beobachtung zu berücksichtigen, dass bei anhaltender Trauer eine ausgeprägte Komorbidität vorliegt, d. h. bei mehr als zwei Dritteln der Fälle von anhaltender Trauer andere psychische Störungen gleichzeitig vorhanden sind, in erster Linie Depressionen und Posttraumatische Belastungsstörungen.

Wenn Betroffene sich der Problematik bewusst werden und – von sich aus oder auf Empfehlung anderer – therapeutische Hilfe suchen, stellt sich für die Psychotherapeuten nach entsprechender diagnostischer Abklärung die Frage, ob, und wenn ja, wie sie helfen können. Dazu benötigen Therapeuten ein Verständnis dafür, worum es in einem Trauerprozess geht und durch welche Mechanismen dieser im individuellen Fall gestört sein kann. Oft geht es einfach darum, eine mitfühlende Anteilnahme und menschliche Begleitung anzubieten, wobei diese Rolle keinesfalls auf Psychotherapeuten beschränkt ist. Manchmal kann es ausreichen, darauf zu verweisen, dass gewisse emotionale Reaktionen (z. B. Wutgefühle dem Verstorbenen gegenüber) normal sind und keinen Grund für eine Verunsicherung oder für Schuldgefühle darstellen müssten, oder dem Betroffenen zu erklären, worum es in der Fortführung des Trauerprozesses möglicherweise gehen würde (z. B. »*Vielleicht müssten Sie sich endgültig von ihm verabschieden können.*«). Auch diese Funktion muss nicht zwingend von einem Psychotherapeuten eingenommen werden, sondern kann auch von Freunden, Verwandten, vertrauten Bekannten oder Seelsorgern ausgefüllt werden. Manchmal reichen die menschliche Begleitung und einfache Sachinformationen aus (»Psychoedukation« von Fachleuten, »gute, einfühlsame Ratschläge« von Bekannten), oft aber auch nicht. Die Einsicht bei den Betroffenen ist dann intellektuell vielleicht vorhanden, aber zum inneren Vollzug fehlt ihnen irgendetwas. Diese Situation ist die Domäne zur Durchführung einer Psychotherapie bei Trauerfällen im Allgemeinen und zum Einsatz der IRRT (Imagery Rescripting & Reprocessing Therapy) im Besonderen.

Psychotherapeuten jeglicher Provenienz, insbesondere die, welche sich bereits umfassend mit der Behandlung anhaltender Trauerreaktionen beschäftigt haben, werden vom Einsatz der IRRT in ihrer praktischen Arbeit sehr profitieren können. Die Therapien werden effektiver, gezielter und schneller durchgeführt werden können. Die IRRT eignet sich zur Integration in jegliche therapeutische Ausrichtung. Eine Psychotherapie anhaltender Trauerreaktionen kann aber auch mit einer ausschließlichen Fokussierung auf die IRRT durchgeführt werden.

Als Schmucker in den Neunzigerjahren des vorigen Jahrhunderts die Grundlagen der IRRT entwickelte, ging es ihm zunächst um die Behandlung erwachsener Opfer mit Posttraumatischen Belastungsstörungen infolge körperlicher Misshandlungen oder eines sexuellen oder psychischen Missbrauchs im Kindesalter. Sein eigenes, viele Jahre zurückliegendes, erstes persönliches Erlebnis mit der Arbeit in der Imagination auf der INNEREN BÜHNE handelte aber tatsächlich von einer imaginativen Begegnung mit seinem früh verstorbenen Vater im Sinn eines Auflösens einer *larvierten anhaltenden Trauerreaktion* (Schmucker u. Köster 2014 a, S. 20 ff., *Fallbeispiel M. S. in diesem Buch*). So war von Beginn der Entwicklung der Methode an deutlich, dass die IRRT auch bei dieser Problematik indiziert sein könnte.

Wir haben im *Praxishandbuch IRRT* (Schmucker u. Köster 2014 a) im theoretischen Teil (S. 51, S. 106 ff.) und auch bei den Fallbeispielen (Fallbeispiele 13 bis 15) die IRRT-Behandlung von anhaltenden Trauerreaktionen bereits kurz beschrieben. Mit dem vorliegenden Buch stellen wir den theoretischen Hintergrund und die detaillierte konkrete Vorgehensweise auch in komplexeren Fällen systematischer und umfassender dar.

Wie schon das *Praxishandbuch IRRT* besteht auch dieses Buch zu einem großen Teil seines Umfangs aus Fallbeispielen. Diese illustrieren die Beschreibungen des Theorieteils, geben einen Eindruck von der Vielfalt möglicher Verläufe und therapeutischer Interventionen einer IRRT-Trauersitzung, und sie zeigen nicht nur Sitzungsausschnitte, sondern auch komplette IRRT-Sitzungen von der Einleitung bis zum Abschluss. Gerade dieser letzte Aspekt kann für Psychotherapeuten, die sich die IRRT zur Arbeit mit Patienten mit Trauerreaktionen aneignen wollen, eine ganz konkrete Anleitung und damit wertvolle Hilfe sein. Betonen möchten wir aber auch, dass die therapeutische Anwendung der IRRT nur schwierig allein aus Büchern gelernt werden kann. Die persönliche Anleitung und Supervision erscheinen uns unerlässlich. So einleuchtend, logisch und systematisch die IRRT wirkt, so schwierig ist sie doch anfangs in der konkreten Anwendung durchzuführen, was wir anhand zahlreicher Beispiele in unseren Supervisionen immer wieder bestätigt finden.

An dieser Stelle seien aber nicht nur die Schwierigkeiten erwähnt, die sich für Psychotherapeuten am Anfang bei der Durchführung von IRRT-Sitzungen zeigen können, sondern es soll vor allem auf die Befriedigung hingewiesen werden, die sich nach einiger Übung bei den Therapeuten einstellen kann. Und wir haben immer wieder den Eindruck, dass durch die Anwendung der IRRT die Fähigkeit von Therapeuten, das Phänomen des posttraumatischen Wachstums (Pearlman u. Saakvitne 1995) zu erleben, durchaus gefördert wird.

Danksagungen

An erster Stelle gebührt unser Dank unseren Patienten und Supervisanden, von denen wir einerseits viel lernen durften, während sie uns erlaubten, als ihre Therapeuten und Selbsterfahrungs-Supervisoren an den Entdeckungsreisen in ihre Seele teilzunehmen und sie zu begleiten, die andererseits bereit waren, ihre persönliche Geschichte in anonymisierter Form und zum Teil auch ihre sehr persönliche katamnestische Rückmeldung hier zu veröffentlichen, um dazu beizutragen, dass auch anderen Menschen auf diese sowohl sanfte als auch wirksame Art geholfen werden kann.

Ein besonderer Dank geht an die Kolleginnen und Kollegen, die sich die Zeit und die Mühe genommen haben, um uns in Theorie- und Falldiskussionen und mittels kritischer Durchsicht des Manuskripts wertvolle Hinweise und Anregungen zu geben. Besonders erwähnen möchten wir Monika von Ancken, Silvia Köster, Anja Möller, Rahel Rodenkirch, Rolf Senst und Matthias Wiemann.

Monika von Ancken, Petra Hartmann, Silvia Köster und Klaus Dilcher sei hier noch einmal extra gedankt, weil sie eigene Fälle ausgewählt, nachbearbeitet und zur Veröffentlichung zur Verfügung gestellt haben.

Andreas Maercker danken wir für die Empfehlung zur Begriffs- und Titelfindung.

Rahel Rodenkirch hat wesentlich bei der Literaturrecherche geholfen, herzlichen Dank dafür.

Christine Treml vom Klett-Cotta Verlag danken wir wieder herzlich für das angenehme, freundliche, engagierte und umsichtige Lektorat.

Unseren Familien gebührt der wichtigste Dank, denn ohne deren Unterstützung und vor allem deren verständnisvolle Toleranz wäre dieses Buch nie und nimmer zustande gekommen.

2 Die Geschichte des Konzepts der anhaltenden Trauer

Wenn Patienten mit einer Trauerproblematik psychotherapeutisch behandelt werden, sollten Therapeuten eine Vorstellung davon haben, was Trauer eigentlich ist. Die hier vorgestellte Darstellung der verschiedenen Modelle ist kurz zusammengefasst und orientiert sich vor allem an den aktuellen ausführlicheren Veröffentlichungen zweier kognitiver Verhaltenstherapeuten sowie eines systemischen Therapeuten (Znoj 2012, Wagner 2013, Kachler 2014). Leser, die tiefer in diese Materie einsteigen wollen, seien auf diese Bücher verwiesen, welche auch eine umfassendere Literaturliste aufweisen.

2.1 Was ist Trauer?

Trauer ist einer der grundlegenden menschlichen existenziellen Zustände. Gleichzeitig ist Trauer eine der sieben Grundemotionen, die sich in allen menschlichen Gesellschaften und Kulturen auf gleiche Weise im Gesichtsausdruck äußern (Ekman 2010). Trauer tritt üblicherweise auf, wenn eine nahestehende Person verstirbt, und umfasst ein breites Spektrum an emotionalen und physiologischen Reaktionen, die sich phasenhaft über einen Zeitraum von einigen Monaten bis zu vielen Jahren erstrecken können. Die Qualität und Intensität der Reaktion auf den Verlust einer nahestehenden Person verweist auf die Ausrichtung auf ein Du (Buber 1923), auf die Bedeutung des Sozialen und der mitmenschlichen Bindung (Bowlby 1980). Trauer kann auch auftreten, wenn Verluste allgemeinerer Art erlebt werden, etwa wenn jemand seine Arbeit oder seinen Sinn im Leben verliert, ein angestrebtes Ziel nicht erreicht oder sich Hoffnungen nicht erfüllen. Zudem ist Trauer nicht nur als individuelle Reaktion zu verstehen, sondern es gibt auch kollektive Trauer, wenn ein Idol, ein Politiker oder ein Künstler verstirbt oder sich Katastrophen auf kollektiver Ebene ereignen, wenn z. B. eine Schlacht oder ein ganzer Krieg verloren wird oder eine Katastrophe passiert (z. B. der Anschlag auf das World Trade Center in New York 2001 oder der Tsunami in Asien 2006). Anhand dieser Beispiele wird zudem deutlich, dass Trauerreaktionen gewisse Ähnlichkeiten mit Traumareaktionen aufweisen (vgl. Maercker u. Lalor 2012).

Trauer hat eine doppelte Bedeutung. Einerseits beschreibt Trauer einen Zustand, der durch eine bestimmte emotionale Befindlichkeit gekennzeichnet ist (Trauer, Niedergeschlagenheit, Ohnmacht, Verlassenheit, Sehnsucht, evtl. Wut, Schuld und

Scham). Damit verknüpft sind typische Kognitionen (z. B. pessimistische Zukunftsperspektiven, ständiges Denken an den Verstorbenen), physiologische (z. B. körperliche Schmerzen, Krankheitsanfälligkeit) und verhaltensbezogene Reaktionen (z. B. sozialer Rückzug). Trauer kann aber andererseits auch als Prozess verstanden werden. Verschiedene Ansätze aus den letzten Jahren und wenigen Jahrzehnten versuchen, diesen Prozess in beschreibbaren Phasen zu definieren.

2.1.1 Phasenmodelle

Schon Freud (1917) grenzte die Trauer von der Melancholie ab und beschrieb sein Phasenmodell des Trauerprozesses, in dessen Verlauf sich nach der Realisierung des Verlusts zunächst die emotionalen Bindungen zum Verstorbenen lösen sollten, also die Libido vom verstorbenen Objekt abgezogen werden sollte, bevor dann das emotionale Leben wieder aufgenommen, auf die Zukunft ausgerichtet und neue Beziehungen aufgebaut werden könnten.[2]

Bowlby (1980), Psychoanalytiker und Begründer der Bindungstheorie, beschrieb ein Phasenmodell von Trauerprozessen, das sich an Kübler-Ross (1969) anlehnte, die ein – allerdings eher auf Sterbende als auf Hinterbliebene ausgerichtetes – Modell mit den Phasen des Nicht-wahr-haben-Wollens, der Wut, des Verhandelns, der Depression und letztlich der Akzeptanz beschrieben hatte. Bowlbys Modell umfasst die Phasen der Betäubung, der Sehnsucht und Suche nach dem Verstorbenen, der Desorganisation und Verzweiflung und dann der Reorganisation. In einer Studie (Maciejewski et al. 2007) konnte gezeigt werden, dass in einer größeren Gruppe von Trauernden innerhalb eines halben Jahres nach dem Verlust genau diejenigen Reaktionstypen konsekutiv phasenhaft gehäuft auftraten, die Bowlbys Phasenmodell entsprachen.

Einen etwas anders gestalteten Ansatz beschrieb Worden (2009), der einen Trauerprozess eher als die (mehr oder weniger erfolgreiche) Bewältigung verschiedener Herausforderungen denn als gesetzmäßig ablaufendes Geschehen ansieht und damit auch den Coping-Modellen zugeordnet werden könnte. Die vier Aufgaben, die es zu lösen gelte, formuliert er als: 1. Akzeptanz des Todes; 2. Zulassen des Trauerschmerzes; 3. Anpassung an eine Umwelt ohne den Verstorbenen; 4. Aufnahme eines neuen Lebens des Hinterbliebenen und Zuweisung des Verstorbenen an einen neuen Platz in diesem Leben.

[2] Interessanterweise folgte Freud nach dem Grippetod seiner Tochter Sophie 1920 keineswegs der eigenen Theorie, sondern schuf und bewahrte noch jahrzehntelang eine innere Beziehung zu ihr, eine innere Repräsentation von ihr, als deren äußeres Zeichen er z. B. ein kleines Medaillon an seiner Uhrkette trug (Kachler 2014).

2.1.2 Stressmodelle

Verschiedene Autoren haben auf die Gemeinsamkeiten von Trauerreaktionen mit Stressreaktionen hingewiesen (Wagner 2013) und dabei vor allem die Parallelen zu posttraumatischen Störungen betont. Symptomatisch kommt es bei Trauerreaktionen wie bei posttraumatischen Störungen zu Intrusionen und zu Vermeidungsverhalten, allerdings fehlen die Übererregung/Hypervigilanz/Schreckhaftigkeit, dafür kommt es zu Anpassungsproblemen an den Verlust.

Ein relativ neuer Ansatz zur Beschreibung der Trauerphänomene wurde von Znoj (2012) vorgelegt, der auf dem Hintergrund der Konsistenztheorie von Grawe (1998) einen Trauerprozess als Stress- oder psychischen Anspannungszustand beschreibt, welcher dadurch hervorgerufen wird, dass seelische Grundbedürfnisse (Bindung, Kontrolle, Lust und Selbstwertsteigerung) nicht mehr erfüllt sind. Im Fall eines Verlusts sind vor allem das Bedürfnis nach Bindung und das nach Kontrolle unerfüllt.

2.1.3 Coping-Modelle

Coping-Modelle betrachten einen Trauerprozess aus dem Blickwinkel der Fragestellung, was es für den Hinterbliebenen nach dem Verlust zu bewältigen gebe. Das »duale Prozess-Modell« (Dual process model of coping with bereavement) von Stroebe u. Schut (1999) geht davon aus, dass sich die seelische Bewältigung eines Verlusts auf zwei Bereiche zu fokussieren habe: einerseits auf die *Trauerarbeit,* also die Bewältigung der auftretenden emotionalen und physiologischen Reaktionen, andererseits auf die *Gestaltung der Zukunft,* also das Leben ohne die verstorbene Person. Einen sehr ähnlichen Ansatz vertreten Rubin (1981, 1999) und Rubin et al. (2012) mit ihrem »Zweigleisigen Modell« (Two-track model of bereavement), in dem es einerseits um die *Aufrechterhaltung des biopsychosozialen Funktionierens* (Track I) und andererseits um die *Gestaltung der weiteren Beziehung zum Verstorbenen* (Track II) geht. Diesen letzten Aspekt in Bezug auf die Zukunftsplanung, in Abgrenzung von Freud *mit* dem Verstorbenen (auf der INNEREN BÜHNE) und *nicht ohne ihn* hebt auch Kropiunigg (2009) hervor. Die Arbeitsgruppe um Klass et al. (1996) betont ebenfalls die Wichtigkeit der Aufrechterhaltung einer Bindung zum Verstorbenen, und die Autoren zeigen, dass nach dem Verlust einer geliebten Person eine dauerhafte, über die Zeit auch veränderbare, innere Repräsentation des Verstorbenen vom Hinterbliebenen entwickelt wird. Weitere Arbeitsgruppen, deren Modelle in eine ähnliche Richtung weisen, werden von Kachler (2014) erwähnt.

2.1.4 Biologische Modelle

Verschiedene Untersuchungen seit den Sechzigerjahren des vorigen Jahrhunderts haben biologisch-medizinische Auswirkungen von Verlusterlebnissen beschrieben. Dabei finden sich eine höhere Mortalität (vor allem bei Männern) und Stressantworten ähnlich posttraumatischen Reaktionen mit Aktivierung des Cortisol-Systems und Herz-Kreislauf-Reaktionen, die oft als *Broken Heart* zusammengefasst werden. Außerdem konnte gezeigt werden, dass eine Trauerreaktion mit einer Schwächung der Immunabwehr (Abnahme der Aktivität immunkompetenter T- und B-Zellen) sowie einer Erhöhung der Zahl, aber einer Reduktion der Funktion neutrophiler Granulozyten einhergeht. Trauerreaktionen führen zu Schlafstörungen und entsprechenden EEG-Veränderungen, besonders wenn depressive Symptome vorhanden sind. Trauerreaktionen führen auch zur Thrombozytenaktivierung sowie einer Erhöhung des *von Willebrand-Faktors* im Blut und erhöhen damit das Risiko für Thrombosen und Herzinfarkte. Außer für die Verbesserung der Schlafqualität liegen aber nur sehr wenige Belege vor, die zeigen können, dass entsprechende Interventionen diese Risikofaktoren auch effektiv beeinflussen.

In funktionellen bildgebenden Verfahren konnte gezeigt werden, dass Trauer – ähnlich wie physischer oder sozialer Schmerz (z. B. aufgrund von Zurückweisung) – zu einer Aktivitätszunahme im dorsalen cingulären Cortex sowie in der Insel und dem periaquäduktalen Grau führt, außerdem zu einer Aktivierung des posterioren cingulären Cortex.

Bei all diesen Erkenntnissen wird aber von den Autoren regelmäßig betont, dass sich bisher keine eindeutigen Muster finden ließen, aufgrund derer man spezifische Biomarker zur Risikoeinschätzung, Diagnosestellung oder zum Therapieverlauf beiziehen könnte, zu vielfältig sind die Überlappungen mit anderen Einflussfaktoren, zu komplex die vernetzten gegenseitigen Beeinflussungen und zu wenig aussagekräftig die bisherige Datenlage. Einen Überblick über den Stand der Forschung geben Buckley et al. (2012) und O'Connor (2012).

2.2 Gesunde vs. anhaltende Trauer

Trauer ist eine an sich gesunde, üblicherweise auf Restitution und Bewältigung abzielende Reaktion auf einen schweren Verlust. Sie umfasst belastende Symptome, bedarf aber keiner spezifischen psychotherapeutischen oder medizinischen Behandlung, sondern ist – wie viele andere unangenehme, mit Leiden verbundene Erfahrungen auch – Teil des menschlichen Lebens und muss deshalb als solche in Kauf genommen, ausgehalten und durchlebt werden. Die Streubreite der Symptomausprägung, der Symptomzusammensetzung und der Dauer von Trauerreaktionen ist dabei sehr groß.

Und doch kann eine Trauerreaktion ein Ausmaß oder eine Dauer annehmen, die beim Betroffenen selbst oder bei seiner Umgebung den Eindruck erweckt, das Leiden trete unnötig lange oder ausgeprägt auf und es bestehe Handlungs- bzw. Therapiebedarf. Dieser Zustand wird als pathologisch eingeschätzt, wobei dessen Begriffsgeschichte im Verlauf der letzten Jahrzehnte mehrere Bezeichnungen von verschiedenen Arbeitsgruppen umfasst: die Rede war von *morbider, pathologischer, prolongierter, chronischer, ungelöster, traumatischer, komplizierter Trauer* bis zur heute am weitesten akzeptierten *anhaltenden Trauerstörung*, engl. *persistent complex bereavement-related disorder* (DSM-V) oder *prolonged grief disorder* (Vorschlag ICD-11).

Das hauptsächliche Problem ist die klare Abgrenzung einer krankhaften von einer sich noch im Rahmen der gesunden Streubreite befindlichen Trauerreaktion. Mehrere Definitionsversuche der anhaltenden Trauer trafen immer wieder auf entsprechende Kritiken. Man betrachte nur die aktuelle Diskussion um die Aufnahme eines Konzepts der anhaltenden Trauer als eigenständige Diagnose in die psychiatrischen Klassifikationssysteme des DSM-V (American Psychiatric Association 2013), wo die anhaltende Trauer als eigenständiges Krankheitsbild letztendlich nicht aufgenommen wurde bzw. nur im Forschungsanhang, oder der ICD-11 (WHO), wo die Entscheidung noch nicht gefallen ist, wahrscheinlich aber zugunsten der neuen Diagnose fallen wird (Maercker et al. 2013). Eine entscheidende Schwierigkeit in dieser Diskussion ist neben der schwierigen Abgrenzung wohl auch die z. T. sehr hohe Komorbidität der anhaltenden Trauer, vor allem mit Depressionen und Posttraumatischen Belastungsstörungen (s. u.).

Die heute am breitesten akzeptierte, vor allem auch für Studien verwendbare **Definition der anhaltenden Trauer** stammt von Prigerson et al. (2009) und ist unter folgenden Bedingungen erfüllt (nach Wagner 2013):

- Die Trauersymptomatik hat sich durch den Tod einer nahestehenden Person entwickelt und ist mindestens 6 Monate nach dem Tod (noch) vorhanden.
- Zusätzlich müssen die folgenden drei Hauptkategorien erfüllt sein:

1. **Trennungsschmerz:** das Gefühl von starker Sehnsucht und Suchen nach der verstorbenen Person, was fast täglich sowohl ein körperliches als auch emotionales Leiden hervorruft.
2. **Kognitive, emotionale und behaviorale Symptome**
   (mindestens fünf der folgenden Symptome müssen täglich auftreten):
   - Unsicherheit bezüglich der eigenen Gefühle oder der Rolle im Leben
   - Schwierigkeiten, den Verlust zu akzeptieren
   - Vermeidung von Erinnerungen an den Verlust
   - Unfähigkeit, seit dem Verlust anderen Menschen zu vertrauen
   - Gefühl von Verbitterung und Wut in Bezug auf den Verlust
   - Schwierigkeiten, sein weiteres Leben zu gestalten

- Emotionale Taubheit
- Gefühl von Einsamkeit und Sinnlosigkeit
- Gefühl von Schock und Erstarrung seit dem Verlust

3. **Psychosoziale Schwierigkeiten:** Die Belastungen haben klinischen Krankheitswert und behindern die betroffene Person in allen wichtigen Lebensbereichen.

Fragebögen

Zur Diagnostik anhaltender Trauerreaktionen vor allem im Rahmen von Studien wurden verschiedene Fragebögen entwickelt (s. Wagner 2013, S. 28 ff.). Die am häufigsten verwendeten seien hier kurz aufgelistet:

- Das *Grief Experience Inventory (GEI)* hat 135 Items und ist damit das umfassendste Instrument zur Trauer, oft verwendet, aber auch umstritten, da einige wichtige Trauersymptome nicht erfragt werden.
- Bei der *Hogan Grief Reaction Scale (HGR-Skala)* werden mit 61 Items Trauerprozesse in sechs Subskalen erfasst.
- Das *Inventory of Complicated Grief (ICG)* umfasst 19 Items und ist das am weitesten verbreitete und wohl auch am besten validierte Instrument.
- Das *Texas Revised Inventory of Grief (TRIG)* ist ein Fragebogen mit 21 Items, der vor allem den normalen Trauerprozess zu erfassen sucht.

Epidemiologie

Die Häufigkeit anhaltender Trauerreaktionen ist einerseits vom verwendeten Messinstrument (bei den zitierten Untersuchungen meist das *Inventory of Complicated Grief* von Prigerson et al. 1995), andererseits davon abhängig, in welchem historischen und kulturellen Kontext und bei welcher Population eine Untersuchung vorgenommen wird. Die Prävalenz lag in repräsentativen Untersuchungen bei 14–95-Jährigen in Deutschland bei 3,7 %, in Japan bei 40–79-Jährigen bei 2,4 % (wobei allerdings Eltern, die ein Kind verloren hatten, ausgeschlossen wurden). In Risikopopulationen wie psychisch Kranken (z. B. bipolare Störungen oder stationär behandelte Patienten mit Depressionen) ist das Vorkommen viel häufiger (24,3 % bzw. 18,6 %). Trauernde Jugendliche im Kosovo kamen gar auf 34,6 % (alle Prävalenzangaben aus Wagner 2013, S. 27). Auffällig ist die sehr hohe Komorbiditätsrate der anhaltenden Trauer (s. Abb. 2-1). Diese hohe Komorbiditätsrate ist wohl ein Faktor, der die Aufnahme der anhaltenden Trauer als eigenständige psychische Störung in Diagnosemanuale wie ICD und DSM bisher so schwierig gemacht hat.

Komorbidität

Die häufigsten komorbiden psychischen Störungen sind Depression und Posttraumatische Belastungsstörung. Abb. 2-1 zeigt, dass nur ca. ein Drittel der Patienten mit komplizierter Trauer[3] *nicht* gleichzeitig an Depression und/oder Posttraumatischer Belastungsstörung leiden. Zählt man weitere Komorbiditäten hinzu (vor allem Angststörungen sind häufig), kommt man sogar auf eine Komorbiditätsrate von 75 % (Simon et al. 2007).

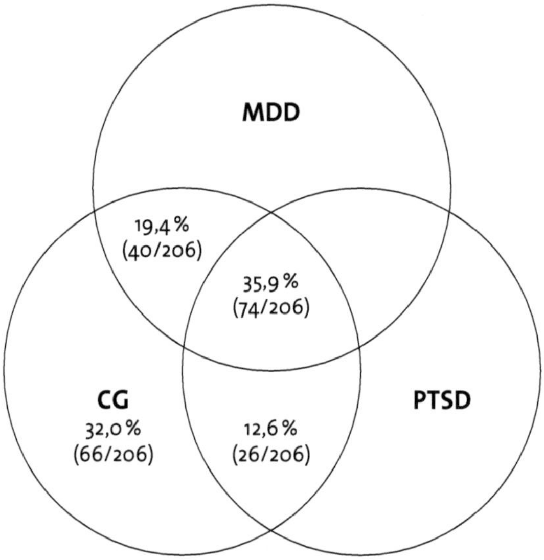

Abb. 2-1: Komorbidität zwischen komplizierter Trauer (CG – complicated grief), majorer Depression (MDD – major depressive disorder) und Posttraumatischer Belastungsstörung (PTSD – posttraumatic stress disorder) (aus Simon et al. 2007)

2.3 Therapiemethoden, Therapieforschung

Jede Vorgehensweise, jede Therapierichtung oder »Schule« (psychoanalytische oder andere psychodynamische, humanistische, kognitive und verhaltenstherapeutische sowie systemische Ansätze) hat auf dem Boden ihrer Theorie ein Vorgehen zur Hand, welches sich im Fall einer anhaltenden Trauerreaktion anbietet. Es hat in den letzten Jahrzehnten aber auch eine Reihe von Arbeitsgruppen gegeben, die sich spezifisch mit der Therapie anhaltender Trauerreaktionen befasst haben und spezifische Vorgehensweisen vorschlagen, die sich nicht dogmatisch einer Theorie unter-

[3] Entspricht anhaltender Trauer.

werfen, sondern eher am Gegenstand, nämlich an der Symptomatik der Trauerreaktion, orientiert sind (s. Kap. 2.1). Dabei haben sich bestimmte Interventionen und Techniken weit verbreitet. Die Datenlage zur Wirksamkeit verschiedener Verfahren ist noch relativ unbefriedigend: Metaanalysen zeigen im besten Fall mittlere Effektstärken (Cohen's d) um 0.5, es werden inkonsistente Definitionen der anhaltenden Trauer verwendet, was die Vergleichbarkeit mit anderen Studien erschwert, und ein methodisch-statistisches Hauptproblem ist das häufige Fehlen einer Kontrollgruppe in den Studien (Wagner 2013).

2.4 Verbreitete klinische Interventionen und Therapietechniken zur Behandlung anhaltender Trauer

Es werden hier heute übliche trauerspezifische Interventionen und Techniken kurz vorgestellt, die in den letzten wenigen Jahrzehnten entwickelt und verbreitet wurden und von Autoren verschiedener »Schulen« stammen. Ob und wie diese Techniken auch in der IRRT Verwendung finden, wird jeweils kurz erläutert.

Expositionsverfahren

Zur Konfrontation eines Vermeidungsverhaltens und vor allem bei traumatischer Trauer werden Expositionsverfahren *in sensu* und *in vivo* eingesetzt, wobei sich das Vorgehen nicht wesentlich von Expositionsverfahren unterscheidet, die zur Behandlung von phobischen oder posttraumatischen Störungen eingesetzt werden. Als wirksames Prinzip wird dabei eine Habituation postuliert. Bei einer Exposition *in sensu* wird der Patient meistens gebeten, in einer Imagination noch einmal die Phase zu durchleben und zu beschreiben, als er vom Tod des Verstorbenen erfuhr, dabei seine diesbezüglichen Gefühle und Kognitionen zu schildern und diese weiter mit dem Therapeuten zu bearbeiten. Bei einer Exposition *in vivo* werden Orte oder Personen besucht oder Situationen gezielt aufgesucht, die bisher vom Patienten vermieden worden sind, um gefürchtete Emotionen oder Reaktionen im Zusammenhang mit dem Verstorbenen nicht zu triggern.

In der Phase 1 einer IRRT-Sitzung werden im imaginativen Wiedererleben die Trauma- oder Verlust-assoziierten Emotionen aktiviert (als Mittel zum Zweck), sodass sie einer Verarbeitung zugänglich werden. Das entspricht in gewisser Weise einer Exposition *in sensu.*

Kognitive Verfahren

Da es bei Patienten mit anhaltender Trauer regelmäßig zum Auftreten trauerspezifischer maladaptiver Kognitionen kommt (z. B. »*Ich habe keine Zukunft seit dem Ver-*

lust meiner Mutter« oder »*Wäre ich rechtzeitig zu Hilfe gekommen, hätte sie überlebt«* oder »*Ich bin schuld an ihrem Tod«*), zählt die kognitive Umstrukturierung auf einer rationalen Metaebene mithilfe von vorgegebenen Arbeitsblättern zu den vor allem bei kognitiven Verhaltenstherapeuten sehr verbreiteten Techniken. Dabei machen sich die Patienten aus einer kognitiv-rationalen Perspektive z. B. bewusst, dass ihre Schuldgefühle keiner vernünftigen Überprüfung standhalten.

In der IRRT wird die kognitive Umstrukturierung eher von der imaginativen Seite her angegangen. Erfahrungsgemäß ist es für die Patienten deutlich überzeugender, wenn ihnen der Verstorbene auf der INNEREN BÜHNE versucht, die Schuld zu nehmen, als wenn die Patienten selber ihre Gefühlsreaktionen lediglich auf einer Metaebene rational überprüfen.

Verfahren zur Förderung einer Begegnung mit dem Verstorbenen in sensu

Die Imagination einer Begegnung mit dem Verstorbenen wird mittlerweile in mehreren Behandlungsmethoden der anhaltenden Trauer eingesetzt. Verschiedene Ansätze werden hier kurz präsentiert.

Der leere Stuhl

Diese Technik stammt ursprünglich aus der Gestalttherapie von Perls (1974). Dabei wird dem Patienten ein leerer Stuhl gegenübergestellt, und er wird gebeten, sich vorzustellen, dass der Verstorbene auf diesem leeren Stuhl sitze. Der Patient soll dann dem Verstorbenen in direkter Ansprache zum Ausdruck bringen, was ihn in diesem Zusammenhang beschäftigt (z. B. wie der Sterbeprozess für ihn war, seine Gefühle und Gedanken dem Verstorbenen gegenüber und wie es ihm gehe seit dessen Tod). Anschließend wird der Patient gebeten, sich auf den leeren Stuhl zu setzen und anstelle des Verstorbenen zu antworten und sich dabei vorzustellen, dass er, der Patient, auf dem frei gewordenen Stuhl gegenübersitze. Die Übung findet mit offenen Augen statt und wird vom Therapeuten direktiv begleitet, indem er dem Patienten vorgibt, was dieser dem Verstorbenen sagen oder mit ihm tun soll.

Folgende Ähnlichkeiten zur IRRT werden deutlich: Die Arbeit mit einem Bild des Verstorbenen; der Ausdruck der Gedanken und Gefühle, die den Patienten beschäftigen; die direkte Ansprache des Verstorbenen; das Sichhineinversetzen in den Verstorbenen. Allerdings sind die Intensität und Tiefe der »Begegnung« und des emotionalen Erlebens beim *leeren Stuhl* meist geringer. In der IRRT bleibt der Patient in seiner Rolle (und Identität) als heutiger Mensch. So kann der imaginierte Verstorbene – bzw. dessen Repräsentation auf der INNEREN BÜHNE – am intensivsten erlebt werden, da Augenkontakt (visuelle Ebene) sowie Körperkontakt (physische Ebene) mit ihm möglich sind und gefördert werden. Eine typische Frage des IRRT-Therapeuten ist:

T: Was sehen Sie jetzt in den Augen des Verstorbenen, wenn Sie ihn umarmen und er Ihnen sagt: »*Ja, ich vermisse dich auch*«?

Das dadurch ausgelöste visuelle Fokussieren auf das emotionale Empfinden des Verstorbenen(-Bildes) auf der INNEREN BÜHNE und die eigene emotionale Reaktion des Patienten darauf, insbesondere der erwähnte Eindruck des unmittelbar Evidenten, machen oft den entscheidenden Erfolg einer IRRT-Trauersitzung aus.

Spurensuche (life imprint)

Bei bestimmten Patienten wird mit der »Spurensuche« im Einzel- oder Gruppensetting ein Verfahren durchgeführt, bei dem die Patienten sich bewusst werden und schriftlich festhalten (durch Arbeitsblätter und Hausaufgaben), was für vielfältige eigene Denkweisen, Verhaltensweisen, Gegenstände oder Vorlieben direkt mit dem Verstorbenen zu tun haben und von diesem übernommen worden sind. Auf diese Weise soll die innere Repräsentation des Verstorbenen intensiviert werden. Dabei müssen allerdings Patienten mit einer traumatischen Vorgeschichte mit dem Verstorbenen (z. B. Missbrauch) oder Patienten, die den Verstorbenen nicht loslassen können, ausgeschlossen werden (Neimeyer 2010, Wagner 2013).

Diese Art kognitiver Interventionen wird in der IRRT nicht eingesetzt, vor allem, weil die Kommunikation einseitig ist und die Chance, dass eine Reaktion vom Verstorbenen im Sinne einer *Schlüsselszene* stattfindet, nicht genutzt wird.

Brief an den Verstorbenen

Vor allem zum Therapieabschluss bitten manche Therapeuten ihre Patienten, einen Brief an den Verstorbenen zu verfassen, in dem noch einmal der Trauerprozess und dessen Schwierigkeiten sowie deren Überwindung zusammenfassend geschildert werden, sodass sich der Prozess noch einmal besser setzen und vertiefen könne.

Auch in der IRRT kann dieser Ansatz gelegentlich eingesetzt werden. Allerdings wird das laute Vorlesen des Briefes durch den Patienten in der Therapiestunde als wesentlicher Bestandteil angesehen (zur Intensivierung des Erlebens). Als wichtige Ergänzung kann in einer IRRT-Behandlung dann noch ein Brief (geschrieben vom Patienten) *vom Verstorbenen an den Hinterbliebenen* verfasst und ebenfalls laut vom Patienten vorgelesen werden.

Der kognitiv-konstruktivistische Ansatz von Neimeyer

Neimeyer (2006) hat einen Therapieansatz entwickelt, bei dem die trauernden Hinterbliebenen »*angeleitet* [werden]*:*

- Erinnerungen aus der gemeinsamen Zeit vor dem Verlust zu erzählen
- die Geschichte des Verlustes zu erzählen und emotional zu durchleben
- **in das imaginierte Gespräch mit dem Verstorbenen zu gehen** und eine gute Beziehung zu ihm zu finden, sodass der Verstorbene in die weiterführende Lebensgeschichte integriert werden kann
- eine neue Lebensgeschichte für die Zeit nach dem Verlust zu (er)finden und zu gestalten.« (Zit. n. Kachler 2014, S. 47 f., Hervorh. v. Verf.)

Insbesondere das imaginierte Gespräch mit dem Verstorbenen wird auch in der IRRT genutzt, sogar als zentraler Bestandteil bei Trauerfällen. Aber in der IRRT wird keine Vorgabe im Sinn von *»gute Beziehung zum Verstorbenen finden«* gemacht. In der IRRT wird auf den spontanen Handlungsimpuls des Patienten in der Begegnung mit dem Verstorbenen abgestellt, egal, ob dieser Impuls versöhnlich oder konfrontierend ist. Erfahrungsgemäß kann der von den Patienten selbst gestaltete Heilungsprozess so am besten ausgelöst und gefördert werden.

IADC: Induced After Death Communication

Die IADC-Methode von Allan Botkin (Botkin u. Hogan 2009) wird hier erwähnt, da sie Ähnlichkeiten zur IRRT aufweist und ähnliche Phänomene beschreibt, auch wenn sie aus einer völlig anderen Richtung stammt.

Die IADC stellt eigentlich eine Abwandlung des EMDR (Shapiro 1999) dar. Kurz zusammengefasst werden Patienten mit einer anhaltenden Trauerreaktion nach dem üblichen EMDR-Protokoll behandelt, allerdings mit folgenden Unterschieden:

- Bei Trauerfällen wendet Botkin die von ihm entwickelte *Core-Focussed-EMDR* an, d. h., er führt die Patienten direkt auf die (primären) Traueremotionen hin, ohne auf andere (sekundäre) emotionale Qualitäten (z. B. Wut, Schuld, Scham) einzugehen.
- Nach jeder Augenbewegungsserie soll der Patient die Augen schließen und so den Prozess noch etwas weiterlaufen lassen, was zu einer deutlichen Intensivierung des Erlebens führe.
- Sobald die Patienten ihre Geschichte mit dem Verlust der nahestehenden Person erzählt haben, werden sie vom Therapeuten gefragt, was sie dem Verstorbenen jetzt sagen würden, wenn sie mit ihm sprechen könnten.
- Üblicherweise komme es anschließend zu einem »Nachtodkontakt«, d. h., der Verstorbene erscheine dem Patienten in der Imagination und kommuniziere auf irgendeine Weise mit ihm, oft auf eine Weise, die Nahtoderlebnissen ähnele und in der Regel eine heilsame, versöhnende und erleichternde Wirkung habe.

Interessanterweise hat Shapiro die IADC nicht in ihren EMDR-Methodenkanon aufgenommen. Zwar gibt es auch in »klassischen« EMDR-Sitzungen Phänomene (s. z. B. Shapiro u. Silk Forrest 1998, S. 206–209), bei denen die Reaktionen des Verstorbenen in der Bearbeitung einer Trauerproblematik eine Rolle spielen, die allerdings nicht systematisch, sondern eher zufällig auftreten und in ihrer Funktion von den Autorinnen auch nicht gewürdigt werden.

Die Bewertung der IADC-Methode wird schwierig, wenn der Autor in seinen persönlichen Bemerkungen (S. 222 ff.) die beobachteten Phänomene als reale spirituelle Erfahrungen klassifiziert und sich in seinen Mutmaßungen recht weit vom wissenschaftlichen Boden entfernt.

2.5 Die therapeutische Grundhaltung von Trauertherapeuten

Psychotherapeuten, die sich der Behandlung trauernder Patienten widmen möchten, sollten – unabhängig davon, welcher Therapierichtung oder -schule sie entstammen – die folgenden Voraussetzungen mitbringen (adaptiert nach Kachler 2014):

- Die Bereitschaft, intensivste Gefühle der Trauer, aber auch der Wut, der Schuld, der Angst, der Ohnmacht und anderer belastender Emotionen und Reaktionen mitfühlend zu erleben und auszuhalten.
- Die Fähigkeit, dabei die Gleichzeitigkeit von bzw. die ausgewogene Mitte zwischen echter Empathie und professioneller Distanz zu bewahren.
- Eigene Trauerreaktionen bewusst erlebt und reflektiert zu haben.
- Eine eigene Auseinandersetzung zu den Fragen von Verlust, Sterben und Tod geführt zu haben, und die Bereitschaft, diese weiterzuführen.
- Eine eigene Position zu spirituellen und religiösen Fragen (vor allem im Zusammenhang mit Trauerphänomenen, also z. B. zur Frage eines Lebens nach dem Tod) zu haben, als Basis dafür, eine in dieser Hinsicht offene, flexible, akzeptierende und tolerante Haltung den Patienten gegenüber einnehmen zu können.
- Die Bereitschaft, im Sinn einer eigenen Psychohygiene eine besonders achtsame Haltung den eigenen Reaktionen gegenüber zu zeigen und im Supervisions- oder Intervisionsrahmen zu thematisieren, da sich die umfassende Beschäftigung mit Trauerpatienten dämpfend auf das Lebensgefühl des Therapeuten auswirken kann und das Empfinden für die auch und gerade in Trauerprozessen anzutreffende Größe, die Tiefe und die Vielfalt wertvollster menschlicher Reaktionen verloren gehen kann.

Viele der hier angeführten Haltungen und Fähigkeiten gelten generell für Psychotherapeuten, aber Trauerfälle bergen doch oft spezifische Herausforderungen, derer man sich bewusst werden sollte, um nicht unerwartet und unvorbereitet in eine Überforderungssituation hineinzugeraten.

2.6 Das Trauerverständnis aus Sicht der IRRT

Nach dem Verlust einer geliebten oder wichtigen Person sind die betroffenen Hinterbliebenen mit der Aufgabe konfrontiert, sich an die neue Situation anpassen zu müssen. Die Forderungen, die sich an die Hinterbliebenen richten, können sehr unterschiedlich sein, und die Anpassungsleistungen können je nach kulturellem Hintergrund, Lebensalter, Lebenssituation, Lebenserfahrung und individueller Konstitution sehr unterschiedlich ausgestaltet werden. Diese Anpassungsleistungen verlaufen prozesshaft, wobei in diesem Prozess typische, aber nicht in jedem Fall die gleichen Schritte vollzogen werden. Auch die Reihenfolge der einzelnen Schritte ist nicht immer gleich.

Typische Schritte in einem Trauerprozess können umfassen:

- Das Zulassen und Durchleben der mit einem Verlust einhergehenden Gefühle (vor allem Trauer, Ohnmacht, Wut, Angst, Sehnsucht, Einsamkeit, Verlassenheit, Schuld).
- Das Finden und Durchführen von Ritualen und anderen symbolischen Handlungen auf der ÄUSSEREN BÜHNE, deren Bedeutungen eine seelische Entsprechung auf der INNEREN BÜHNE zur Bewältigung des Verlusts finden können.
- Die Akzeptanz des Verlusts und des Fehlens des Verstorbenen auf der ÄUSSEREN BÜHNE als schmerzhafte Realität.
- Die bildhafte oder symbolische Integration des Verstorbenen in die eigene Biografie, das eigene Alltagsbewusstsein und in das zukünftige Leben, wobei diese Integration auf sehr individuelle Arten und Weisen erfolgen kann.
- Das Wiederaufnehmen der Alltagsaufgaben (Arbeit, Beziehungen, Partnerschaft, spirituelle Orientierung), eventuell auf einem neuen Niveau oder in einer neuen Gewichtung.

In diesem Trauerprozess bzw. bei diesen Aufgaben können verschiedene typische Hindernisse, Blockierungen oder Fehlanpassungen auftreten, sodass der Prozess stockt und ein anstehender Schritt nicht oder nicht adäquat vollzogen wird. In dieser Situation kann sich eine »gesunde« oder »normale« Trauerreaktion zu einer »anhaltenden« Trauerreaktion entwickeln, wobei die Möglichkeit zur objektiven, scharfen Abgrenzung dieser beiden Bewertungen aus wissenschaftlicher Sicht zwar wünschenswert wäre, aber noch sehr umstritten und aus praktisch-therapeutischer Sicht auch eher von sekundärer Bedeutung ist (s. Kap. 4.2).

3 Das IRRT-Behandlungsmodell: Eine Zusammenfassung

IRRT Motto

Jeder Mensch hat in seiner Seele selbstheilende Kräfte. Manchmal wird im Laufe des Lebens – z. B. durch belastende Ereignisse – der Zugang zu diesen Selbstheilungskräften blockiert. Das Kernziel der IRRT ist es, dem Menschen zu helfen, ihm seine inneren selbstheilenden Kräfte wieder zugänglich zu machen.

M. Schmucker

Die Grundzüge der Imagery Rescripting & Reprocessing Therapy (IRRT) werden hier so weit dargestellt, dass auch Leser ohne Vorkenntnisse eine Vorstellung davon bekommen können, nach welchen Prinzipien eine IRRT-Behandlung abläuft und wie die Behandlungssitzungen konzipiert und durchgeführt werden. In diese Zusammenfassung können aber nicht alle Aspekte der Behandlungstechnik einfließen. Dazu verweisen wir auf das *Praxishandbuch IRRT* (Schmucker u. Köster 2014 a).[4]

3.1 Grundprinzipien

3.1.1 Imagination

Eine IRRT-Sitzung findet in der **Imagination** statt. Die Patienten schließen ihre Augen und lassen z. B. den Anfang einer belastenden Erinnerungsszene vor ihrem inneren Auge entstehen. Sie schildern dann in der Gegenwart, was sich in der Szene abspielt. Man arbeitet in der Imagination, weil diese meist den direktesten Zugang zu den Emotionen der Patienten ermöglicht *(»Ein Bild sagt mehr als tausend Worte«)*. Aus dem gleichen Grund wird das Geschehen von den Patienten auch in der Gegenwart geschildert, als ob es jetzt im Moment geschähe. In der IRRT wird der Austragungsort des Geschehens die INNERE BÜHNE genannt.

[4] Siehe auch Schmucker u. Köster 2015 a, 2015 b u. 2016.

3.1.2 Sokratische Haltung des Therapeuten

Der IRRT-Therapeut begleitet die Patienten durch die Schilderung hindurch, wiederholt oder paraphrasiert gelegentlich das Gesagte der Patienten und bleibt dabei **sokratisch**, d.h. er nimmt eine inhaltlich offene und fragende Haltung ein. Die Aufgabe des IRRT-Therapeuten ist lediglich, den formalen Rahmen der Imagination vorzugeben und die Patienten »auf Kurs« zu halten. Die inhaltliche Gestaltung des Prozesses ist Aufgabe der Patienten. *Der Patient selbst ist der Wissende, der Therapeut hilft ihm dabei, dieses Wissen zu entdecken.*

3.1.3 Arbeit mit verschiedenen Persönlichkeitsanteilen

Auf der INNEREN BÜHNE der Patienten wird mit verschiedenen Persönlichkeitsanteilen gearbeitet (s. Abb. 3-1). Bei der Bearbeitung einer belastenden Erinnerung ist das zunächst das **DAMALIGE ICH** des Patienten, oft das **KIND**. Dann treten Protagonisten auf der INNEREN BÜHNE auf, die weitere psychische Repräsentationen

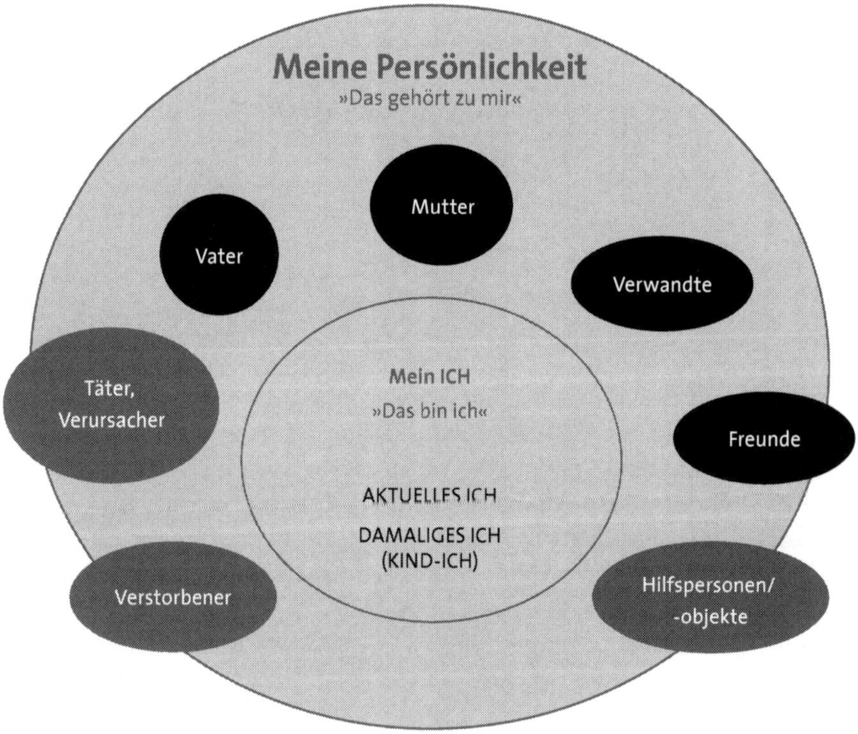

Abb. 3-1: Die subjektiv empfundene Organisation der Persönlichkeit auf der INNEREN BÜHNE mit der Abgrenzung der primären Ich-Anteile von sekundären intrapsychischen Persönlichkeitsanteilen (Introjekte) (nach: Schmucker u. Köster 2014a, S. 41).

der damals anwesenden Personen darstellen. Bei Traumatisierungen handelt es sich oft um den *Täter* bzw. das **Täterbild** oder das *Täter-Introjekt*. Manchmal ist es je nach Situation treffender, vom Verursacher statt vom Täter zu sprechen. Im weiteren Verlauf wird das **AKTUELLE ICH** des Patienten als zusätzliche Instanz eingeführt. Es finden sich dann neben dem Täterbild (sekundärer Persönlichkeitsanteil) also gleichzeitig zwei primäre Persönlichkeitsanteile (Ich-Anteile, s. Abb. 3-1) des Patienten, nämlich sein DAMALIGES ICH und sein AKTUELLES ICH auf der INNEREN BÜHNE ein, welche dann im weiteren Verlauf auch miteinander kommunizieren und zueinander in Beziehung treten.

3.1.4 Sprachliche Genauigkeit

Die Fragen und Aussagen der Therapeuten steuern den IRRT-Prozess, wobei es oft auf Nuancen in der Formulierung ankommt. Deshalb wird in der IRRT der **sprachlichen Genauigkeit** ein hoher Stellenwert beigemessen. Es wird z. B. zwischen *offenen* und *geschlossenen Fragen* unterschieden, wobei das Stellen einer offenen Frage mehr Druck auf die Patienten ausübt.

T: Möchten Sie der Verstorbenen noch etwas sagen? (geschlossene Frage)
T: Was möchten Sie der Verstorbenen noch sagen? (offene Frage)

Man unterscheidet weiterhin zwischen der Frage nach der *Handlung*, der Frage nach dem *Handlungswunsch* und der *Aufforderung* zu einer Handlung der Patienten:

T: Was sagen Sie jetzt der Verstorbenen? (Handlungsfrage)
P: *»Ich vermisse dich sehr.«*
T: Was möchten Sie der Verstorbenen noch sagen? (Handlungswunsch-Frage)
P: Ich möchte ihr sagen, dass ich sie vermisse.
T: Können Sie ihr das jetzt direkt sagen? (Aufforderung zur Handlung)
P: *»Ich vermisse dich so sehr.«*

Auch die Unterscheidung zwischen *Indikativ* und *Konjunktiv* kann entscheidend sein, z. B. zur Förderung der fiktiven Vorstellung:

T: Und was wollen Sie der Verstorbenen jetzt sagen oder mit ihr tun? (Indikativ)
P: Ich weiß nicht, ich empfinde gar keine Gefühle.
T: Und wenn Sie Gefühle empfinden würden, was würden Sie ihr dann sagen oder mit ihr tun wollen? (Konjunktiv)
P: (fängt an zu weinen) … Dann würde ich sie umarmen und sagen: *»Ich vermisse dich sehr, du fehlst mir total.«*

3.1.5 Konzeptuelle Genauigkeit

IRRT-Therapeuten sollten sich möglichst genau bewusst sein, was auf der INNEREN BÜHNE ihrer Patienten abläuft und wie sich die Art der Kommunikation auf verschiedenen Ebenen auf den Prozess auswirkt. Diese **konzeptuelle Genauigkeit** umfasst z. B. die Unterscheidung zwischen der *primären Erlebnisebene* und der *sekundären Verarbeitungsebene* (Metaebene). Der IRRT-Heilungsprozess findet vor allem auf der *primären Erlebnisebene* in der direkten Kommunikation als wörtliche Rede oder als Handlung zwischen den Protagonisten auf der INNEREN BÜHNE statt (s. Abb. 3-3). Manchmal vermeiden Patienten aber die direkte Kommunikation auf der *primären Erlebnisebene* (z. B. in einem klassischen IRRT-Sitzungsverlauf zwischen AKTUELLEM ICH und KIND), um nicht von ihren Gefühlen überschwemmt zu werden, und weichen deshalb auf die *sekundäre Verarbeitungsebene* aus (sie sprechen z. B. als AKTUELLES ICH mit dem Therapeuten *über* das KIND statt direkt *mit* dem KIND). Wenn sich IRRT-Therapeuten dieser »Falle« bewusst sind, können sie korrigierend eingreifen und die Patienten durch gezielte Fragen wieder »auf Kurs«, d. h. auf die *primäre Erlebnisebene,* bringen:

T: Können Sie das dem KIND jetzt direkt sagen?

Gelegentlich werden IRRT-Therapeuten von sich aus auf die *sekundäre Verarbeitungsebene* (Metaebene) wechseln, d. h. eine Diskussion zwischen Therapeut und AKTUELLEM ICH einleiten, entweder zur Lösung kurzfristiger Blockaden oder um Unklarheiten zu beseitigen oder affektiv Erlebtes kognitiv zu festigen:

P: Ich kann das KIND aber nicht direkt ansprechen.
T: Und Sie können das nicht, weil ...? (→ sekundäre Verarbeitungsebene)
P: Weil ich mich schäme.
T: Können Sie das dem KIND jetzt direkt sagen? (→ primäre Erlebnisebene)
P: *»Ich kann dir das nicht sagen, weil ich mich schäme.«*

3.2 Die drei Phasen einer IRRT-Sitzung

Der hier beschriebene dreiphasige Ablauf einer IRRT-Sitzung entspricht zwar nicht dem üblichen Ablauf bei Trauerbehandlungen. Die Leser bzw. Therapeuten sollen aber zunächst mit dem »klassischen« Phasenablauf einer IRRT-Sitzung bei Traumafolgestörungen vertraut gemacht werden. Damit kann ein vertieftes Verständnis für den IRRT-Prozess entstehen, sodass ein Therapeut auch bei ungewöhnlichen Verläufen einer IRRT-Trauersitzung über das Rüstzeug verfügt, welches ihm ein flexibles, der Situation jeweils angepasstes Reagieren ermöglicht. Der klassische Verlauf der Bearbeitung einer belastenden Erinnerung oder Traumatisierung in einer IRRT-Sitzung besteht aus den folgenden drei Phasen:

In **Phase 1 a** (Wiedererleben) wird die belastende Situation durchlaufen. Der Patient visualisiert und verbalisiert (meist mit geschlossenen Augen) das ganze Geschehen aus der Sicht des DAMALIGEN ICHS und wird vom Therapeuten aktiv begleitet durch gelegentliche Wiederholungen, Paraphrasierungen und Fragen, vor allem nach seinen Gefühlen und dem aktuellen Belastungsgrad[5]. Das Ziel der Phase 1 sind die Reaktivierung und das Wiedererleben der Erinnerung und der damit verknüpften Emotionen, Körperreaktionen und Gedanken. Eine Komplikation in Phase 1 kann darin bestehen, dass der Patient Schwierigkeiten zeigt, sich den belastenden Erinnerungen wirklich zu stellen, z. B. indem er dissoziiert oder die Imagination abzubrechen versucht. Der IRRT-Therapeut wird dann versuchen, diese Blockade mit spezifischen Interventionen aufzufangen, was meistens auch gelingt. Sobald das Ende der Szene erreicht ist, leitet der Therapeut **Phase 1 b** (erneutes Wiedererleben bis zum *Hot Spot*) ein und bittet den Patienten, die Augen geschlossen zu halten und noch einmal von Anfang an die gleiche Szene zu schildern. Dieses Mal wird das Wiedererleben aber nur bis zum Moment der höchsten Belastung *(Hot Spot)* durchgeführt.

Ab **Phase 2** geht es nicht mehr darum, die Erinnerung zu bemühen, sondern darum, im weiteren Ablauf in der Imagination die spontan empfundenen Gefühle wirksam werden zu lassen und daraus neue Bewältigungsbilder auf der INNEREN BÜHNE zu entwickeln. Die Phase 2 beginnt am *Hot Spot,* indem das AKTUELLE ICH des Patienten als zusätzlicher Protagonist ins Bild eingeführt wird. Damit beginnt der Prozess der Um-Schreibung bzw. das *Rescripting* oder – wie es den Patienten oft erklärt wird – die *»Änderung des Drehbuchs«*. Der Charakter der Imagination wechselt dabei von einer *subjektiven Erinnerung* zu einer *fiktiven symbolischen Vorstellung* durch die Frage:

T: **Können Sie sich jetzt vorstellen, wie Sie als HEUTIGES ICH in Ihrer aktuellen Gestalt in die Szene dazukommen?**

P: (bejaht den Eintritt als HEUTIGES ICH in die damalige Szene)

T: **Was sehen Sie da als AKTUELLES ICH?**

P: (beschreibt die belastende Szene, wobei aus den Schilderungen deutlich werden sollte, dass er als AKTUELLES ICH vom DAMALIGEN ICH differenziert ist und sowohl den Täter als auch sich als DAMALIGES ICH sieht)

Ab diesem Moment spricht der Therapeut nur noch mit dem AKTUELLEN ICH und lässt sich von diesem das weitere Geschehen auf der INNEREN BÜHNE schil-

[5] SUDS – subjective units of distress scale, eine subjektive Skala von 0 bis 10, wobei 0 »gar nicht belastend« und 10 »maximal belastend« bedeutet.

dern. Da das AKTUELLE ICH die Szene üblicherweise am Punkt der höchsten Belastung betritt, wird es meist Zeuge der Tat, der Belastung, des Traumas. Die häufigste Reaktion beim AKTUELLEN ICH ist dann spontane Empörung, welche sofort genutzt wird, indem der Therapeut fragt:

T: Was wollen Sie als AKTUELLES ICH dem Täter jetzt sagen oder mit ihm machen?

Die übliche Reaktion von Patienten ist, ihrer Empörung oder Wut spontan Ausdruck zu verleihen und z. B. den Täter zur Rede zu stellen, ihn zum Einhalten zu bewegen oder ihn körperlich anzugreifen. Ab diesem Zeitpunkt wird von der **Entmachtung des Täters** bzw. des Täterbildes in Phase 2 gesprochen. Üblicherweise vollzieht sich die Täterentmachtung in einem Prozess, der sich über einen mehr oder weniger langen Zeitraum von ca. zwei bis zwanzig Minuten erstreckt, in komplizierten Fällen auch über mehrere Sitzungen. Das Kriterium für eine erfolgreiche Täterentmachtung ist immer die Reaktion des Täters, z. B. wenn der Täter aufgibt, sich schämt, Angst zeigt, sich aufrichtig entschuldigt oder Einsicht zeigt. Die Gefühle der Wut oder der Empörung können allerdings anderen, gleichzeitig auftretenden, eher hemmenden Gefühlen des AKTUELLEN ICHS gegenüberstehen. Das häufigste hemmende Gefühl in dieser Situation ist Ohnmacht, welche oft einem »Ohnmachtsschema« entspricht und den Entmachtungsprozess sehr hartnäckig in die Länge ziehen oder bremsen kann.[6] Wenn Komplikationen in Phase 2 auftreten, d. h. vor allem Schwierigkeiten, den Täter effektiv zu entmachten aufgrund eines Ohnmachtsschemas, stehen IRRT-Therapeuten zahlreiche Interventionsmöglichkeiten zur Verfügung, um diese Hindernisse zu überwinden (s. Schmucker u. Köster 2014 a, S. 89 – 93). Zusammenfassend ist das Ziel der Phase 2 die Konfrontation und Entmachtung bzw. Neutralisierung des Täterbildes durch das AKTUELLE ICH und anschließend die Entfernung des KINDES vom Täter, indem dieser verschwindet oder indem das AKTUELLE ICH das KIND an einen anderen Ort mitnimmt.[7]

Die **Phase 3** beginnt, sobald die Täterentmachtung oder -neutralisierung vollendet scheint und sich das AKTUELLE ICH dem KIND (DAMALIGEN ICH) zuwendet. In dieser dritten Phase (Hinwendung des AKTUELLEN ICHS zum KIND) geht

[6] Besonders in dieser Phase der Täterkonfrontation ist es wichtig, dass den IRRT-Therapeuten ihre Rolle in diesem Heilungsprozess ganz klar ist. Sie müssen sich vor allem des Risikos der unkontrollierten Gegenübertragung bewusst sein, wenn sie sich z. B. als ***Retter, Ritter*** oder ***Rächer*** sehen und den Patienten ihre eigenen Bewältigungsmuster aufdrängen möchten, mit denen diese aber nichts anfangen können und die sie in ihrem Prozess nicht weiterbringen.

[7] Dem spontanen Bedürfnis der Patienten, das KIND aus der Szene zu entfernen und an einen anderen Ort zu bringen, wird der IRRT-Therapeut nachkommen. Er wird aber nicht von sich aus vorschlagen, einen *sicheren Ort* zu wählen. Die Sicherheit des Ortes ist nicht unbedingt das für den Patienten wichtige Kriterium, sondern der Patient selbst wählt die Art und die Charakteristika des Ortes aus.

es darum, dass sich das AKTUELLE ICH dem KIND annähert und direkt mit ihm interagiert. Häufig wird es ihm spontan seine empfundene Fürsorge, Trost und Unterstützung spenden, ihm versprechen, immer für es da zu sein und die Verletzungen nicht mehr zuzulassen. Diese Phase 3 wird von Patienten meist sehr angenehm empfunden; sie stabilisiert und stärkt, wenn es keine Empathieblockaden gibt. Interessanterweise kommt es manchmal nicht nur zur Unterstützung des KINDES durch das HEUTIGE ICH, sondern umgekehrt kann es auch vorkommen, dass das KIND sich um das AKTUELLE ICH kümmert und Unterstützung zeigt. Das ist immer ein Hinweis darauf, dass der Persönlichkeitsanteil des KINDES über Ressourcen verfügt, die aktiviert, deblockiert und genutzt werden können. Das Ziel der Phase 3 ist zusammenfassend die Annäherung von AKTUELLEM ICH und KIND im Sinn von Unterstützung, Nähe, Verständnis und Trost.

Allerdings kann es auch in Phase 3 zu Komplikationen kommen, die sich vor allem darin zeigen, dass der Kontakt zwischen AKTUELLEM ICH und KIND gestört ist. Diese Störungen des Kontakts können vielfältige Formen annehmen und ganz verschiedene Ursachen haben. Es kann sein, dass das KIND wegläuft, dem AKTUELLEN ICH nicht vertraut, Angst vor dem AKTUELLEN ICH zeigt, sich über das AKTUELLE ICH lustig macht oder mit dem AKTUELLEN ICH gar nichts zu tun haben will. Es kann auch sein, dass das AKTUELLE ICH eine negative Einstellung dem KIND gegenüber zeigt – das Spektrum reicht von Desinteresse, Zweifel, Ablehnung und Misstrauen bis hin zu Vorwürfen, Verachtung, Hass und Ekel. Meistens zeigt sich in diesen Störungen noch eine gewisse Macht des Täterbildes, auch nach dessen Entmachtung in Phase 2. Oft liegen auch *Empathieblockaden* zugrunde (z. B. weil das AKTUELLE ICH kein Mitgefühl für das Leiden des KINDES empfinden möchte, aus Angst, dessen Emotionen nicht aushalten zu können). Auch bei den Komplikationen in Phase 3 ist der Therapeut gefordert, den Patienten bei der Überwindung behilflich zu sein, aber praktisch immer in einer *sokratischen Haltung*, die die Patienten zwar in der Konfrontation hält, ihnen aber keine inhaltlichen Vorgaben macht (Schmucker u. Köster 2014 a, S. 98 – 105). Je länger Psychotherapeuten Erfahrungen mit IRRT-Behandlungen sammeln, desto größer wird ihre Wertschätzung für die Arbeit in der IRRT Phase 3 ausfallen, also die Arbeit mit der »Begegnung« zwischen DAMALIGEM ICH/KIND und AKTUELLEM ICH. IRRT-Therapeuten werden durch ihren Zuwachs an Erfahrung einerseits immer treffender, genauer und nuancierter erfassen können, was die Abläufe zwischen AKTUELLEM ICH und KIND auf der INNEREN BÜHNE für ihre Patienten in ihrem psychischen Empfinden und Reagieren bedeuten. Andererseits wirkt sich der Erfahrungszuwachs auf der Ebene des *therapeutischen Verstehens* auf die Ebene des *therapeutischen Handelns* aus. Gerade die Phase 3-Arbeit fördert beim Therapeuten das *Empfinden für den Prozess* und damit auch das *Vertrauen in den Prozess.*

Wenn in einer IRRT-Sitzung eine Empathieblockade deutlich wird, in der z. B.

das AKTUELLE ICH dem KIND gegenüber eine Ablehnung zeigt und Vorwürfe ausdrückt, werden erfahrene IRRT-Therapeuten nicht verzweifeln, sondern dies als willkommene therapeutische Gelegenheit ansehen und diese nutzen, indem das maladaptive Selbsthassschema gezielt aktiviert und konfrontiert werden kann und im weiteren Verlauf die Empathieblockade durchbrochen wird, sodass letztlich doch Empathie entstehen kann (Schmucker u. Köster 2014 b). Aufs Wesentliche kondensiert und abgekürzt könnte der Ablauf folgendermaßen aussehen:

T: Was wollen Sie der KLEINEN jetzt sagen oder mit ihr machen?
P: Nichts. Ich finde die total doof.
T: Können Sie ihr das direkt sagen?
P: *»Ich finde dich total doof.«*
T: Wie reagiert die KLEINE darauf?
P: Die fängt an zu weinen.
T: Und wie reagieren Sie jetzt darauf, dass sie weint?
P: Naja, eigentlich tut sie mir schon ein bisschen leid.
T: Können Sie ihr das direkt sagen?
P: *»Es tut mir leid, ich habe es nicht so gemeint.«*
T: Wie reagiert sie darauf?
P: Sie fragt mich, ob ich das wirklich nicht so gemeint habe.
T: Und wie reagieren Sie darauf?
P: *»Ja, klar habe ich das nicht so gemeint!«*
T: Und die KLEINE?
P: Sie lächelt, läuft auf mich zu und umarmt mich.[8]

Die Vielfalt der Möglichkeiten erschließt sich in den Fallbeispielen aus dem *Praxishandbuch IRRT* (Schmucker u. Köster 2014 a), bei denen verschiedene Komplikationen in allen drei Phasen auftreten, deren mögliche Auflösung jeweils gezeigt wird.

Wenn hingegen keine gravierenden negativen Selbstschemata vorliegen, verläuft die Begegnung zwischen **AKTUELLEM ICH** und **KIND** in der Regel von Anfang an tröstend, berührend, unterstützend und beruhigend. Sobald der Eindruck entsteht, dass das Wesentliche auf der INNEREN BÜHNE geschehen und bearbeitet sei, leitet der Therapeut das Ende der Imagination mit **sechs Abschlussfragen** ein, um zu überprüfen, ob wirklich alle notwendigen Vorgänge abgelaufen sind, und um einen abschließenden diagnostischen Eindruck zu gewinnen:

[8] Selbstverständlich wird der Ablauf bei Blockaden in Phase 3 üblicherweise mehr Zeit, evtl. mehrere Sitzungen benötigen, um eine Auflösung und versöhnliche Annäherung zu erreichen.

1. **Gibt es sonst noch etwas, was Sie dem KIND sagen oder mit ihm tun wollen, bevor wir diese Begegnung abschließen?**
   …
2. **Gibt es noch etwas, was das KIND von Ihnen braucht?**
   …
3. **Wünschen Sie sich noch etwas von dem KIND?**
   …
4. **Möchte das KIND Ihnen noch etwas sagen oder geben?**
   …
5. **Gibt es sonst noch etwas, was geschehen sollte in dem Bild, bevor wir das abschließen?**
   …
6. **Mit welchem Abschlussbild möchten Sie diese Begegnung jetzt beenden?**
   …

Bei einem positiven Abschlussbild kann der Therapeut dann mit folgenden Worten den Ausstieg vorzeichnen:

> **Dann können Sie dieses Bild noch eine Weile wirken lassen … Sie können es in sich aufnehmen und verankern, wenn Sie möchten … und wenn Sie so weit sind, können Sie das Bild verblassen lassen, in Ihrem eigenen Tempo wieder hier ins Sprechzimmer zurückkommen und Ihre Augen wieder öffnen.**

Abb. 3-2 zeigt den zeitlichen Phasenablauf einer klassischen IRRT-Sitzung.

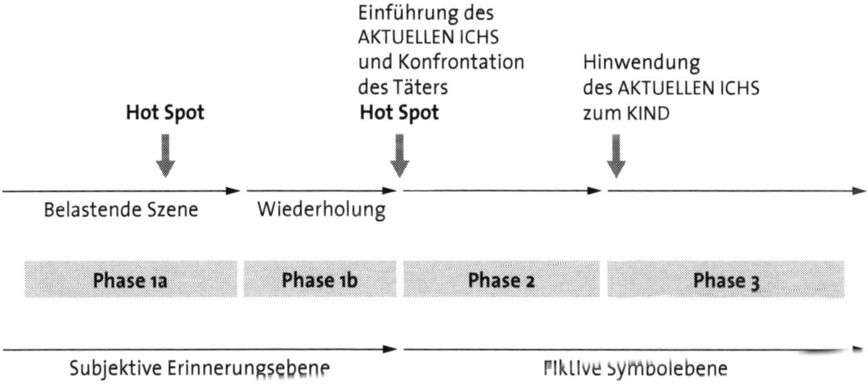

Abb. 3-2: Der Phasenablauf einer klassischen IRRT-Sitzung (adaptiert nach: Köster 2015)

Abb. 3-3 veranschaulicht diesen Prozess auf der INNEREN BÜHNE nochmals bildlich durch die Darstellung der Interaktion zwischen den verschiedenen Protagonisten.

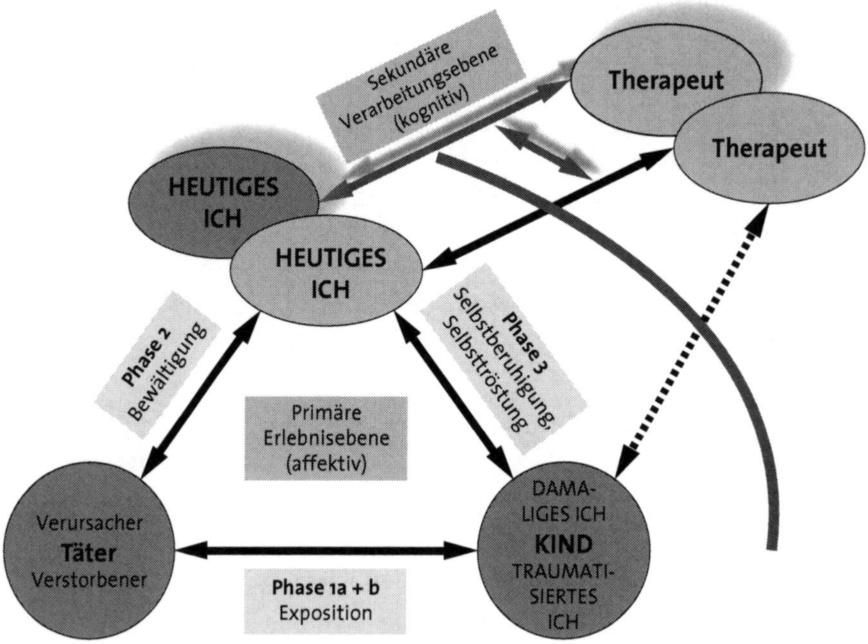

Abb. 3-3: Grafische Zusammenfassung der Interaktion zwischen den verschiedenen Protagonisten auf der inneren Bühne eines klassischen IRRT-Prozesses mit einem Phase 1, 2, 3-Ablauf (adaptiert nach: Schmucker u. Köster 2014 a, S. 56).

Die Nachbesprechung

Sobald der Patient nach Abschluss der Imagination die Augen wieder geöffnet hat, folgt die Nachbesprechung, in der noch einmal versucht wird, das, was der Patient während der Imagination affektiv erlebt hat, kognitiv zu klären, einzuordnen und zu verankern. Die Standardfragen (auch in dieser Reihenfolge) sind:

Wie war das jetzt für Sie? – [P: Interessant.] – **Was war für Sie interessant?**
Wie fühlen Sie sich jetzt?
War irgendwas für Sie überraschend oder unerwartet?
Gibt es noch andere Bemerkungen, Beobachtungen oder Erkenntnisse?
Wie war meine Begleitung für Sie?
Was haben Sie heute gelernt, was nehmen Sie heute mit aus dieser Sitzung?
Und was könnte das für Ihren Alltag bedeuten?

Für die **Nachbehandlung** wird den Patienten standardmäßig die Audioaufnahme der Sitzung zum regelmäßigen Nachhören mitgegeben, und sie werden gebeten, ihre subjektive Belastung während des Anhörens jeweils zu notieren sowie sich Notizen über mögliche Erkenntnisse, Fragen oder Auffälligkeiten zu machen, die sich erst im Prozess des Nachhörens ergeben und dann in der Folgesitzung thematisiert werden können. Bei schwereren Fällen und vor allem im stationären Behandlungssetting empfiehlt es sich, die Audioaufnahme zusammen mit den Patienten anzuhören, vor allem beim ersten Mal.

Unter bestimmten Bedingungen scheint das Nachhören der Audioaufnahme nicht sinnvoll zu sein; z.B. wenn die Täterentmachtung oder -neutralisierung in Phase 2 überhaupt nicht erfolgt; wenn persistierende Dissoziationen auftreten; wenn Patienten die Sitzung abbrechen oder nicht in die Imagination hineinkommen. Letztendlich trifft der Therapeut die Entscheidung, ob das Nachhören angemessen sei oder nicht.

4 Das IRRT-Modell bei anhaltender Trauer

Die Prinzipien und »Techniken« der IRRT zur Behandlung von anhaltenden Trauerreaktionen sind einzeln für sich genommen nicht neu. Die **Imagination** wird in vielen Therapieformen verwendet, auch und gerade bei anhaltender Trauer. Die **Begegnung mit dem Verstorbenen** in der Vorstellung (analog zur Konfrontation mit dem Täterbild in der klassischen IRRT-Traumaarbeit) wird auch von verschiedenen Therapieformen empfohlen, ja, sie entspricht sogar dem spontanen Verhalten vieler Menschen, nachdem sie eine wichtige Bezugsperson verloren haben. Immer wieder »sprechen« sie mit dem Verstorbenen, nicht nur auf dem Friedhof am Grab, sondern auch sonst im Alltagsleben. Die **sokratische Haltung** des Therapeuten (begleitend, fragend, neugierig, nicht wissend) ist ein Grundprinzip der IRRT, das heute in ähnlicher Form nicht nur von kognitiven Verhaltenstherapeuten, sondern auch von Psychoanalytikern, systemischen Therapeuten und Vertretern anderer Richtungen in seiner Wirksamkeit erkannt wurde. Die **Arbeit mit verschiedenen Persönlichkeitsanteilen** wird ebenfalls von verschiedenen Therapierichtungen durchgeführt.

Aber die *Kombination all dieser Prinzipien* mit der **sprachlichen Genauigkeit** (z. B. offene vs. geschlossene Fragen mit oder ohne implizite Aufforderung, gezielter Einsatz von Indikativ und Konjunktiv, Abgrenzung von Handlungswunsch und Handlung) sowie mit der **konzeptuellen Genauigkeit** (Unterscheidung *primäre Erlebnisebene* vs. *sekundäre Verarbeitungsebene*, ausschließliche Ansprache des AKTUELLEN ICHS, Unterscheidung *subjektive Erinnerungsebene* vs. *fiktive Symbolebene*), die in der IRRT gefordert wird, gibt es sonst nicht.

In Fällen anhaltender Trauer gibt es einige Besonderheiten, durch die sich die IRRT-Behandlung vom oben dargestellten »klassischen« IRRT-Modell abhebt. Grundsätzlich kann man sagen, dass der Ablauf und die Struktur einer IRRT-Sitzung in Fällen anhaltender Trauer in der Regel weniger komplex sind als bei Traumafolgestörungen oder anderen Belastungsfolgestörungen.

4.1 Grundprinzipien im Unterschied zu klassischen IRRT-Sitzungen

1. In einer IRRT-Trauersitzung begegnet der Hinterbliebene dem Verstorbenen. Dabei wird meist mit einem FUSIONIERTEN ICH gearbeitet (d. h., es gibt keine Differenzierung zwischen AKTUELLEM und DAMALIGEM ICH).
2. Die entscheidenden Impulse in der fiktiven Begegnung bzw. die wichtigsten Bewältigungsbilder *(Schlüsselszenen)* kommen in der Regel von den Verstorbenen.

3. Einstiegsbilder und Phasenabläufe sind bei anhaltender Trauer anders als im klassischen IRRT-Setting.
4. Die sechs Abschlussfragen werden dem FUSIONIERTEN ICH in seiner Beziehung zum Verstorbenen gestellt.

Dies sind die wichtigen Unterschiede einer Trauer-IRRT-Sitzung im Vergleich zu einer klassischen IRRT-Sitzung.

4.1.1 Das FUSIONIERTE ICH begegnet dem Verstorbenen

Die Grundlage von IRRT-Behandlungen bei anhaltender Trauer ist die Kommunikation in der fiktiven Begegnung des Hinterbliebenen mit dem Verstorbenen. Dabei wird in der Imagination auf der INNEREN BÜHNE meist mit einem FUSIONIERTEN ICH gearbeitet und nicht die sonst übliche Aufteilung in ein DAMALIGES und ein AKTUELLES ICH vorgenommen. Dieses Vorgehen hat sich in der praktischen Arbeit aus der Erfahrung bewährt. Bei Traumafolgestörungen hat die Aufteilung in zwei Ich-Anteile den großen Vorteil, dass die Täterkonfrontation vom AKTUELLEN ICH vorgenommen werden kann, das in aller Regel über viel mehr Ressourcen verfügt als das DAMALIGE, TRAUMATISIERTE ICH bzw. KIND und das auch nicht so häufig von einem Ohnmachtsgefühl überwältigt ist wie jenes. Bei Trauerfällen scheint diese Aufteilung in zwei Ich-Anteile meistens nicht nötig und vor allem nicht hilfreich zu sein. Möglicherweise entsprechen sich die Gefühlsempfindungen beider Ich-Anteile so weitgehend, dass eine Aufteilung eher Verwirrung als Stärkung und Unterstützung erzeugt. S. Abb. 4-1.

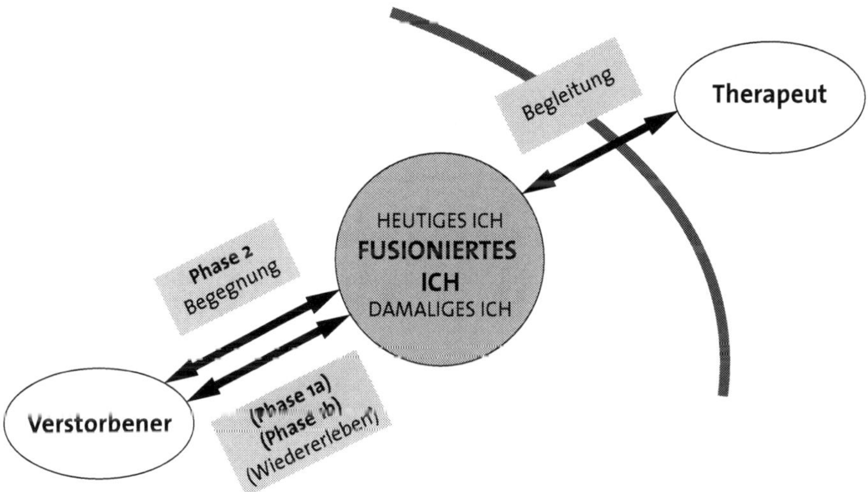

Abb. 4-1: Grafische Zusammenfassung des IRRT-Prozesses bei anhaltender Trauer mit FUSIONIERTEM ICH

4.1.2 Die entscheidenden Impulse *(Schlüsselszenen)* kommen vom Verstorbenen

Eines der erstaunlichsten Phänomene in einer IRRT-Trauersitzung ist die Beobachtung, dass die für den seelischen Verarbeitungsprozess entscheidenden Handlungen, Aussagen und Impulse meistens vom imaginierten Verstorbenen kommen. Das kann die Beruhigung sein, dass der Verstorbene versichert, er sei an einem guten Ort, er denke an den Hinterbliebenen, er habe ihm verziehen, er verstehe, was den Hinterbliebenen bewege *(»Ja, du hast recht, ich musste dich im Stich lassen, ich wäre auch lieber am Leben geblieben, und ich verstehe deine Wut.«)*. Es können Hinweise auf vom Hinterbliebenen empfundene Verpflichtungen dem Verstorbenen gegenüber sein *(»Nein, du musst mein Werk nicht weiterführen.«)*. Es kann eine humorvolle Reaktion sein *(»Mein Gott, über was du dir alles Sorgen machst! Denk lieber an deine Frau und deinen Beruf!«)*. Es können innige Umarmungen und heftiges gemeinsames Weinen sein. Die Möglichkeiten sind sehr vielfältig, werden aber immer von den Patienten selbst kommen und nicht vom Therapeuten vorgegeben.

Für die Betroffenen sind sowohl die Art und Weise der Reaktion des Verstorbenen als auch die Intensität des seelischen Erlebens während der Imagination unerwartet, überraschend, ja manchmal sogar in einem positiven Sinn erschütternd. *»Ich hätte nie gedacht, dass sie mir schon lange verziehen hat, aber jetzt weiß ich, dass es so ist«*, ist eine typische Reaktion nach einer IRRT-Trauersitzung.

An dieser Stelle drängt sich die Frage auf, woher die Betroffenen dieses »Wissen« um die Reaktionen, die Worte und Handlungen des Verstorbenen nehmen und wie sie auf die oft genialen und für sie selbst überraschenden Einfälle kommen. Wir vertreten eine wissenschaftliche Grundhaltung und gehen nicht davon aus, dass in der Imagination ein Kontakt mit dem »Geist« des Verstorbenen etabliert wird, sondern dass es sich beim imaginierten Verstorbenen um dessen verinnerlichte psychische Repräsentation handelt, dass Gestalt, Ausdruck und Verhalten des imaginierten Verstorbenen eine seelische Schöpfung des Hinterbliebenen sind, dass die Patienten also die Strategien, die ihnen die Auflösung ihrer Problematik ermöglichen, ganz allein und selbst entwerfen.

Der häufig sehr erfolgreiche und auch schnelle Effekt einer IRRT-Behandlung bei anhaltender Trauer scheint offenbar einem angelegten Selbstheilungspotenzial zu entstammen, das lediglich aktiviert, deblockiert und genutzt wird. Gerade aus dieser Erkenntnis heraus ist es von so entscheidender Bedeutung, dass IRRT-Therapeuten auch und gerade bei Trauerfällen ihre strikt sokratische Haltung bewahren, sich *auf den IRRT-Prozess verlassen* und keinesfalls versuchen, den Patienten inhaltliche Vorgaben oder Lösungsvorschläge zu präsentieren (mögen sie den Therapeuten selbst auch noch so wirksam und brillant erscheinen!).

4.1.3 Einstiegsbilder und Phasenabläufe

In der IRRT liefert der Therapeut die Struktur, der Patient liefert den Inhalt. Auch bei Trauerfällen ist diese Struktur kritisch und bei der Einleitung der Imagination nicht immer so einfach zu konzipieren wie z. B. bei PTBS, wo die Wahl des Einstiegsbildes in der Regel keinerlei Probleme darstellt (d. h., man steigt genau mit dem belastenden Bild ein, das den Patienten z. B. als Flashback sowieso bereits verfolgt). Bei Trauer kann der IRRT-Prozess vor allem dann effektiv ablaufen, wenn in der Imagination ein inneres Bild des Verstorbenen aktiviert wird, welches für den Hinterbliebenen lebhaft, emotional bewegend ist und die Problematik aktualisiert, um die es im individuellen Trauerprozess geht. Wichtig ist dabei, dass den Patienten (und vor allem den Therapeuten) bewusst ist, dass die verstorbene Person aktuell wirklich tot ist und dass es um eine **fiktive Begegnung** mit dem Verstorbenen geht.

Es gibt verschiedene Möglichkeiten, eine IRRT-Trauersitzung einzuleiten bzw. verschiedene »Einstiegspunkte« in die Imagination festzulegen. Damit IRRT-Therapeuten über das Vorgehen und die Struktur der Sitzung entscheiden können, benötigen sie einige Informationen. Dazu sollten sie in erster Linie wissen, wie sich der Tod des Verstorbenen zugetragen hat, und vor allem, wie der Hinterbliebene vom Tod erfuhr und darauf reagierte. Therapeuten benötigen Informationen darüber, was möglicherweise noch an Unerledigtem in der Beziehung zum Verstorbenen besteht, bei welchen trauerbezogenen Erinnerungen die emotionale Erregung aktuell am höchsten ist, ob es traumatisch erlebte Aspekte des Verlusts gibt (und damit eine *traumatische Trauer* vorliegt) und wo möglicherweise Vermeidungstendenzen oder Blockaden vorhanden sind, die den Verarbeitungsprozess hemmen.

Die folgenden Fragen haben sich dabei als hilfreich erwiesen:

1. Wo waren Sie, als Ihr Angehöriger starb?
2. Kam sein Tod erwartet oder unerwartet?
3. Wann, wie und von wem haben Sie die Todesnachricht bekommen? Wie haben Sie darauf reagiert? Welches waren Ihre Gedanken und Gefühle?
4. Haben Sie den Verstorbenen (den Leichnam) noch mal gesehen? Wenn ja, wie war das für Sie? Welche Reaktionen, Gedanken und Gefühle kamen dabei auf? Haben Sie dabei ein (fiktives) Gespräch mit dem Verstorbenen geführt (monologisch oder dialogisch)?
5. Waren Sie bei der Beerdigung? Wenn nicht, warum nicht? Wenn ja, wie war das für Sie? War der Sarg offen oder geschlossen?
6. Haben Sie das Grab besucht? Wenn nein, warum nicht? Wenn ja, wie war das für Sie? Welche Reaktionen, Gedanken oder Gefühle kamen dabei auf? Haben Sie dabei ein (fiktives) Gespräch mit dem Verstorbenen geführt (monologisch oder dialogisch)?

7. Wie haben sich Ihre Gefühle, Gedanken und Reaktionen seit dem Tod im Laufe der Zeit entwickelt?

Je nach der Beantwortung dieser Fragen und aufgrund weiterer Informationen (s. u.) ergeben sich in der Regel vier verschiedene mögliche Phasenabläufe für eine IRRT-Trauersitzung: [2], [1 a, 2], [1 b, 2], [1 a, 1 b, 2]. Eine fünfte Gruppe von Phasenabläufen ergibt sich ausnahmsweise dann, wenn in der Trauersitzung ein HEUTIGES ICH eingeführt und somit die Fusionierung des Ichs aufgehoben wird. Dadurch kann sich eine Phase 3 ergeben, die in verschiedenen Kombinationen des Phasenablaufs vorkommen kann (s. a. Kap. 4.3.10 und *Fallbeispiele Hannah, Moritz, Antonia*).

Phasenablauf reine Phase 2

Die einfachste Struktur einer IRRT-Trauersitzung ist die reine Phase 2. Üblicherweise hat der Therapeut die Informationen über den detaillierten Ablauf der Ereignisse um den Todeszeitpunkt bereits in der Schilderung des Patienten bekommen (entsprechend einer IRRT-Phase 1 a mit offenen Augen, was auch als **Phase 1 a*** bezeichnet werden kann), sodass unmittelbar danach der Einstieg in die Imagination direkt mit der fiktiven Begegnung des FUSIONIERTEN ICHS mit dem Verstorbenen erfolgen kann. Der Ort dieser Begegnung wird spontan vom Patienten gewählt. Die Einleitung wird folgendermaßen vom Therapeuten formuliert:

T: **Wenn Sie bereit sind, können Sie jetzt die Augen schließen … Und können Sie sich jetzt vorstellen, dem Verstorbenen an irgendeinem Ort noch einmal zu begegnen?**
P: Ja.
T: **Wo befinden Sie sich jetzt mit dem Verstorbenen?**
P: Im Wohnzimmer des Elternhauses.
T: **Und wie sieht der Verstorbene jetzt aus?**
P: (beschreibt, wie der Verstorbene aussieht)
T: **Und wenn Sie mit dem Verstorbenen jetzt noch einmal sprechen könnten, was würden Sie ihm gern sagen oder mit ihm machen wollen?** [Konjunktiv]
P: Ich würde ihm sagen, dass ich ohne ihn nicht leben kann.
T: **Können Sie ihm das jetzt direkt sagen?** [Indikativ]
P: *»Ich kann ohne dich nicht leben.«* (Stimme wird brüchig)
T: **Wie würde der Verstorbene jetzt darauf reagieren, wenn er könnte?** [Konjunktiv]
P: Er würde sagen, dass er ja in meinem Herzen weiterlebe.
T: **Und wie reagieren Sie jetzt darauf?** [Indikativ]
P: (fängt an zu weinen) … Das tut mir jetzt so gut, das zu hören.

T: **Können Sie ihm das direkt sagen?**
P: »*Es tut mir so gut, das jetzt von dir zu hören.*«
T: **Und wie reagiert der Verstorbene jetzt darauf?**
P: »*Komm mal her zu mir!*« Und er nimmt mich in den Arm.

Die Begegnung zwischen FUSIONIERTEM ICH und Verstorbenem wird so lange weiter im Hin und Her ablaufen, bis die Problematik aufgelöst ist und die Sitzung mit den sechs Abschlussfragen beendet werden kann (s. u.).

Phasenablauf 1a, 2

Eine häufig eingesetzte Struktur ist der *Phasenablauf 1a, 2.* Hierbei verbalisiert der Patient sein Wiedererleben der detaillierten Umstände um den Todeszeitpunkt in der Imagination mit geschlossenen Augen. Wenn es nicht um *traumatische Trauer* geht, d. h. wenn der Patient weder Symptome einer Posttraumatischen Belastungsstörung zeigt noch die Umstände des Todes traumatischen Charakter aufweisen, ist ein erneutes Wiedererleben (Phase 1b) bis zu einem *Hot Spot* in der Regel nicht indiziert. Dann kann unmittelbar nach dem Ende der Phase 1a in die Phase 2 gewechselt werden, indem der Therapeut fragt:

T: **Und wenn Sie jetzt mit der Verstorbenen nochmals sprechen könnten, wo würden Sie sie treffen wollen … und was würden Sie ihr jetzt gerne sagen oder mit ihr machen wollen?** [Konjunktiv]

Wie oben bereits beschrieben, wird die Patientin dadurch angeleitet, von der *subjektiven Erinnerungsebene* zur *fiktiven Symbolebene* zu wechseln:

P: Zu Hause im Wohnzimmer … und ich würde meiner Mutter einfach sagen, wie sie mich verletzt hat.

Die Patientin äußert auf einer *sekundären Verarbeitungsebene* gegenüber dem Therapeuten ihren Handlungswunsch. Der Therapeut verweist sie mit folgender Frage auf die direkte Kommunikation mit der Verstorbenen auf der *primären Erlebnisebene*:

T: **Können Sie das Ihrer Mutter jetzt direkt sagen?** [Indikativ]
P: »*Du hast mich so verletzt mit all deinen ungerechten Vorwürfen, obwohl ich alles in meiner Macht stehende getan habe, um dir zu helfen, und ich bin wütend auf dich, dass du das nicht zugegeben hast.*«
T: **Und wie würde die verstorbene Mutter jetzt reagieren, wenn sie könnte?** [Konjunktiv]

P: Sie versteht nicht, was ich meine.

T: Sie versteht nicht, was Sie meinen? Wie möchten jetzt Sie darauf reagieren? [Indikativ]

In diesem Beispiel kommt es nicht sofort zu einer Lösung der Problematik, was durchaus üblich ist. Im weiteren Verlauf dieser Sitzung fand eine etwa 30 Minuten dauernde Konfrontation der verstorbenen Mutter durch die Patientin statt. Am Ende sah die Mutter dann ihren Irrtum ein und entschuldigte sich bei ihrer Tochter. Damit war die blockierte Trauerreaktion der Tochter unmittelbar und dauerhaft aufgelöst.

Phasenablauf 1b, 2

Eine ebenfalls häufig eingesetzte Struktur bei IRRT-Trauerbehandlungen ist der *Phasenablauf 1b, 2.* Dabei lässt sich der Therapeut auch wieder die Ereignisse um den Todeszeitpunkt vom Patienten mit offenen Augen schildern (entsprechend Phase 1a*, s. o.). Wenn der Therapeut dann den Eindruck hat, dass ein nochmaliges Wiedererleben als Einstimmung zum Einstieg wichtig sei, um tief genug in die Emotionen hineinzukommen, wird die Imagination mit einer Phase 1b begonnen, bevor in die Phase 2 eingestiegen wird. Es geht dabei nicht darum, die auftretenden Emotionen zu verarbeiten, sondern nur darum, diese zu aktivieren und als Einstieg in die Begegnung mit dem Verstorbenen nutzen zu können. Es kommt also zu einem Wiedererleben bis zum emotionalsten Moment (nach Einschätzung des Therapeuten),[9] um genau an diesem Punkt die Phase 2, d. h. die Begegnung mit dem Verstorbenen, beginnen zu lassen. Dieser Moment könnte die letzte Begegnung des Hinterbliebenen mit dem Leichnam sein (z. B. im Leichenschauhaus).

Manchmal beginnt das Wiedererleben (Phase 1a, Phase 1b) zu einer Zeit, als der Verstorbene noch lebte (z. B. beim letzten Besuch im Krankenhaus), manchmal beginnt das Wiedererleben zu einem Zeitpunkt, wo der Verstorbene bereits tot ist (z. B. beim Empfangen der Todesnachricht).

Eine Phaseneinleitung 1b könnte folgendermaßen formuliert werden, wobei in diesem Fall die Imagination dort begonnen wird, wo die Hinterbliebene die Todesnachricht bekommen hat:

T: Wenn Sie bereit sind, können Sie die Augen schließen und den Anfang der Szene, als Sie die Todesnachricht Ihres Vaters bekommen, vor Ihrem inneren Auge entstehen lassen und den weiteren Ablauf in der Gegenwart schildern.

[9] Diese Einschätzung des Therapeuten kann auch unpassend sein, was man daran merkt, dass der Dialog mit dem Verstorbenen nicht recht in Gang kommt. Dann muss eine Korrektur erfolgen, indem der Therapeut den Patienten fragt, wo der Dialog mit dem Verstorbenen am besten zu führen sei, s. *Fallbeispiel Jörg.*

P: (schildert, wie sie den Anruf ihrer Mutter mit der Todesnachricht bekommt)

T: Und wie fühlen Sie sich jetzt in dem Moment?

P: (schildert, wie sie sich fühlt)

T: Und was passiert jetzt weiter?

P: (schildert den weiteren Ablauf bis zur Beerdigung, als sie den Leichnam des Vaters im Sarg sieht)

T: Und wie fühlen Sie sich jetzt, wo Sie Ihren Vater tot im Sarg sehen?

P: (fängt heftig an zu weinen)

Mit dieser ausgeprägten emotionalen Intensität ist meist eine gute Voraussetzung gegeben, um den Übergang zur Phase 2 erfolgen zu lassen, sodass der Therapeut die folgende Frage stellt:

T: Und wenn Sie jetzt mit Ihrem verstorbenen Vater nochmals sprechen könnten, was würden Sie ihm gerne sagen oder mit ihm machen wollen? [Konjunktiv]

Damit wird die Patientin angeleitet, von der *subjektiven Erinnerungsebene* zur *fiktiven Symbolebene* zu wechseln, sodass sie z. B. antwortet:

P: Ich würde ihm gern sagen, dass es mir so leidtut, dass ich nicht mehr rechtzeitig kommen konnte, bevor er gestorben ist, dass ich mich so gern noch von ihm verabschiedet hätte.

Diese Aussage der Patientin wird auf der *sekundären Verarbeitungsebene* gegenüber dem Therapeuten geäußert. Im IRRT-Prozess ist es aber wichtig, dass das Geschehen auf der *primären Erlebnisebene* abläuft, d. h., es geht darum, dass das FUSIONIERTE ICH direkt *mit* dem Verstorbenen redet und nicht mit dem Therapeuten *über* ihn. Deshalb fragt der Therapeut an dieser Stelle:

T: Können Sie das dem Verstorbenen jetzt direkt sagen?

P: *»Mein Gott, es tut mir so leid, dass ich nicht mehr rechtzeitig kommen konnte, bevor du gestorben bist, ich hätte mich so gern noch von dir verabschiedet.«*

An diesem Punkt kommt die entscheidend wirksame Phase der Imagination zum Tragen, nämlich die (fiktive) Reaktion des Verstorbenen. Der Therapeut fragt dazu:

T: Und wie würde der Verstorbene jetzt reagieren, wenn er könnte? [Konjunktiv]

P: Er lächelt und sagt: *»Ach, meine Kleine, das macht doch nichts. Ich weiß ja, dass du es immer gut gemeint hast und dass du an mich denkst, und nur das ist mir wichtig.«*

Hier ist zu bemerken, dass die Patientin von sich aus vom Konjunktiv in den Indikativ gewechselt hat (ein Phänomen, das meistens relativ schnell und spontan passiert) und »voll drin« ist. Die Imagination kann jetzt weiter im Hin und Her zwischen den beiden Protagonisten (FUSIONIERTES ICH und Verstorbener) auf der INNEREN BÜHNE ablaufen:

T: Und wie reagieren Sie darauf? [Indikativ]
oder
T: Was möchten Sie dem Verstorbenen jetzt noch sagen, ihn fragen oder mit ihm machen? [Indikativ]

Und so wird der Prozess weiterlaufen, bis der Therapeut den Eindruck hat, dass die Verarbeitung abgeschlossen ist.

Phasenablauf 1a, 1b, 2

Diese Struktur kommt üblicherweise bei Fällen *traumatischer Trauer* zum Einsatz. In solch einem Fall wird man mit einer IRRT-Phase 1a beginnen und eine Phase 1b anschließen, die Erinnerungsszene bis zum geeigneten Moment (am *Hot Spot*, z. B. wenn der Tod eingetreten ist) also wiederholen lassen, bevor die fiktive Begegnung mit dem Verstorbenen eingeleitet wird (Phase 2).

Im folgenden Beispiel einer traumatischen Trauer (nach Suizid des Vaters) wurde genau dieser *Phasenablauf 1a, 1b, 2* gewählt. Nachdem Phase 1a durchlaufen war und Phase 1b kurz vor dem *Hot Spot* angelangt war, ergab sich folgender Dialog, der den Übergang von Phase 1b zu Phase 2 wiedergibt:

Ende PHASE 1B

P: Die Mutter schreit: *»Der Vater ist tot.«*
T: *»Der Vater ist tot.«*
P: *»Er ist gestorben.«*
T: *»Er ist gestorben.«* Wo sind Sie jetzt auf der Belastungsskala?
P: Auf 10.
T: Mhm.
P: Und mit seiner ganzen gesundheitlichen Geschichte, mit dem Hirnschlag, den er hatte, traue ich dem Urteil der Mutter nicht so ganz und will mich selbst überzeugen, dass es auch wirklich stimmt und dass nicht irgendetwas sonst passiert ist, gehe dann nach hinten ins Schlafzimmer, um zu schauen. Und die Mutter warnt mich noch, ich soll nicht gehen, aber ich ignoriere das.
T: Sie ignorieren das.
P: Ich öffne die Schlafzimmertür und sehe, wie er dort liegt, in einer Blutlache, mit verdrehten Augen.

T: **Mit verdrehten Augen.**
P: Es stinkt nach Blut, Kacke und Schießpulver.
T: **Blut, Exkremente und Schießpulver.**
P: In dem Augenblick kommt der Klick, es wird mir klar, dass er tot ist.
T: **Und wo sind Sie jetzt auf der Skala?**
P: 10.

Der Therapeut hatte bereits aus Phase 1a die Information, dass an dieser Stelle der entscheidende *Hot Spot* vorlag und leitet nun von der *subjektiven Erinnerungsebene* auf die *fiktive Symbolebene* über:

PHASE 2

T: **10 … Und wenn Sie jetzt in diesem Bild nochmals mit dem Vater reden könnten, was würden Sie dem Vater gern sagen oder ihn fragen wollen?**
P: … Ich sage ihm: »*Jetzt gehst du!*«
T: ***»Jetzt gehst du!«* Wenn der Vater antworten könnte, wie würde er jetzt darauf reagieren?**
P: Er ist dankbar.
T: **Er ist dankbar …?**
P: Dass er jetzt gehen darf.
T: **Dass er gehen darf? Was möchten Sie dem Vater noch sagen oder mit ihm machen?**
P: (mit erstickter Stimme) Ich umarme ihn ein letztes Mal.
T: **Sie umarmen ihn ein letztes Mal?**
P: (fängt heftig an zu weinen, empfindet offenbar eine massive Trauer).

Im weiteren Verlauf kommt es zu einer versöhnlichen Verabschiedung zwischen dem FUSIONIERTEN ICH und dem verstorbenen Vater (s. *Fallbeispiel Paul*).

Ausnahme: Phase 3 bei IRRT-Trauersitzungen

Unter bestimmten Umständen kann es Ausnahmen von der Regel geben, dass in IRRT-Trauersitzungen keine Phase 3 durchgeführt wird. Es gibt üblicherweise keine Phase 3, da ja gar keine Unterscheidung zwischen AKTUELLEM ICH und DAMALIGEM ICH vorgenommen wird. Sobald aber während einer IRRT-Trauersitzung diese Aufteilung in zwei Ich-Anteile als notwendig erachtet wird oder sie spontan passiert, ergibt sich meist auch die Notwendigkeit, anschließend eine Phase 3 durchzuführen.

Im *Fallbeispiel Antonia* kommt es schon bald nach Beginn der Imagination zu einer Blockade des Prozesses. Einerseits gibt es keine unterstützenden Aktivitäten von der Verstorbenen *(Schlüsselszenen),* die bei der Patientin ankommen. Andererseits gerät die Patientin offenbar in eine Ohnmachtsstimmung, die sich einem kindlichen Persönlichkeitsanteil, einem DAMALIGEN ICH, zuordnen lässt. Offensichtlich findet eine *De-Fusionierung* der Ich-Anteile statt, oder sie hat von Anfang an bestanden. Der Therapeut führt hier folgerichtig das AKTUELLE ICH zur Unterstützung ein, es kommt zu einer Stärkung des DAMALIGEN ICHS durch das AKTUELLE ICH und dadurch letztendlich auch zur Auflösung der Problematik, nämlich die erfolgreiche endgültige gemeinsame Verabschiedung beider Ich-Anteile von der Verstorbenen.

Im *Fallbeispiel Hannah* liegt eine traumatische Trauer nach dem Unfalltod zahlreicher Kinder vor, allerdings hat die Hinterbliebene keinerlei Beziehung zu den verstorbenen Opfern und keine Erinnerung an Blickkontakte mit ihnen. Daher kann auch keine *Schlüsselszene* von den Verstorbenen erwartet werden. Da außerdem massive Schuldgefühle im Zentrum stehen, weil sie kein Kind gerettet hatte, sieht der Therapeut in dieser Situation die Einführung des AKTUELLEN ICHS und die Auseinandersetzung mit dem DAMALIGEN ICH in Phase 3 als sinnvoll an. Ihre Selbstvorwürfe werden zum Ausdruck gebracht, indem das HEUTIGE ICH dem DAMALIGEN ICH sein »Fehlverhalten« vorwirft und damit in der Folge eine Verarbeitung der Trauerreaktion, eine Auflösung der Schuldgefühle sowie eine Versöhnung mit sich selbst (d.h. zwischen HEUTIGEM und DAMALIGEM ICH) ermöglicht wird.

Im *Fallbeispiel Moritz* de-fusioniert das ICH in der Imagination, als der (vor 35 Jahren durch Suizid) verstorbene Bruder seine Unterstützung verweigert und der Patient ganz in den hoffnungslosen, verzweifelten und auch suizidalen Gemütszustand des damals Achtzehnjährigen rutscht. An dieser Stelle führt der Therapeut das AKTUELLE ICH auf die INNERE BÜHNE ein, welches dem DAMALIGEN ICH aus der Hoffnungslosigkeit heraushilft, wobei sich im weiteren Verlauf wieder spontan eine Fusionierung beider Ich-Anteile ergibt.

Bei Fällen traumatischer Trauer kann der traumatische Anteil so wuchtig und emotional so belastend auf der *subjektiven Erinnerungsebene* des Patienten verlaufen, dass auf der *fiktiven Symbolebene* zunächst eine Bearbeitung unter Zuhilfenahme der Aufspaltung in AKTUELLES und DAMALIGES ICH notwendig ist. Es kommt dann nach den Phasen 1a und 1b zunächst zu einer Phase 2 mit dem Täter als Konfrontationsobjekt (wenn ein Täter vorhanden ist) oder zu einer Phase 3 mit dem TRAUMATISIERTEN ICH als Konfrontationsobjekt, wenn kein Täter vorhanden ist, ähnlich dem *Fallbeispiel Hannah*. Anschließend wird dann (in der gleichen oder einer nächsten IRRT-Sitzung) eine Phase 2 mit dem Verstorbenen als Konfrontationsobjekt durchgeführt, wie üblich mit einem FUSIONIERTEN ICH.

Zusammenfassend kann es in IRRT-Trauersitzungen dann zu einer Phase 3 kommen, wenn

- keine Beziehung und kein erinnerter Blickkontakt zum Verstorbenen besteht,
- keine *Schlüsselszene* mit dem Verstorbenen stattfindet, weil entweder vom Ver-

storbenen keine diesbezüglichen Aktivitäten kommen oder diese nicht beim Hinterbliebenen ankommen,

- das Ich spontan de-fusioniert, z. B. indem der Patient in den Gemütszustand, die Stimmung eines hilflosen Kindes, hineinrutscht,
- bei Fällen traumatischer Trauer der Trauma-Anteil so belastend ist, dass dieser zunächst unter Zuhilfenahme des AKTUELLEN ICHS bearbeitet werden muss.

4.1.4 Abschluss der Imagination: sechs Abschlussfragen

Wie bei klassischen IRRT-Sitzungen wird auch bei IRRT-Trauer-Sitzungen das Ende der Imagination eingeleitet, sobald der Eindruck entsteht, dass das Wesentliche auf der INNEREN BÜHNE geschehen und bearbeitet sei. Bevor die Imagination am Ende der Phase 2 ausgeleitet wird, versichern sich IRRT-Therapeuten durch **sechs Abschlussfragen**, dass wirklich kein weiterer Handlungsbedarf in der Begegnung zwischen dem FUSIONIERTEN ICH und dem Verstorbenen mehr besteht:

1. **Gibt es sonst noch etwas, was Sie dem Verstorbenen sagen oder mit ihm tun wollen, bevor wir diese Begegnung ausklingen lassen?**
   …
2. **Gibt es noch etwas, was der Verstorbene von Ihnen braucht?**
   …
3. **Wünschen Sie sich noch etwas von dem Verstorbenen?**
   …
4. **Möchte der Verstorbene Ihnen noch etwas sagen oder geben?**
   …
5. **Gibt es sonst noch etwas, was in dieser Begegnung geschehen sollte, bevor wir das ausklingen lassen?**
   …
6. **Mit welchem Bild möchten Sie diese Begegnung jetzt ausklingen lassen?**
   …

Bei diesem Abschlussbild kann der Therapeut dann mit den folgenden Worten den Ausstieg vorzeichnen:

> **Dann können Sie dieses Bild noch eine Weile wirken lassen … Sie können es in sich aufnehmen und verankern, wenn Sie möchten … und wenn Sie so weit sind, können Sie das Bild verblassen lassen, in Ihrem eigenen Tempo wieder hier ins Sprechzimmer zurückkommen und Ihre Augen wieder öffnen.**

Damit ist die Imagination beendet, und die Nachbesprechung kann angeschlossen werden.

4.1.5 Nachbesprechung und Nachbehandlung

Sobald der Patient nach Abschluss der Imagination die Augen wieder geöffnet hat, folgt die Nachbesprechung. Deren Ziel ist, das, was der Patient während der Imagination affektiv erlebt hat, kognitiv zu klären, einzuordnen und zu verankern. Die Standardfragen (auch in dieser Reihenfolge!) sind analog zu einer klassischen IRRT-Sitzung:

Wie war das jetzt für Sie? – [P: toll.] – **Was war für Sie toll?**
Wie fühlen Sie sich jetzt?
War irgendwas für Sie überraschend oder unerwartet?
Gibt es noch andere Bemerkungen, Empfindungen oder Erkenntnisse?
Wie war meine Begleitung für Sie?
Was haben Sie gelernt, was nehmen Sie aus der heutigen Sitzung mit?
Was bedeutet das, was da jetzt abgelaufen ist, für Sie im Alltag?

Ob für die **Nachbehandlung** den Patienten die Audioaufnahme der Sitzung zum regelmäßigen Nachhören mitgegeben wird, entscheiden Therapeut und Patient gemeinsam. Bei schwereren Fällen, z. B. im stationären Behandlungssetting, empfiehlt es sich, die Audioaufnahme mit therapeutischer Begleitung anzuhören, vor allem beim ersten Mal. Bei *Traumafällen* hat das anschließende regelmäßige Anhören der Audioaufnahme eine wichtige Funktion in der Traumaverarbeitung. Bei *Trauerfällen* hingegen ist dieses Nachhören nicht immer indiziert, vor allem, wenn das in der fiktiven Begegnung mit dem Verstorbenen Erlebte so klar und unmittelbar evident empfunden wird, dass die Problematik schon nach der Sitzung aufgelöst ist *(»Jetzt weiß ich endlich, dass er mir verziehen hat«).*

4.2 Anwendungsgebiete und Indikationsstellung

Trauer ist ein extrem vielfältiger und unterschiedlich verlaufender Prozess, der in der individuellen Ausprägung seiner diversen Aspekte ein sehr weites Feld abdeckt. Insofern ist auch die Abgrenzung einer »pathologischen« von einer »normalen« Trauer problematisch, und viele Autoren behelfen sich, indem sie von einer Trauerbegleitung (als zusammenfassendem Oberbegriff) sprechen, die dann je nach Fall eher als Trauerbegleitung, als Trauerberatung, als aktuelle oder, bei lange zurückliegenden Verlusten, als nachholende Trauerpsychotherapie im engeren Sinn durchgeführt werden kann (Kachler 2014). Unserer Erfahrung nach ist es zum Stellen einer Behandlungsindikation nicht notwendig, dass Patienten Kriterien der anhaltenden Trauer erfüllen. Als Indikation zur Durchführung einer IRRT-Trauerbehandlung reicht der subjektive Eindruck des Patienten, dass ein Verlust einer nahestehenden

Person unzureichend verarbeitet sei. Wir sehen hier einmal von den Fällen ab, in denen ein Patient sich in einem offensichtlich normalen, gesunden Trauerprozess befindet und einfach fehlinformiert ist, es z. B. für bedenklich hält, Wutgefühle dem Verstorbenen gegenüber zu empfinden. Die Witwe, die ihre Wutgefühle auf den verstorbenen Gatten als krankhaft ansieht und lediglich deswegen zum Hausarzt kommt, benötigt in der Regel nur eine sachliche Aufklärung (Psychoedukation) und keine Psychotherapie.

Ein reichhaltiges Fallmaterial haben wir – abgesehen von der Arbeit mit Patienten – auch aus den obligaten Selbsterfahrungssitzungen von Psychotherapeuten, die eine IRRT-Zertifizierung absolvieren. Die Kandidaten wählen nämlich als Thema häufig Verlusterlebnisse mit Trauerreaktionen. Eher weniger handelt es sich bei diesen Fällen um eine anhaltende Trauer im engeren Sinn, recht häufig aber um eine larvierte Trauer, wobei den Kandidaten oft erst während der IRRT-Trauersitzung deutlich wird, wie ausgeprägt die Trauergefühle und damit assoziierten Gefühlsprobleme noch sind, wie erleichternd eine Auflösung in der Imagination wirken kann und wie sich die Problematik vorher doch noch in ihrem Alltag ausgewirkt hat, ohne dass sie sich dessen bewusst waren. Jeder Kandidat beschreibt die Erfahrung in der IRRT-Sitzung zu seinem Verlusterlebnis als emotional eindrucksvoll und hilfreich für seine persönliche Verarbeitung (siehe *Fallbeispiele Henriette, Jörg* und *Hannah*).

Das Modell der IRRT-Trauerbehandlung eignet sich zur Behandlung von **Trauerreaktionen nach dem Verlust eines Beziehungsobjekts**, d. h. eines nahestehenden Menschen, evtl. eines Haustiers oder auch eines Körperteils (s. *Fallbeispiele Urs* und *Anna*), zu denen eine enge emotionale Beziehung bestand. Das Modell eignet sich in dieser Form nicht zur Behandlung von Trauerreaktionen aufgrund belastender Erlebnisse im Sinne einer verlorenen Kindheit, eines Arbeitsplatzverlusts, unerfüllter Träume, verpasster Lebenschancen oder ähnlicher Konstellationen, die zwar auch Trauer erzeugen, aber nicht mit einem Objektverlust einhergehen. Die Behandlung solcher Trauerreaktionen kann ebenfalls mit IRRT erfolgen (meistens Phase 3), aber in der Regel nicht nach dem hier vorgestellten Modell.

Ausschlusskriterien oder **Kontraindikationen** für eine IRRT-Behandlung von Trauerreaktionen beziehen sich meistens auf eine mögliche komorbide Störung, z. B. Erkrankungen aus dem psychotischen Formenkreis, schwerste dissoziative Störungen, persistierende Selbstgefährdung durch akute Suizidalität oder selbstschädigendes Verhalten (z. B. bei akut ausgeprägten Essstörungen), aktuelle Selbstverletzungen oder gegenwärtigen schädlichen Substanzgebrauch (Alkohol, Drogen). Aber auch ausgeprägte Alltagsbelastungen (z. B. anstehende Prüfungen, berufliche Extrembelastungen oder Scheidung) können zum gegebenen Zeitpunkt gegen eine IRRT-Behandlung sprechen, da hierfür ein gewisses Ausmaß an Zeit und Energie zur Verfügung stehen sollte. Auf das Vorgehen beim gleichzeitigen Vorliegen einer PTBS und einer Trauerproblematik wird in den Kapiteln 4.1.3 und 4.3.10 eingegangen.

4.3 Kategorien von (anhaltenden) Trauerprozessen

Wenn man einen Trauerprozess als phasenhaft ablaufenden, seelischen Verarbeitungsprozess ansieht, der aus verschiedenen Herausforderungen und deren Bewältigung besteht (s. Kapitel 2), und wenn man anhaltende Trauer als Störungen, Blockaden oder Vermeidungen bestimmter Phasen oder Teile dieses Prozesses versteht, dann sollten sich Kategorien von Problemstellungen finden lassen, die auf je unterschiedliche Art aufgelöst, deblockiert oder konfrontiert werden müssen. Genau das beobachten wir in der IRRT-Behandlung anhaltender Trauerreaktionen. Zu betonen ist immer wieder, dass in einer IRRT-Behandlung eine sokratische Haltung eingenommen wird, der Therapeut also den Patienten die Lösung nicht vorgibt, sondern lediglich den formalen Rahmen bzw. die Struktur schafft (die Konfrontation mit den imaginierten Verstorbenen), was den Patienten dann ermöglicht, ihre eigenen individuellen Lösungen der Problematik auf der INNEREN BÜHNE zu entwickeln.

Tab. 4-1 fasst die häufigsten Kategorien zusammen, und gleichzeitig wird dargestellt, welche Lösungen die Patienten typischerweise oder am häufigsten in der Imagination entwickeln. Selbstverständlich treten diese Kategorien selten in Reinform auf, sondern überschneiden sich mit anderen und treten kombiniert auf. Im *Fallbeispiel Henriette* geht es z. B. um Nicht-loslassen-Können, mangelnde Verabschiedung und Schuldgefühle.

Im Folgenden wird auf die einzelnen Kategorien genauer eingegangen.

4.3.1 Den Tod nicht wahrhaben wollen/nicht akzeptieren wollen (Nicht-loslassen-Können)

Wenn Patienten den Tod des Angehörigen nicht akzeptieren oder wahrhaben wollen oder können, liegt meist ein Vermeidungsverhalten vor. Bewusst oder unbewusst besteht in der Regel die Befürchtung, dass die volle Wahrnehmung und Akzeptanz des Todes dann ein völliges Vergessen des Verstorbenen bedeute, dass die mit der Akzeptanz verbundenen Gefühle der Trauer und Verlassenheit nicht aushaltbar wären oder dass als Folge dessen die Alltagsfunktionalität in verschiedenen Bereichen nicht mehr gegeben wäre.

Wenn dieses Problem in der IRRT-Sitzung zum Ausdruck gebracht wird, wird der Verstorbene üblicherweise die Akzeptanz seines Todes vom Hinterbliebenen fordern und ihm gleichzeitig mitteilen, dass er ja im Herzen des Hinterbliebenen weiterlebe und in dessen Erinnerung weiter existiere. Bei ressourcenärmeren Persönlichkeiten könnte es dann analog zu Kapitel 4.3.8 eher schwierig werden, eine Lösung zu finden. Das gilt z. B. für abhängige Persönlichkeitsstörungen oder symbiotische Beziehungen zum Verstorbenen.

Fallbeispiele: *Henriette, Viviane, Antonia.*

Kategorien anhaltender Trauer und	*die übliche Lösung auf der INNEREN BÜHNE*
1. Den Tod nicht wahrhaben wollen/ nicht akzeptieren wollen (Nicht-loslassen-Können)	Der Verstorbene fordert das Wahrhaben und die Akzeptanz seines Todes und sichert gleichzeitig die Fortsetzung eines (seelischen) Kontakts zu. *»Ich bleibe in deinem Herzen.«/* *»Du bist immer in meinen Gedanken.«* Offene Schilderung der Tatsache des Todes und Diskussion darüber mit dem Verstorbenen. Der Verstorbene fordert loszulassen.
2. Unzureichender Ausdruck von Trauer	Ausdruck der Trauer, meistens gemeinsam mit dem Verstorbenen.
3. Mangelnde oder fehlende Verabschiedung vom Verstorbenen	Nachholen der Verabschiedung.
4. Unerledigtes mit dem Verstorbenen (»unfinished business«)	Das Unerledigte wird gemeinsam bedauert und akzeptiert. Das Unerledigte wird nachgeholt, wenn möglich.
5. Schuldgefühle dem Verstorbenen gegenüber	Der Verstorbene verzeiht; eine Versöhnung entsteht. Die Empfindung, der Verstorbene sei an einem guten/schönen Ort.
6. Wutgefühle dem Verstorbenen gegenüber	Die Wut wird verbalisiert, ausgelebt. Der Verstorbene zeigt Verständnis, Einsicht und/oder Reue. Hinterbliebener zeigt Verständnis/ Akzeptanz für den Egoismus des Verstorbenen.
7. Trauer nach Suizid	Nach einer offenen, ehrlichen Auseinandersetzung mit dem Verstorbenen (auch bei sehr negativen Gefühlen) erklärt dieser sich, und/oder der Verstorbene fordert Akzeptanz.
8. Persistierende Verlassenheitsgefühle	Herstellen von Kontakt und Nähe mit dem Verstorbenen.
9. Larvierte Trauer (verborgene, versteckte, verdrängte Trauer)	Bearbeitung (nach zufälliger Auslösung der Trauerreaktion) in einer der hier genannten Varianten.
10. PTBS und Trauer (Traumatische Trauer)	Ausführliches Wiedererleben der traumatischen Aspekte in Phasen 1a u. 1b, dann erst Bearbeiten der Traueraspekte in Phase 2.

Tab. 4-1: Kategorien anhaltender Trauer

4.3.2 Unzureichender Ausdruck von Trauer

Trauerprozesse sind sehr individuell und müssen in dieser Individualität auch akzeptiert, respektiert und verstanden werden. Es gibt kein »objektives« Maß für den individuellen Ausdruck von Trauer, abgesehen davon, dass auch kulturelle Faktoren einen Einfluss ausüben. Allerdings kann es sein, dass ein Hinterbliebener selbst empfindet, er habe aus verschiedenen Gründen seiner Trauer bisher zu wenig Ausdruck verleihen können. Er könnte z. B. (bewusst oder unbewusst) trauerbezogene Gefühle vermeiden aus Angst, die Kontrolle zu verlieren oder dann sozial, beruflich oder familiär nicht mehr funktionieren zu können.

Die imaginierte Begegnung mit dem Verstorbenen wird dann meist so emotional intensiv erlebt werden, dass es gewissermaßen zu einem Nachholen der Trauerreaktion kommt. IRRT-Therapeuten sollten darauf vorbereitet sein, dass es dann zu langen Phasen intensiven Weinens kommen kann, die ein therapeutisches Zulassen und Begleitung benötigen. Auch hier zeigt es sich wieder, dass die Reaktion des Verstorbenen von Bedeutung ist. Häufig weint der Verstorbene bei dieser intensiven Begegnung auf der INNEREN BÜHNE mit, zeigt Trost und Verständnis, drückt die Hand des Hinterbliebenen oder nimmt ihn in den Arm.

Fallbeispiele: *Viviane, Hannah, Philipp, Anna.*

4.3.3 Mangelnde oder fehlende Verabschiedung vom Verstorbenen

Ein sehr häufiger Grund für Blockaden im Trauerprozess ist der Eindruck beim Hinterbliebenen, er habe sich nicht oder nicht richtig vom Verstorbenen verabschieden können. Auch in dieser Konstellation findet sich die Lösung in der Imagination, indem die Verabschiedung vom Verstorbenen nachgeholt wird. Diese Verabschiedungen können individuell sehr unterschiedlich ablaufen: Z. B. besteht bei *Henriette* das Abschlussbild in einer Umarmung, und die Hinterbliebene empfindet, sich endlich verabschiedet zu haben; bei *Viviane* verschwindet der verstorbene Partner im Wald, nachdem er sicher ist, dass sie auch ohne ihn lebensfähig sei; *Florian* äußert zunächst intensive Wut und Trauer seinem verstorbenen Bruder gegenüber, bevor er diesen verabschieden kann und zu seiner Familie in seine eigene Wohnung geht.

Fallbeispiele: *Henriette, Viviane, Florian, Paul, Moritz, Antonia, M. S.*

4.3.4 Unerledigtes mit dem Verstorbenen (»unfinished business«)

Wenn eine Person stirbt, gibt es oft Dinge, die vor dem Tod noch hätten geklärt oder erledigt werden sollen, aber nicht mehr geklärt oder erledigt werden konnten. Es kann sich dabei um »alte Geschichten« handeln, die schon seit Jahren ihrer Auflösung harren, aber auch um ganz aktuelle Vorfälle. Da wäre vielleicht noch ein Familientabu zu thematisieren, da wären aufgeschobene, peinliche oder konflikthafte

Themen zu diskutieren, da wäre endlich einmal ein offener emotionaler Austausch nötig, da wären noch Beichten oder bisher verschwiegene Anklagen zu gestehen – der Möglichkeiten sind viele. Oft ist Unerledigtes mit diesbezüglichen Schuld- oder Schamgefühlen kombiniert.

Wenn der Patient dem Verstorbenen gegenüber die Problematik angesprochen hat, kommt es häufig dazu, dass das Unerledigte einfach in der Imagination nachgeholt oder thematisiert wird und sich die Symptomatik dann auflöst, oft in einer einzigen IRRT-Sitzung. Manchmal kann das Unerledigte thematisiert und nachgeholt werden, nachdem der Hinterbliebene dem Verstorbenen gegenüber die Problematik angesprochen hat. Wiederum ist es wichtig, wie der Verstorbene reagiert. Wenn er die Verabschiedung, die Beichte, die Anklage akzeptiert oder so darauf reagiert, dass es für beide Protagonisten »in Ordnung«, erledigt und abgeschlossen ist, dann kann es zu einer Lösung oder sogar zu einer Versöhnung innerhalb von einer Sitzung kommen.

Fallbeispiele: *Jörg, Sissi, Anna, M. S.*

4.3.5 Schuldgefühle dem Verstorbenen gegenüber

Diese Problematik besteht recht häufig. Der Hinterbliebene konnte nicht mehr rechtzeitig mit dem Verstorbenen vor dessen Tod sprechen, fühlt sich in irgendeiner Weise für den Tod des Verstorbenen (mit-)verantwortlich, oder Dinge, die es noch zu erledigen oder zu klären gegeben hätte, wurden tabuisiert oder aufgeschoben, sodass sie unerledigt oder ungeklärt blieben.

Die Lösung findet sich typischerweise, indem der Verstorbene – nachdem der Hinterbliebene ihm die Problematik geschildert hat – Verständnis, Vergebung, Großmut sowie Versöhnung zeigt. Manchmal gibt der Verstorbene auch Erklärungen ab, die beim Hinterbliebenen eine Beruhigung und Erleichterung auslösen. *(»Ich war immer stolz auf dich, mein Sohn, ich habe es allen erzählt … Leider habe ich es dir selbst nicht gesagt.«)* Dabei handelt es sich oft um Erklärungen, die nicht überprüfbar sind, aber für den Hinterbliebenen den Charakter der unmittelbaren Evidenz besitzen und keiner weiteren Infragestellung oder eines Beweises bedürfen. Solch eine beruhigende Überzeugung kann schnell erfolgen und wird möglicherweise deshalb als so evident empfunden, weil sie auf der (fiktiven) Aussage des Verstorbenen selber beruht.

Die IRRT-Trauerbehandlungen *(Fallbeispiele Birgit, Doris und Angie)* aus dem *Praxishandbuch IRRT* (Schmucker u. Köster 2014 a) haben alle mit Schuldgefühlen dem Verstorbenen gegenüber zu tun und zeigen alle drei dieses Phänomen der unmittelbaren Gewissheit über die »Wahrheit« dessen, was in der Imagination erlebt wurde, als wichtigen heilenden Faktor einer anhaltenden Trauerreaktion. Bei *Birgit* war es die Annahme ihrer Entschuldigung durch den Verstorbenen, bei *Doris* war es die Erkenntnis, dass ihre Mutter ihren Fehler eingesehen hatte, bei *Angie* war es die

Sicherheit, dass ihr totes Kind ihr vergeben hatte. Das *Fallbeispiel Hannah* aus diesem Buch stellt insofern eine Ausnahme dar, als zwar ein Schuldgefühl im Zentrum der Problematik steht, aber die Auflösung nicht durch die Verstorbenen erfolgt, sondern dadurch, dass das AKTUELLE ICH dem DAMALIGEN ICH die Ruhe und die Möglichkeit verschafft, ihrer Trauer Raum zu geben und das Entsetzliche des Geschehens zu respektieren und zu würdigen.

Fallbeispiele: *Henriette, Viviane, Hannah, Sissi, Anna, Urs.*

4.3.6 Wutgefühle dem Verstorbenen gegenüber

Für Wutgefühle gilt bei einer IRRT-Trauerbehandlung Ähnliches wie für Schuldgefühle. Wutgefühle sind in einem »normalen, gesunden Trauerprozess« in aller Regel zumindest phasenweise vorhanden und sind Ausdruck der Enttäuschung des Hinterbliebenen über das Allein-gelassen-Werden, das Im-Stich-gelassen-Werden, die Ohnmacht oder weiterer Empfindungen als Reaktion auf den Tod. Gerade wenn auch Schuldgefühle vorliegen, haben die Hinterbliebenen aber oft Schwierigkeiten, diese Wutgefühle zuzulassen (oft aus Schuldgefühlen) und als Teil des normalen Trauerprozesses zu akzeptieren. Dann kann eine Blockade entstehen, die es zu überwinden gilt.

In einem ersten Schritt geht es darum, dass der Hinterbliebene diese Wut in der imaginativen Konfrontation mit dem Verstorbenen auch thematisiert und zum Ausdruck bringt. Üblicherweise wird der Verstorbene dann Verständnis zeigen, was oft zur Beruhigung und Auflösung der Symptomatik bereits reicht. Manchmal ist es für den Patienten aber auch wichtig, dass noch Einsicht, Reue oder eine Entschuldigung vom Verstorbenen zum Ausdruck gebracht wird, s. z. B. *Fallbeispiel Doris* im *Praxishandbuch IRRT* (Schmucker u. Köster 2014a). Unter bestimmten Umständen, z. B. bei Suizidfällen, kann es aber vorkommen, dass der Verstorbene weder Einsicht noch Reue zeigt, sodass der Hinterbliebene dann eine Lösung finden muss, das zu akzeptieren und damit zurechtzukommen (s. Kap. 4.3.7).

Fallbeispiele: *Jörg, Florian, Philipp, Paul, Moritz, Sissi, Urs, M. S.*

4.3.7 Trauer nach Suizid

Wenn die verstorbene Person durch Suizid aus dem Leben geschieden ist, liegt insofern eine besondere Situation vor, als bei den Hinterbliebenen mit einer stärkeren Ausprägung der Emotionen, vor allem Wut und Schuld, gegenüber dem Suizidanten zu rechnen ist und noch spezifische Probleme hinzutreten können, z. B. Unverständnis für die Tat, Scham und sozialer Rückzug oder ausgeprägte Ambivalenz (Liebe für den Verstorbenen vs. Ablehnung der Tat).

Entsprechend sollte der Therapeut auf diese Möglichkeiten innerlich vorbereitet sein. Der Patient wird in der Imagination zunächst seine Empfindungen dem

Suizidanten schildern (z. B. Wut, Schuld). Die Bewältigungsbilder können dann noch ganz andere Formen als die bisher erwähnten annehmen. So kann es vorkommen, dass der verstorbene Suizidant die Motivation und Begründung seines Suizids erklärt, vielleicht auch sein Bedauern zeigt. Es kann aber auch vorkommen, dass der Suizidant sich vom Hinterbliebenen abgrenzt, bei seiner egoistischen Haltung bleibt, Nichteinmischung fordert, keine Reue zeigt und in Ruhe gelassen werden will: »*Das geht dich nichts an!*« Dann geht es darum, dass der Hinterbliebene einen Weg für sich findet, diesen Egoismus zu akzeptieren und loszulassen: »*Es ist halt, wie es ist.*«

Fallbeispiele: *Paul, Moritz.*

4.3.8 Persistierende Verlassenheitsgefühle

Auch Gefühle der Einsamkeit und Verlassenheit stellen für die meisten Trauernden eine völlig normale Reaktion dar. Wenn sie persistieren und die Alltagsfunktionalität und Neuorientierung im Leben behindern, wird es in einer IRRT-Trauersitzung zunächst darum gehen, dass sie dem Verstorbenen gegenüber zum Ausdruck gebracht werden.

Die Reaktion des Verstorbenen wird davon abhängig sein, welche Art von Bindung/Beziehung zwischen Hinterbliebenem und Verstorbenem bestand. Handelte es sich um eine relativ reife Beziehung mit sicherer Bindung, kann man auch eine »reife Reaktion« erwarten, in der z. B. der Verstorbene auf der INNEREN BÜHNE betont, dass er ja im Herzen der betroffenen Person weiterlebe, auch an sie denke oder ihr empfehle und erlaube, in Ruhe ihr Leben neu zu orientieren. Bei eher abhängigen oder symbiotischen Beziehungen und ressourcenarmen Persönlichkeiten kann es vorkommen, dass auch der Verstorbene große Sehnsucht und Verlassenheit zum Ausdruck bringt. Dann wird die Auflösung eventuell schwierig sein und sich über mehrere Sitzungen erstrecken, oder sie wird vielleicht gar nicht möglich sein.

Fallbeispiele: *Florian, Philipp, Moritz, Antonia, Urs, M. S.*

4.3.9 Larvierte Trauer (verborgene, versteckte, verdrängte Trauer)

Anhaltende Trauerreaktionen können sich hinter allen möglichen anderen psychischen Störungen »verstecken«. Znoj (2012) beschreibt Schätzungen, nach denen sich hinter jeder dritten psychischen Störung eine anhaltende Trauer verbirgt. Solch eine Problematik, die wir analog zur larvierten Depression »larvierte Trauer« benennen möchten, wird entweder durch Zufall deutlich, sei es innerhalb oder außerhalb einer Psychotherapie, oder auch gezielt, wenn nämlich Psychotherapeuten ganz gezielt danach fragen:

- **Haben Sie je im Leben einen Verlust erlitten, der bei Ihnen eine Trauerreaktion hervorgerufen hat?**

Und bei Bejahung der Frage:

- **Haben Sie oder jemand anders je den Eindruck gehabt, es könnte sein, dass Sie diesen Verlust seelisch noch nicht [ganz] verarbeitet haben?**

Werden beide Fragen bejaht, kann man mit großer Wahrscheinlichkeit auf das Vorliegen einer ungenügend verarbeiteten Trauerreaktion schließen bzw. diese vermuten. Wenn sich bei einem Patienten herausstellt, dass sich hinter seiner andersartigen psychischen Störung eine Trauerreaktion verbirgt, ist es meist wichtig, diese gezielt zu bearbeiten. Eine larvierte Trauer kann auch vorhanden sein, ohne dass andere psychische Störungen vorliegen und ohne dass diese der Person bewusst ist.

Fallbeispiele: *Viviane, Hannah, Paul, Antonia, Anna, M. S.*

4.3.10 PTBS und Trauer (Traumatische Trauer)

Die Komorbidität von anhaltender Trauer und einer Posttraumatischen Belastungsstörung (PTBS) sei hoch und liege bei etwa 40 bis 50 %; noch höher liege sie bei anhaltender Trauer und Depressionen (Znoj 2012). Oft ist bereits am Anfang einer Behandlung offensichtlich, dass sowohl anhaltende Trauer als auch eine PTBS vorliegen. In diesem Fall empfiehlt sich bei einer IRRT-Behandlung, zunächst die Phase 1a der IRRT durchzuführen. Hier hat die Phase 1a eine doppelte Funktion: *therapeutisch* (zur Konfrontation mit dem Wiedererleben) und *diagnostisch* (zur Identifizierung der *Hot Spots* und der Unterscheidung oder Überschneidung zwischen Trauer und Trauma). Es geht dabei vor allem um das Ausmaß und die zeitliche Abfolge der Schlüsselemotionen **Angst** (als Folge des Traumas) und **Trauer** (als Folge des Verlusts). Praktisch immer wird in der IRRT-Behandlung bei traumatischer Trauer also mit einer Phase 1a begonnen. Je nach Situation folgen dann die Phasen 1b, 2 und/oder 3, wobei in Phase 2 entweder ein Täter (Trauma im Vordergrund) oder der Verstorbene (Verlust im Vordergrund) zum Konfrontationsobjekt wird.

Anhand dreier Beispiele sollen die Gedankengänge und Entscheidungskriterien verdeutlicht werden, die den Phasenablauf bei traumatischer Trauer bestimmen.

- Bei einem Schiffsunglück (ohne schuldhaftes Fehlverhalten) verlor der überlebende Kapitän des Lastenkahns seinen Vater. Das dominierende Gefühl in den Wochen unmittelbar nach dem traumatischen Ereignis war eindeutig das der Todesangst als Teil einer PTBS. Die Trauergefühle über den Tod und Verlust des Vaters bei diesem Unglück waren im Vergleich nicht ganz so intensiv. In dieser Situation wurde zunächst eine IRRT-Phase 1a, 1b, 3 durchgeführt (hier keine

Phase 2, da kein Täter existierte). Anschließend kam es in einem weiteren Schritt in einer folgenden Sitzung, die auf den Verlust fokussierte, zur Begegnung des FUSIONIERTEN ICHS mit dem verstorbenen Vater (Phase 2).

- Im *Fallbeispiel Paul* fand der Hinterbliebene seinen toten Vater kurz nach dessen Suizid im Schlafzimmer. Der Vater hatte sich den halben Kopf weggeschossen, und das Erleben des Patienten war eindeutig durch posttraumatische Symptome dominiert. Nach dem Verdacht des Therapeuten lag auch eine trauerbezogene Problematik vor, sodass er folgenden Phasenablauf wählte: Phase 1a, 1b, 2 (mit Konfrontation des verstorbenen Vaters). Erst während dieser Phase 2 wurde deutlich, wie ausgeprägt die Trauerreaktion vorhanden war. Bezeichnenderweise löste sich infolge dieser Sitzung die Symptomatik, v. a. die Panikattacken, komplett auf.
- Der relativ ungewöhnliche Phasenablauf einer traumatischen Trauer im *Fallbeispiel Hannah* folgt dem Muster *Phase 1a, 1b, 3, 2, 3*. Zunächst schildert die Betroffene den Ablauf des traumatischen Erlebnisses, bei dem vor 21 Jahren 20 Kinder durch einen Bootsunfall ums Leben kamen (Phase 1a). Dabei wird als emotionale Problematik deutlich, dass sie keine Todesangst gehabt hatte, obwohl sie in Todesgefahr gewesen war, sondern dass sie die Schreie der Kinder kurz vor deren Sturz in die Tiefe des Wasserfalls als traumatisch erlebt hatte und außerdem jahrelang an massiven Schuldgefühlen litt, weil sie keines der Kinder gerettet hatte. Da das Erleben traumatisch war, entscheidet der Therapeut, nach der Phase 1a eine Phase 1b mit nochmaligem Erleben der traumatischen Szene zu durchlaufen. Der Wechsel von der *subjektiven Erinnerungsebene* zur *fiktiven Symbolebene* erfolgt in dem Moment, wo sie gerettet am Ufer sitzt und von ihren Schuldgefühlen überschwemmt wird. Da sie keinerlei Beziehung zu den verstorbenen Kindern hatte und keine visuelle Erinnerung mit Blickkontakt an die Kinder besteht, entscheidet der Therapeut, das AKTUELLE ICH einzuführen, welches sich zunächst dem DAMALIGEN ICH zuwenden soll (Phase 3). Spontan konfrontiert das AKTUELLE ICH dann das DAMALIGE ICH und wirft ihm ein Fehlverhalten vor, welches erst nach einiger Zeit einem Verständnis weicht. In einem weiteren Schritt wechselt das AKTUELLE ICH das *Konfrontationsobjekt* und macht verschiedenen Anwesenden spontan von sich aus Vorwürfe wegen deren Fehlverhaltens (Phase 2). Zum Abschluss fokussiert der Therapeut noch einmal auf die Interaktion zwischen AKTUELLEM und DAMALIGEM ICH. Die Sitzung schließt mit dieser Phase 3, in der zum ersten Mal seit dem Ereignis der als notwendig empfundenen Ruhe, dem Respekt den verstorbenen Kindern gegenüber und der Würde angesichts des entsetzlichen Geschehens Raum gegeben wird. In diesem Fall erfolgte die Auflösung der Problematik nicht durch den bzw. die Verstorbene, sondern durch das AKTUELLE ICH.

Fallbeispiele: *Hannah, Florian, Paul.*

4.4 Zusätzliche therapeutische Schritte außerhalb der Imagination

Wenn eine Trauerproblematik mit IRRT behandelt wird, liegt meistens der Schwerpunkt auf der Arbeit in der Imagination. Aber es gibt auch Situationen (nach Anamnese und diagnostischer Abklärung), in denen es sinnvoll ist, zusätzlich ergänzende therapeutische Maßnahmen einzusetzen. Der Erfahrung nach haben sich vor allem bewährt:

- Schreiben eines Briefes des Hinterbliebenen (Patienten) an den Verstorbenen. Dieser Brief wird vom Patienten in der Sitzung laut vorgelesen. Außerdem verfasst der Patient einen Brief von dem Verstorbenen an ihn, den Hinterbliebenen. Dieser Brief wird ebenfalls laut in der Sitzung vom Patienten vorgelesen.
- Bilder, Videos oder auch Gegenstände betrachten, die mit dem Verstorbenen zu tun haben.
- Abschiedsrituale auf der ÄUSSEREN BÜHNE (z. B. religiöse Feiern, Besuch des Grabes, Vergraben oder Verbrennen von Gegenständen, die eine symbolische Beziehung zum Verstorbenen haben).
- Angebot des Therapeuten, den Patienten in seinem Trauerprozess hinsichtlich der weiteren Zukunftsplanung und bei der Erledigung anstehender Aufgaben supportiv-ermutigend empathisch zu begleiten.
- Verweisung an andere Fachpersonen für bestimmte Aufgaben (z. B. zur Besprechung religiöser oder spiritueller Fragen oder zur Klärung administrativer, materieller oder juristischer Probleme).
- Trauerbezogene Sachinformationen im Sinn einer Psychoedukation.

An dieser Stelle soll aber auch noch einmal auf die sokratische Einstellung des IRRT-Therapeuten verwiesen werden, der dem Patienten diese therapeutischen Maßnahmen als Möglichkeit fragend vorschlagen kann, z. B. mit der Formulierung:

> **T: Könnten Sie sich vorstellen, dass es für Sie z. B. auch hilfreich sein könnte, wenn Sie oder wir miteinander ein Abschiedsritual entwerfen würden, das Sie dann auch tatsächlich durchführen würden?**

5 Fallbeispiele

In den hier vorgestellten fünfzehn Fallbeispielen werden verschiedene Aspekte der IRRT-Behandlung von Trauerfällen dargestellt. Es handelt sich um wörtliche Sitzungsprotokolle oder Ausschnitten daraus, die bei Bedarf aus dem Schweizerdeutschen ins Hochdeutsche übersetzt wurden, ansonsten aber bis auf sprachliche Glättungen »eins zu eins« die Sitzungen wiedergeben. Die Transkripte wurden anhand von Audio- oder Videoaufnahmen der Sitzungen erstellt.

In die Transkripte eingestreut sind Kommentare, die als Kasten mit grauem Hintergrund kenntlich gemacht wurden. Diese Kommentare weisen auf Besonderheiten hin, fassen Grundsätzliches an geeigneter Stelle zusammen oder erklären eine therapeutische Intervention.

Üblicherweise wird in den Fallbeispielen der Therapeut/die Therapeutin/der Supervisor mit den Buchstaben **T** abgekürzt, der Patient/die Patientin/der Supervisand/die Supervisandin mit dem Buchstaben **P**. In einem Fallbeispiel (Philipp) kommt die Mutter des kleinen Patienten mit in die Sitzung, sie wird mit **M** abgekürzt.

Die folgende Aufstellung zeigt, welche Fallbeispiele welche Kategorien zeigen.

Trauer-Kategorien

1 Den Tod nicht wahrhaben wollen/nicht akzeptieren wollen (Nicht-loslassen-Können)
2 Unzureichender Ausdruck von Trauer
3 Mangelnde oder fehlende Verabschiedung vom Verstorbenen
4 Unerledigtes mit dem Verstorbenen (»unfinished business«)
5 Schuldgefühle dem Verstorbenen gegenüber
6 Wutgefühle dem Verstorbenen gegenüber
7 Trauer nach Suizid
8 Persistierende Verlassenheitsgefühle
9 Larvierte Trauer (verborgene, versteckte, verdrängte Trauer)
10 PTBS und Trauer (Traumatische Trauer)

Fallbeispiele	Seite	1	2	3	4	5	6	7	8	9	10
1 Henriette	65	X		X		X					
2 Viviane	73	X	X	X		X				X	
3 Jörg	92				X		X				
4 Hannah	107		X			X				X	X
5 Florian	123			X			X		X		X
6 Philipp	143		X				X		X		
7 Paul	158			X			X	X		X	X
8 Moritz	167			X			X	X	X		
9 Antonia	179	X		X					X	X	
10 Sissi	190				X	X	X				
11 Anna	210		X		X	X				X	
12 Urs	226					X	X		X		
13 M.S.	234			X	X		X		X	X	

5.1 Fallbeispiel Henriette

»Ich bin immer noch bei dir«

(IRRT-Selbsterfahrung: Trauer)

In diesem Fallbeispiel hat eine Therapeutin in IRRT-Weiterbildung das Transkript ihrer Selbsterfahrungssitzung zum Thema Trauerverarbeitung dankenswerterweise zur Verfügung gestellt.

Besonderheiten:

- Phasenablauf 1b, 2
- Beteiligte Trauerkategorien: Nicht-loslassen-Können, mangelnde Verabschiedung, Schuldgefühle.

Henriette ist eine 35-jährige Therapeutin in der IRRT-Weiterbildung. Im Rahmen eines IRRT-Selbsterfahrungsseminars fand die folgende IRRT-Sitzung statt. Henriette schildert dem Weiterbildungsleiter eine belastende Erinnerung aus ihrer eigenen Lebensgeschichte. Es handelt sich um eine IRRT-Demonstration im Gruppensetting.

Henriette schildert die Situation, als ihre geliebte Tante starb und Henriette sie vor ihrem Tod nicht mehr rechtzeitig im Krankenhaus besuchen konnte.

T = Therapeut/Supervisor P = Patientin/Supervisandin

PHASE 1B

T: Wenn du bereit bist, kannst du die Augen schließen und beschreiben, was da war, und zwar in der Gegenwart, als ob es im Hier und Jetzt wäre.

P: Ich bin gerade bei meinen Eltern in der Wohnung im Flur, und ich habe eigentlich vor, zu meiner Tante zu fahren, weil ich das auch mit ihr ausgemacht habe. Ich telefoniere mit meinem Freund, und er sagt: *»Musst du schon wieder da hingehen? Wir haben uns so lange nicht mehr gesehen. Können wir nicht mal was machen? Immer steht die Tante an erster Stelle!«* Er ist auch ein bisschen sauer. Dann sage ich: *»Ich weiß nicht, vielleicht fahre ich mit meiner Mutter hin.«* Ich frage dann meine Mutter, ob sie mit mir fährt, und sie sagt auch: *»Ach, heute Morgen ging es ihr doch ganz gut.«* Ihr ist es jetzt zu viel. Sie sagt, sie ruft schnell mal im Krankenhaus an, und wenn die dort sagen, es ist alles okay, dann müssen wir nicht fahren. Ich bin ein bisschen sauer, weil ich mich allein gelassen fühle. Weil ich denke, ich mag da nicht allein hin. Ich mag, dass jemand bei mir ist. Andererseits kann ich mir auch gerade nicht vorstellen, jetzt das Auto zu schnappen und allein dorthin zu fahren. Irgendwie will ich das heute nicht. Als dann meine Mutter kommt und sagt, die im Krankenhaus sagen, es gehe ihr ein bisschen besser, denke ich sofort *»okay«*, rufe meinen Freund an und sage ihm, dass wir uns sehen können, dass ich heute nicht mehr fahre. Und er kommt dann.

T: Und er kommt dann. Wie geht's weiter?

P: Wir sind dann oben in meiner Wohnung und schauen fern, *»Friends«* glaube ich, und mir geht es eigentlich … ich denke immer wieder mal daran, aber eigentlich geht's mir ganz gut. Ich mache mir nicht mehr so viele Sorgen wie am Montag. Der Tag vorher war so schlimm. Ich habe den ganzen Tag geweint und mir nur Sorgen gemacht und habe auch die ganze Nacht nicht geschlafen, weil ich mir sicher war, sie lebt nicht mehr. Und jetzt bin ich ein bisschen entspannter, weil der Morgen okay war, und kann die Gedanken ein bisschen wegschieben. Irgendwann ruft dann meine Mutter an. Es ist schon 10 Uhr abends oder später, und sie sagt: *»Das Krankenhaus hat gerade angerufen. Der Tante geht's schlecht. Wir sollen kommen.«* Ich bekomme einen Schreck und habe wieder dieses Gefühl, das ich immer habe, Hilflosigkeit.

T: Mhm.

P: Und wir steigen ins Auto, und es ist eine Mischung aus Aufgeregtsein, weil irgendwas passiert, und gleichzeitig ahnt man etwas Schlimmes und will es nicht wahrhaben. Im Auto bin ich eigentlich sogar noch relativ fröhlich, und die anderen reden darüber, dass es auch sein kann, dass sie schon gestorben ist. Ich denke, das stimmt nicht. Dann sind wir dort, und mir geht es immer noch erstaunlich gut.

T: Mhm.

P: Und dann gehen wir diese Stege hoch, die an unserem Klinikum sind. Dann empfängt uns die Schwester schon an der Glastür und sagt: *»Die Frau B. ist verstorben!«*

T: Und wie fühlst du dich?

P: Hilflos.

T: Wie reagierst du?

P: Wir gehen rein und sind dann in diesem Gang. Die Schwester erklärt irgendwas. Und ich will eigentlich gar nicht reinschauen, aber irgendwie schaue ich trotzdem in dieses Zimmer rein und sehe nur den Kopf, wie sie dort liegt mit offenem Mund.

T: Siehst du jetzt deine Tante, wie sie da liegt mit offenem Mund?

P: Mhm.

T: Und wie fühlst du dich jetzt?

P: Sie tut mir so leid, weil es nicht so aussieht, als wäre das etwas Friedliches gewesen. Sie liegt da so, als habe sie um Luft gerungen, und als wäre sie allein gewesen und als wäre es ihr nicht gut gegangen. Und sie sieht auch nicht schön aus!

T: Mhm.

P: Mein Freund schaut auch rein, und ich denke nur: *»So soll er sie nicht sehen, weil er sie eigentlich gar nicht richtig kennt, und so ein Bild soll er jetzt nicht haben.«* Sie sieht so nackig aus irgendwie (weint).

T: Und was geht dir jetzt durch den Kopf in diesem Moment, als du reinschaust und du siehst sie da?

P: Dass ich sie allein gelassen habe! Am entscheidenden Punkt war ich nicht da! (weint)

T: Du hast sie allein gelassen am entscheidenden Punkt. Und dann musste sie allein sterben?

P: Ja (schluchzt).

PHASE 2

T: Wenn du jetzt in diesem Moment in der Vorstellung zu ihr gehen würdest, wo sie da liegt, was würdest du ihr jetzt gerne sagen oder mit ihr machen wollen?

P: Ich würde sie umarmen wollen.

T: Kannst du dir vorstellen, wie du das machst?

P: Ja.

T: Du gehst zu ihr und nimmst sie wie in den Arm?

P: An den Schultern. Und ich sage ihr, dass es mir leidtut, dass ich nicht da war.

T: Kannst du ihr das direkt sagen?

P: *»Es tut mir so leid, dass ich nicht für dich da war, … dass ich nicht da war, als es dir wahrscheinlich am allerschlimmsten ging.«*

T: *»Es tut mir leid, dass ich nicht für dich da war.«* Wie reagiert sie, oder wie würde sie reagieren, wenn sie könnte?

P: [Pause] … Wenn sie könnte, dann würde sie wahrscheinlich … dann umarmt sie mich auch.

T: Sie umarmt dich auch?

P: Und sie sagt, dass es nicht schlimm ist. Sie sagt: *»Das ist nicht schlimm. Du warst immer da!«*

T: *»Das ist nicht schlimm. Du warst immer da für mich!«* … Und was spürst du von ihr jetzt, als sie das sagt?

P: Ich spüre Liebe, … aber ich fühle mich trotzdem schuldig.

Die Aufgabe des IRRT-Therapeuten ist hier nicht, das Schuldgefühl infrage zu stellen, sondern im Vertrauen auf den Prozess den Ablauf auf der primären Erlebnisebene in der direkten Konfrontation zwischen FUSIONIERTEM ICH und der Verstorbenen weiterlaufen zu lassen. Die Worte der toten Tante wiegen schwerer als die des lebenden Therapeuten!

T: Kannst du ihr das direkt sagen?

P: *»Ich fühle mich trotzdem schuldig, weil ich die Prioritäten an diesem Abend falsch gesetzt habe und die Situation falsch eingeschätzt habe. Weil du bestimmt nicht* *wusstest, was jetzt auf dich zukommt und bestimmt Angst hattest, und ich konnte es dir nicht erklären* (weint).«

T: Und wie reagiert die Tante darauf?

P: Sie sagt: »*Das war okay.*«

T: Sie sagt: »*Das war okay.*« Was siehst du jetzt in den Augen der Tante?

P: Erleichterung.

T: Erleichterung?

P: Sie sagt noch, dass sie ja eigentlich schon die ganze Zeit gehen wollte und dass ich sie immer festgehalten hätte und dass sie nicht hätte gehen können, wenn ich da gewesen wäre.

T: »*Ich wollte die ganze Zeit gehen, und wenn du da gewesen wärst, hättest du mich gehalten*«, und …?

P: »*Nicht gehen lassen.*«

T: »*Nicht gehen lassen*«, sagt die Tante jetzt zu dir. Wie reagierst du darauf?

P: Ich sage, dass es stimmt (weint), … dass ich sie nicht hätte gehen lassen.

T: Du sagst ihr: »*Das stimmt, ich hätte dich nicht gehen lassen, wenn ich dagewesen wäre.*« Wie reagiert die Tante darauf?

P: Sie drückt mich.

T: Sie drückt dich? Wie drückt sie dich?

P: An den Schultern (weint).

T: Und was spürst du dabei?

P: Wärme, Liebe.

T: Wärme, Liebe von der Tante. Und wie reagierst du darauf?

P: Ich sage ihr, dass ich traurig bin, dass sie weg ist und dass sie mir fehlt (weint).

T: Kannst du ihr das direkt sagen?

P: »*Ich bin so traurig, dass du nicht mehr da bist.*« (weint)

T: »*Ich bin so traurig, dass du nicht mehr da bist*«, sagst du ihr. … Wenn du jetzt der Tante direkt in die Augen schaust, was siehst du?

P: Ihr geht es gut. Sie sieht nicht mehr so hilflos aus, und sie sieht auch nicht mehr so klein und entstellt aus.

Der Therapeut hat hier mit seiner letzten Frage auf den Ausdruck in den Augen der Tante fokussiert, womit er eine Botschaft auf der visuellen Ebene der Begegnung und damit im emotionalen Erleben der Hinterbliebenen fördern wollte. Der Erfahrung nach zeigt sich bei Begegnungen auf der INNEREN BÜHNE mit Verstorbenen in der IRRT das Phänomen sehr häufig, dass ein beruhigendes, friedliches Signal von der Verstorbenen ausgeht und bei der Hinterbliebenen eine heilende Wirkung hinterlässt.

T: Sie sieht besser aus jetzt. … Wie reagierst du darauf, wenn du sie so in diesem Zustand siehst?

P: Ich freue mich für sie, weil ich denke, jetzt geht es ihr wieder besser. Es war ja für sie auch nicht schön die letzten Jahre. Aber ich hätte sie noch gerne behalten!

T: Kannst du ihr das sagen?

P: *»Ich freu mich, dass du nicht mehr leiden musst und dass du wieder besser aussiehst, dass es dir besser geht, aber ich hätte dich trotzdem gerne noch bei mir behalten!«*

T: Und wenn du ihr das sagst, wie reagiert die Tante?

P: Sie sagt, sie weiß es.

T: Sie weiß es?

P: Sie bedankt sich. Sie sagt, dass die letzten Jahre schön waren und dass sie sich gefreut hat, dass ich ihr Leben noch lebenswert gemacht habe, aber dass sie eigentlich so nicht mehr leben wollte.

T: Sie bedankt sich, dass du für sie da warst die letzten Jahre, aber am Ende wollte sie doch nicht mehr leben. Das sagt sie?

P: Mhm.

T: Und wie reagierst du darauf?

P: Ich umarme sie weiter.

T: Du umarmst sie weiter. Welche Gefühle hast du jetzt in diesem Moment, wo du das von ihr hörst und sie weiter umarmst?

P: Ich fühle mich nicht mehr so schuldig. Aber ich fühle mich traurig.

Die ursprüngliche Emotion (Schuld) ist verblasst, aber eine neue Emotion (Trauer) ist aufgetreten. Der Therapeut entscheidet sich hier, zunächst kurz den ersten Schritt, die Bearbeitung der Schuld, auf der sekundären Verarbeitungsebene (s. Kap. 3.1.5) zu vertiefen und zu verstärken. Erst dann wird der zweite Aspekt, das Hervortreten der Trauer, aufgegriffen.

T: Du fühlst dich nicht mehr so schuldig, weil …?

P: Weil ich sehe, dass sie zurechtkommt, dass sie mich nicht mehr braucht, weil sie ja nicht mehr so klein ist.

T: Mhm … Denkst du vielleicht, dass es an dem Tag okay war? Sie wollte auch gehen, und du hast das zugelassen mit deiner Abwesenheit?

P: Mhm.

T: Und sie bedankt sich bei dir … Aber jetzt ist auch Trauer da?

P: Mhm (weint).

T: Welche Gedanken sind dabei, bei der Trauer?

P: Ich will sie nicht loslassen. Ich will sie irgendwie … Obwohl sie sagt, ich soll sie nicht halten, will ich sie trotzdem halten.

T: Kannst du ihr das direkt sagen?

P: *»Obwohl du sagst, ich soll dich nicht festhalten, will ich das trotzdem.«*

T: *»Ich will dich trotzdem festhalten.«* Und wie reagiert die Tante?

P: Sie sagt: *»Das ist okay so.«*

T: *»Das ist okay so«?* Und was ist okay so?

P: Sie sagt, ihr fällt es auch schwer, von mir Abschied zu nehmen.

T: Ihr fällt es auch schwer, von dir Abschied zu nehmen. Und wie reagierst du darauf?

P: Ich sage, dass es ganz schlimm wird, wenn sie nicht mehr da ist. (weint)

T: *»Das ist für mich ganz schlimm, dass du nicht mehr da bist. Ich vermisse dich sehr«*, sagst du ihr?

P: (weint)

T: Und wie reagiert die Tante?

P: Sie sagt, dass sie doch irgendwie da bleibt, dass sie jetzt auf mich aufpasst.

T: Dass sie doch irgendwie da bleibt und dass sie auf dich aufpasst?

P: Dass sie jetzt wieder selbst groß und stark genug ist, um jetzt wieder die alte Rolle zu haben und um auf mich aufzupassen.

T: Wie reagierst du darauf?

P: Ich bin froh.

T: Du bist froh, weil …?

P: Weil ich die Verantwortung abgeben kann. Weil sie alleine für sich sorgt und auch irgendwie für mich sorgt. … Und ich will ihr noch was sagen. Ich will ihr noch sagen, dass ich manchmal erleichtert bin, wenn ich merke, sie ist gestorben, weil ich mir dann keine Sorgen mehr machen muss. Dass ich manchmal denke: *»Gott sei Dank muss ich nicht mehr dauernd Angst haben!«*

T: Kannst du ihr das direkt sagen?

P: *»Manchmal bin ich froh, dass ich mir keine Sorgen mehr machen muss, und erleichtert, dass ich nicht mehr jede Minute Angst um dich haben muss … Und da fühle ich mich auch manchmal ein bisschen schuldig.«*

T: Und wie reagiert die Tante?

P: Sie lächelt.

T: Sie lächelt? Und sie lächelt, weil …?

P: Weil sie es nicht schlimm findet und weil man so was denken darf.

T: Es hört sich so an, als wenn die Tante dir sagt: *»Ich bin immer noch bei dir, obwohl ich jetzt in Fleisch und Blut nicht mehr da bin. Ich bin immer noch bei dir. Ich passe auf dich auf, und du spürst das auch. Du kannst das spüren.«* Ist das richtig? Ist es das, was die Tante dir sagt?

Der Therapeut hat hier behutsam fragend explizit gespiegelt, was er implizit aus der kurzen Aussage von Henriette gehört hat. Er vergewissert sich, ob sein Empfinden zutreffend ist. Diese ausführlicheren Spiegelungen sollten das Empfinden vertiefen. Dieses Vorgehen ist in der IRRT zulässig, darf aber nicht mit dem Äußern von Deutungen oder Direktiven verwechselt und sollte davon abgegrenzt werden.

P: Ja.

T: Und wie fühlt es sich an?

P: Gut.

T: Es fühlt sich gut an? Und was ist gut daran?

P: Wir sind zusammen, aber ich muss keine Angst haben. Ich weiß, sie kommt zurecht.

T: Ihr seid zusammen, sie lebt noch in deiner Seele, in deinem Herzen, aber sie muss jetzt nicht mehr leiden. Und sie passt auf dich auf?

P: Ja.

Abschlussfrage 1

T: Gibt es noch etwas, was du der Tante sagen möchtest oder mit ihr machen möchtest, bevor wir diese Begegnung ausklingen lassen?

P: Ich sage ihr noch, dass ich sie niemals vergessen werde, auch wenn die Erinnerungen ein bisschen verblassen.

T: Kannst du ihr das direkt sagen?

P: *»Auch wenn ich gerade merke, dass die Erinnerungen schwächer werden, werde ich dich nie vergessen* (weint). *Du wirst immer der wichtigste Mensch in meinem Leben bleiben.«*

T: *»Ich werde dich nie vergessen. Du bleibst der wichtigste Mensch für mich.«* … Wie reagiert die Tante darauf?

P: Sie sagt: *»Du auch!«*

Abschlussfrage 2

T: Gibt es noch etwas, das die Tante von dir braucht?

P: Nein.

Abschlussfrage 3

T: Wünschst du dir noch etwas von ihr?

P: Nein, es ist gut.

Abschlussfrage 4

T: Gibt es noch etwas, das die Tante dir sagen oder geben will?

P: Nein.

Abschlussfrage 5

T: Gibt es noch etwas, was in dieser Szene passieren sollte, bevor wir die Begegnung ausklingen lassen?

P: Nein.

Abschlussfrage 6

T: Mit welchem Bild möchtest du die Begegnung jetzt ausklingen lassen?
P: Wir umarmen uns immer noch.
T: Ihr umarmt euch immer noch? Was für ein Gefühl ist das?
P: Schön … gut.
T: Schön, gut?
P: Ich fühle mich sicher.
T: Du fühlst dich jetzt sicher?
P: Mhm.
T: Dann kannst du das Abschlussbild noch eine Weile wirken lassen, es in dich aufnehmen, wenn du möchtest … und wenn du bereit bist, kannst du das Bild langsam verblassen lassen, in deinem eigenen Tempo hier in den Raum zurückkommen und die Augen öffnen.

Nachbesprechung

In der Nachbesprechung sah Henriette erleichtert aus, sie zeigte ein ruhiges und zufriedenes Lächeln und sagte: »*Das war für mich sehr real.*« Sie empfand keine Schuldgefühle mehr und betonte, dass sie nun das Gefühl habe, sie hätte sich von ihrer Tante richtig verabschieden können. Weitere katamnestische Informationen liegen nicht vor.

5.2 Fallbeispiel Viviane

»Es ist, wie es ist«

(Anhaltende Trauerreaktion 12 Jahre nach dem Tod des Partners)

Viviane ist eine 54-jährige Sozialpädagogin, die bereits mehrere Jahre in verschiedenen Psychotherapien war, zuletzt zum zweiten Mal stationär über mehrere Monate in einer psychosomatischen Klinik wegen Depressionen infolge einer längerfristigen Burn-out-Symptomatik. Im Rahmen dieses Aufenthalts führte der zuständige Klinikpsychotherapeut, der eine IRRT-Weiterbildung absolviert, mit ihr eine erste IRRT-Sitzung zu einer belastenden Erinnerung an eine sexuelle Distanzlosigkeit ihres Vaters gegenüber ihr als Jugendlicher durch. Sie war vom positiven Effekt so beeindruckt, dass sie unbedingt ambulant weiter eine IRRT-Behandlung durchführen wollte und dem berichtenden Psychiater zugewiesen wurde. In mehreren IRRT-Sitzungen sowohl zu belastenden Erinnerungen mit den Eltern (Phase 1, 2, 3) als auch zu negativen Selbstschemata (reine Phase-3-Sitzungen) machte sie sehr erfreuliche Fortschritte. Kurz vor der hier vorgestellten Sitzung berichtete sie, dass sie wohl entgegen ihres Wunschdenkens den Tod der großen Liebe ihres Lebens, ihres Lebenspartners Tommi, vor zwölf Jahren noch nicht wirklich verarbeitet habe, da sie merke, dass sie sich nicht wirklich auf neue Partnerschaften einlassen könne und dass diese Problematik möglicherweise sehr viel mehr Bedeutung für ihre gesamte psychische Befindlichkeit und Stabilität habe, als sie vor sich selbst zugeben wolle. Sie wollte diese Problematik gern mit IRRT bearbeiten, worauf der Therapeut sofort einging und für den nächsten Termin gerade eine IRRT-Trauersitzung vorschlug. Er wusste zwar nicht, worum es genau gehen würde, aber erstens braucht man zur Durchführung einer IRRT-Sitzung nicht sehr viele Vorinformationen, und zweitens merkte er sofort, dass sich die Patientin einem sonst eher vermiedenen Thema bereit war zu stellen, sodass man diese Chance sofort ergreifen sollte.

Besonderheiten:

- Als ein für die Patientin subjektiv wichtiges heilendes Element in dieser Sitzung ist unter anderem die Tatsache anzusehen, dass der Therapeut der Patientin bewusst viel Zeit für die Bewältigung der Herausforderungen in dieser Imagination gab und in keiner Weise versuchte, Zeitdruck auszuüben. Er hatte das schon geahnt und deshalb 90 Minuten für diese Sitzung reserviert.
- Phasenablauf 1a*, 1b, 2.
- Beteiligte Trauer-Kategorien: Den Tod nicht akzeptieren wollen, Nicht-loslassen-Können, unzureichender Ausdruck von Trauer, Schuld, larvierte Trauer.
- Bemerkenswert ist die intellektuelle Auseinandersetzung der Patientin mit dem

Geschehen auf ihrer sekundären Verarbeitungsebene nach der Sitzung, was während der Nachbesprechung und auch in einer Mail deutlich wird, die sie am Folgetag dem Therapeuten sendet.[10]

Ablauf

In der **Vorbesprechung** schildert die Patientin detailliert den Ablauf mit offenen Augen (Phase 1 a*): Sie und Tommi wohnten zusammen, aber in zwei Wohnungen in benachbarten Häusern. Nach einer langen Phase des hintergründigen Streits und einer größer werdenden Distanz hatten sie sich endlich befriedigend aussprechen können, was zu einer großen Erleichterung bei beiden führte. Am nächsten Tag kam Tommi zu Viviane und wollte eine Kleinigkeit von ihr, sie wimmelte ihn aber ab, da sie gerade mit einer Freundin telefonierte. Er ging in seine Nachbarwohnung, und erst am nächsten Tag begann sie sich Gedanken zu machen, warum er sich nicht meldete und nicht erreichbar war. Da er ihren Zweitschlüssel anderweitig ausgeliehen hatte, konnte sie nicht in seine Wohnung. Letztendlich musste die Polizei seine Wohnung öffnen, und man fand ihn tot im Bett vor. Er war offenbar an einem Herzinfarkt verstorben.

Da es sich nicht um eine traumatische Trauer im engeren Sinn handelte, musste lediglich eine emotional belastende Einstiegsszene für die fiktive Begegnung mit dem Verstorbenen in der Imagination gefunden werden. Patientin und Therapeut einigten sich auf den Moment, wo die Patientin den Leichnam das letzte Mal gesehen hatte, nämlich in der Pathologie (Rechtsmedizin).

T: Therapeut P: Patientin

PHASE 1B

T: Dann, wenn Sie bereit sind, können Sie die Augen schließen, und wenn Sie den Anfang von der Szene vor Augen haben, dann können Sie schildern, was Sie sehen, was sich abspielt und wie Sie sich dabei fühlen.

P: (Pause ca. 1 Min., schnieft) Ich stehe da so am Eingang zu dem Raum, und ich habe wirklich … ich habe beides, ich habe total Angst, reinzugehen, und ich will unbedingt hinein, das ist wirklich so beides. Und Anna [Freundin] ist bei mir, ich drücke sie fest und halte sie.

[10] Es kann vorkommen, dass Patienten im Vorfeld über Einzelheiten des IRRT-Prozesses informiert werden wollen und darüber diskutieren möchten. Das entspringt aber meist einem übertriebenen Kontrollbedürfnis und wäre rein spekulativ. In der IRRT ist das nicht nur unnötig, sondern es kann den Prozess auch stören, weil der Patient dann Gefahr läuft, bewusst-rational-kontrolliert einen Ablauf zu beeinflussen, der nur unbewusst-emotional-spontan auf der INNEREN BÜHNE funktionieren kann. Wenn jemand aber »nach getaner Arbeit«, d. h. nach einer IRRT-Sitzung, zusätzlich zur sekundären kognitiven Verarbeitung sich auch noch in die Theorie vertiefen möchte, kann das sehr hilfreich für die Verarbeitung und den weiteren Prozess sein.

T: Mhm, ja.

P: Ich bin so zerrissen zwischen Angst und unbedingt Wollen, das ist so stark.

Hier ist es ganz wichtig, dass der Therapeut sokratisch bleibt und die Patientin einfach in ihrem Prozess begleitet und sie keinesfalls zur einen oder anderen Variante ihrer Ambivalenz drängt. Deshalb fragt er sie nur, wie es weitergeht.

T: Ihn unbedingt sehen Wollen und gleichzeitig Angst davor? Und wie geht es jetzt weiter?

P: (schnäuzt sich) Die Pathologin ist auch noch da und führt uns rein.

T: Mhm. Und jetzt?

P: (weint) Tommi sieht ja irgendwie fast lebendig aus.

T: Er sieht fast lebendig aus, mhm. Sie sehen ihn jetzt dort liegen …

P: Der löst immer so eine Zärtlichkeit aus, das ist Wahnsinn, das ist Wahnsinn …

T: Mhm. Der löst immer so eine Zärtlichkeit aus … und jetzt auch, wenn Sie ihn sehen? … Sie sind jetzt bei ihm? Sehen Sie sein Gesicht? Wie fühlen Sie sich jetzt?

P: (weint jetzt die ganze Zeit heftig) Komplett durcheinander.

Der Therapeut hat jetzt den Eindruck, dass die Patientin »voll drin« ist, sodass er nach einer erneuten ganz kurzen Zusammenfassung der Situation die Phase 2 einleiten kann.

T: Sie sind weiter dort bei ihm, und Sie sehen weiter sein Gesicht, Sie empfinden eine Zärtlichkeit, aber Sie sind völlig durcheinander.

P: (schluchzt und nickt)

PHASE 2

T: Wenn Sie jetzt in dem Moment, wo Sie ihn dort so liegen sehen, sein Gesicht sehen, wenn Sie jetzt noch mal mit dem verstorbenen Tommi reden könnten, was würden Sie ihm gern sagen oder mit ihm machen wollen?

P: (ca. 45 Sek. Pause, schnieft und schnäuzt sich die Nase)

T: Was würden Sie ihm gern jetzt sagen oder mit ihm machen wollen, wenn Sie noch mal mit ihm reden könnten?

P: Ich glaube, die Verwirrung zu merken … Ich habe gar nie akzeptiert, dass er tot ist, ich habe das überhaupt nicht zugelassen … und … und deswegen war das auch so, dass ich nur mit ihm sprechen wollte, und dann ist er lebendig gewesen, also, das war gar keine richtige Begegnung mit einem Toten. Da muss ich mich erst dran gewöhnen.

Erstaunlich ist, wie die Patientin genau artikulieren kann, wo ihr Problem liegt, sobald sie sich tief emotional im IRRT-Prozess befindet. Der Therapeut formuliert sehr bewusst, dass

Tommi tot ist, indem er immer wieder vom »verstorbenen Tommi« spricht, um zu verhindern, dass die Patientin weiter versucht, seinen Tod zu leugnen, und damit im IRRT-Verarbeitungsprozess nicht weiterkäme.

T: Und jetzt, im Bewusstsein, dass dort der verstorbene Tommi liegt … wenn Sie jetzt mit dem verstorbenen Tommi noch mal reden könnten, was würden Sie ihm gern sagen oder mit ihm machen wollen?

P: (lange Pause von ca. 1 Min. 20 Sek., weint dann wieder, steigert sich in heftiges, fast unkontrollierbares Schluchzen)

T: (murmelt ab und zu »Mhm«) Wie fühlen Sie sich jetzt?

P: Völlig hilflos.

T: Mhm.

P: Ich kann ja mit dem toten Tommi nichts machen, ich will, dass er lebt, drum …

T: Sie wollen mit dem toten Tommi nichts machen, Sie wollen, dass er lebt?

P: Ja.

T: Könnten Sie das jetzt dem Tommi direkt sagen?

P: (lange Pause, weint, schnäuzt die Nase)

Die Patientin hat diese Erklärung dem Therapeuten gegenüber gemacht – auf der sekundären Ebene –, er lenkt sie aber zielstrebig auf die primäre Erlebnisebene in die direkte Kommunikation mit dem Verstorbenen. Was auf der INNEREN BÜHNE aus dem Mund des Verstorbenen kommt, wirkt auf einer tieferen emotionalen Ebene und ist viel mächtiger als das, was der Therapeut ihr sagen könnte! Die Bearbeitung ihres Problems, den Tod des Partners nicht akzeptieren zu wollen, sollte also in der Konfrontation mit dem Verstorbenen (auf der primären Erlebnisebene) stattfinden und nicht im Gespräch mit dem Therapeuten (auf der sekundären Verarbeitungsebene) erfolgen.

T: Könnten Sie das dem Tommi, der dort liegt, jetzt direkt sagen, … dass Sie nicht wollen, dass er tot ist, sondern dass er lebt?

P: *»Tommi, ich will dich, ich möchte dich warm und lebendig, ich weiß nicht, was ich mit einem toten Tommi machen soll!«*

T: *»Tommi, ich möchte dich warm und lebendig, ich weiß nicht, was ich mit einem toten Tommi machen soll!«*

P: (flüstert und weint) *»Ich will nicht, dass du tot bist!«*

T: *»Ich will nicht, dass du tot bist!«*

P: *»Ich will, dass du bei mir bleibst, Tommi.«*

T: *»Ich will, dass du bei mir bleibst, Tommi.«*

P: (steigert sich über 1 bis 2 Min. immer mehr in heftiges Schluchzen und Wimmern hinein, beruhigt sich dann langsam wieder)

T: *»Ich will nicht, dass du tot bist, ich will, dass du bei mir bleibst.«* … Wenn der verstorbene Tommi das jetzt könnte, wie würde er darauf reagieren?

Die in der IRRT übliche Formulierung dieser Frage im Konjunktiv erleichtert der Patientin die Vorstellung. Der Wechsel in den Indikativ erfolgt in der Regel spontan und ohne Probleme.

P: (Pause ca. 45 Sek.)

T: Wie würde er darauf reagieren?

P: Der Tommi würde … der Tommi würde … der würde mich in die Arme nehmen.

T: Der würde Sie in die Arme nehmen?

P: Der würde mich in die Arme nehmen.

T: … und …?

P: (muss plötzlich kurz lachen) Der würde heute damit umgehen können, dass ich heulen muss.

T: Wie würde er in dem Bild jetzt reagieren?

P: Er würde sagen: »*Ich weiß doch.*«

T: »*Ich weiß doch.*«

P: »*Ich weiß doch, dass wir zusammengehören, ich weiß, dass du mich lebendig willst.*«

T: »*Ich weiß doch, dass wir zusammengehören, ich weiß, dass du mich lebendig willst.*« Und er könnte gut damit umgehen, dass Sie so weinen müssen.

P: (weint die ganze Zeit weiter) Und er würde mich in den Arm nehmen.

T: Und er würde Sie einfach in den Arm nehmen?

P: (nickt)

T: Können Sie sich vorstellen, wie er das jetzt macht in der Szene, dass er Sie in den Arm nimmt?

P: (weint und nickt) Aber in der Pathologie nicht!

T: (schmunzelt) Oder in einer anderen Szene …

P: (schnäuzt sich)

Und noch einmal weist der Therapeut hier darauf hin, dass Tommi wirklich tot ist.

T: Aber Tommi ist verstorben, und jetzt nimmt er Sie in den Arm, und er weiß es doch, er versteht …

P: (schluchzt) Er versteht, dass er tot ist.

T: Er versteht's.

P: (Pause, weint und schluchzt)

T: Und wenn er Sie jetzt so im Arm hat, und Sie merken, wie er Sie versteht … was möchten Sie ihm jetzt sagen … oder mit ihm machen?

P: (murmelt schluchzend unverständlich etwas von »*gern haben*« und »*lieb gehabt*«)

T: Können Sie es ihm noch mal direkt so sagen, dass ich es auch verstehen kann?

Die Blockaden im Prozess können sich auch dadurch äußern, dass es der Patientin »die Sprache verschlägt« und sie nicht mehr kontrolliert artikulieren kann. Der Therapeut erweist ihr einen großen Gefallen, wenn er darauf besteht, dass sie sich so äußert, dass man es verstehen kann (s. a. die Mail vom Folgetag am Ende dieses Fallbeispiels, wo die Patientin diesen Moment kommentiert).

P: *»Ach, Tommi, was soll ich …, ich bin so dankbar, ich bin so dankbar, dass wir uns getroffen haben.«*

T: *»Ich bin so dankbar, dass wir uns getroffen haben.«*

P: (stöhnt)

T: *»Ich bin so dankbar, dass wir uns getroffen haben.«*

P: *»Ich bin dir so dankbar.«*

T: Wie reagiert er jetzt darauf?

P: Er drückt mich und lächelt.

T: Er drückt Sie und lächelt?

P: Und ich weiß, dass es ihm genauso geht.

T: Ihm geht's genauso?

P: (nickt)

T: Woran merken Sie, dass es ihm genauso geht?

P: An der Art, wie er mich anschaut und wie er mich drückt.

T: Wie er Sie drückt und wie er Sie anschaut?

P: Ja, und ich spüre es auch da. (fasst sich auf die Brust)

T: Sie spüren es auch richtig?

P: Ja. (stöhnt)

T: Und wie ist das für Sie, wenn Sie jetzt merken, dass es für ihn genauso ist wie für Sie?

P: (flüstert) Es tut gut.

T: Können Sie ihm das direkt sagen jetzt?

P: *»Oh, Schatz, es tut so gut, dich noch mal zu sehen und zu wissen, dass … dass wir beide so glücklich gewesen sind zusammen.«*

T: *»Es tut so gut, dich noch mal zu sehen und zu wissen, dass wir beide so glücklich gewesen sind zusammen.«* Wie reagiert er darauf?

P: … Genauso. Er drückt mich.

T: Er drückt Sie.

P: Er lächelt und strahlt mich an.

T: Er lächelt und strahlt Sie an.

P: (flüstert) Es ist schön.

T: Und Sie strahlen ihn an?

P: (nickt, schluchzt und flüstert) Ja. (schnäuzt sich)

T: (legt ihr eine weitere Packung Taschentücher hin) Da ist noch Nachschub.

P: Danke.

T: Und was möchten Sie dem Tommi jetzt noch gern sagen oder mit ihm machen?

P: (zieht die Knie hoch, legt die Arme um ihre Unterschenkel und legt ihr Gesicht auf die Knie) »*Weißt du, ich könnte ewig so dasitzen, wie es jetzt ist.*«

T: »*Ich könnte ewig so dasitzen.*« Mhm.

P: »*Und dich drücken.*«

T: »*Und dich drücken.*«

P: »*Und, Tommi, ich habe gemeint, ich könnte nicht überleben ohne dich. Das habe ich gemeint, aber …*«

T: »*Ich habe gemeint, ich könnte nicht leben ohne dich.*« Mhm … Wie reagiert er jetzt darauf?

P: Er lächelt. (fängt an zu lachen, lacht und weint dann gleichzeitig)

T: Wie? Er lächelt? … Und das Lächeln heißt …?

P: (lacht und weint weiter) »*Ach, Vivi, du siehst doch, dass es gegangen ist.*«

T: »*Ach, Vivi, du siehst doch, dass es gegangen ist.*« Mhm.

Ein wichtiger Grund für Vivianes Schwierigkeit, Tommis Tod zu akzeptieren, wird hier deutlich: Sie meinte, ohne ihn nicht überleben zu können. Die Auflösung erfolgt hier – wie so häufig – durch den Verstorbenen: »Du siehst doch, dass es gegangen ist.« *Dass sie ohne ihn überlebt hat, war ihr rational bisher auch schon klar, führte bei ihr aber nicht zur Akzeptanz und Beruhigung. Erst jetzt, wo er es ihr gegenüber auf der* INNEREN BÜHNE *äußert, kann sie es wirklich akzeptieren, sodass es zur Beruhigung führt.*

P: (stöhnt) »*Ach, Schatz!*«

T: Und wie ist das für Sie, wenn er jetzt sagt, wenn er lächelt und sagt: »*Du sieht doch, dass es gegangen ist.*« Wie fühlt sich das an für Sie?

P: (lacht und weint) Realistisch.

T: Realistisch?

P: Ja.

T: Können Sie ihm das jetzt noch direkt sagen, wie sich das für Sie anfühlt?

P: »*Tommi, das ist … klar, das ist genau so, wie es ist. Aber ich hätte dich doch lieber dabeigehabt, dann hätte ich mich weniger allein gefühlt, weißt du?*«

T: »*Es ist so, wie es ist. Aber ich hätte dich doch lieber dabeigehabt, dann hätte ich mich weniger allein gefühlt.*«

Mit der Formulierung »das ist genau so, wie es ist« scheint die Patientin das erste Mal zu signalisieren, dass sie Tommis Tod anfängt zu akzeptieren.

P: Vielleicht wäre die Zeit anders gewesen mit Tommi.

T: »*Vielleicht wäre die Zeit anders gewesen mit dir.*« Mhm … Wie reagiert er jetzt darauf?

P: (schluchzt und lächelt) Er drückt mich und lächelt. Er ist … Er ist völlig gelassen.

T: Er ist völlig gelassen?

P: Liebevoll und gelassen.

T: Liebevoll, gelassen, … und er ist ganz gelassen, weil …?

P: Puh, ich glaube, er ist gelassen, weil er gestorben ist.

T: Mhm. Können Sie ihm das sagen, was Sie da empfinden?

P: (stöhnt) *»Tommi, du bist so ruhig, gelassen, liebevoll, präsent, … und du suchst keine Gründe, suchst keine … nimmst alles so, wie es ist.«*

T: *»Du suchst keine Gründe und nimmst alles so, wie es ist.«* … Wie reagiert er?

P: Er drückt noch ein wenig mehr.

T: Er drückt Sie noch mehr?

P: Ja, … ja, … es ist so, er ist ruhig, er hat keine Zweifel, und es ist so, wie es ist. (schluchzt)

T: Es ist so, wie es ist. … Und was möchten Sie dem Tommi jetzt noch sagen oder mit ihm machen?

P: *»Ach, Tommi, du weißt, jene Nacht, … ich habe ja nur gemeint, dass du vielleicht hättest überleben können.«*

T: (fragt nach, hat nicht verstanden) *»Ich habe ja nur gemeint, …?«*

P: *»… dass du vielleicht hättest überleben können.«*

T: *»… dass du vielleicht hättest überleben können.«*

P: *»Wenn ich ein bisschen mehr gezeigt hätte, dass ich wollte, dass du bei mir bist, und nicht einfach gedacht hätte: Hey, wir haben Zeit, wir haben Zeit.«*

T: *»Wenn ich ein bisschen mehr gezeigt hätte, dass …?«*

P: *»Ich hätte ja nur den Telefonhörer fallen lassen und dich an der Hand nehmen müssen, nicht mehr als das, nicht mehr als das.«*

T: *»Nur den Telefonhörer fallen lassen und dich an der Hand nehmen …«*

An dieser Stelle thematisiert die Patientin ihr Schuldgefühl. Der letzte Kontakt mit Tommi war der Moment, als er eine Kleinigkeit von ihr wollte, sie ihn aber abwimmelte, weil sie gerade telefonierte. »Wenn ich nur den Telefonhörer fallen gelassen hätte und deine Hand genommen hätte, hätte ich vielleicht deinen Tod verhindern können, weil ich dann bei dir gewesen wäre.« *Und auch diese Problematik löst der Verstorbene mit seiner liebevoll gelassenen Akzeptanz der Realität:* »Es ist, wie es ist.«

P: *»Und ich weiß genau, dass du darauf gekommen bist.«* (weint wieder heftig)

T: Wie reagiert der Tommi jetzt darauf?

P: (weint und nickt heftig)

T: Er nickt?

P: Er nimmt mich noch fester in den Arm und … stimmt, klar ist er darauf gekommen.

T: Klar ist er darauf gekommen. … Und er nimmt Sie noch fester in den Arm?
P: (nickt)
T: Und wie reagieren Sie darauf, wenn er Sie jetzt noch fester in den Arm nimmt?
P: Ich bin so froh, dass ich ihn drücken darf. Und der Tommi sagt: *»Hey, das wäre schön gewesen, wenn wir uns dort noch mal hätten in den Arm nehmen können und uns ganz, ganz fest hätten drücken können. … Aber es ist, wie es ist.«*
T: Es ist, wie es ist.
P: (flüstert) Es ist, wie es ist. … Wir drücken uns die ganze Zeit.
T: Sie drücken sich die ganze Zeit?
P: (nickt)
T: Sie drücken sich gegenseitig, ganz fest … Wenn Sie jetzt dem Tommi noch mal in die Augen schauen, was sehen Sie in seinem Blick?
P: (ca. 45 Sek. Pause) Es ist so hin- und hergegangen zwischen einem strahlenden Blau, und dann hat er sich so ein wenig zurückgezogen … und wenn ich jetzt von Nahem so in seine Augen schaue, dann ist das so … ein wenig wie fragend …
T: Fragend?
P: (nickt)
T: Und was für eine Frage ist in dem Blick?
P: … (flüstert) *»Hey, Tommi, was fragst du mich?«* … (erstaunt) Der Tommi macht sich Sorgen um mich.
T: Der Tommi macht sich Sorgen um Sie?
P: (nickt)
T: Weil …?
P: Er muss sicher sein, dass er mich allein lassen darf.
T: Mhm. Und wie reagieren Sie darauf jetzt?
P: (ca. 45 Sek. Pause) Ich brauche grad einen Moment. … Der Tommi will auch gehen können.
T: Mhm. Er will gehen können, aber er macht sich Sorgen, ob er Sie allein lassen kann? Wie reagieren Sie darauf?
P: (schnäuzt sich, weint) Tommi kann nur gehen, wenn ich ihn loslasse, merke ich grade.
T: Tommi kann nur gehen, wenn Sie ihn loslassen?
P: (nickt)

Der nächste Schritt in ihrem Heilungsprozess wird ihr jetzt spontan deutlich: Sie muss ihn gehen lassen und sich von ihm verabschieden. Um das erreichen zu können, muss sie eine realistische innere Repräsentation für Tommi entwickeln, eine Art der inneren Begegnung mit ihm, die die Tatsache seines Todes berücksichtigt und nicht leugnet. Bei beiden Herausforderungen versucht sie, ein wenig zu verhandeln und zu mogeln. Dafür muss ihr unbedingt die Zeit gegeben werden, die sie braucht.

T: Mhm, … und …?

P: Und … er weiß ja, ob ich mich selber vergewaltige, ihn gehen zu lassen, oder ob ich es wirklich kann. Ich kann ihm ja nichts vormachen. (weint wieder heftig)

T: Sie können ihm ja gar nichts vormachen. Können Sie ihm das jetzt direkt sagen?

P: *»Schatz, ich hab dich so lieb.«*

T: *»Ich hab dich so lieb.«*

P: *»Ich sehe und spüre es: du solltest gehen.«*

T: *»Ich sehe und spüre es: du solltest gehen.«* Mhm.

P: *»Und ich weiß, du liebst mich.«*

T: *»Und ich weiß, dass du mich liebst.«* Und wie reagiert der Tommi jetzt?

P: … *»Gut.«* Und wir halten uns an der Hand.

T: Sie halten sich an der Hand. Und wie reagieren Sie jetzt weiter? … Sie merken, er möchte gehen, aber er kann nur gehen, wenn Sie ihn gehen lassen, und er liebt Sie, und Sie lieben ihn. Und jetzt …?

P: … Ich brauche einfach noch einen Moment.

Auch an dieser Stelle äußert Viviane ihr Bedürfnis nach Zeit dem Therapeuten gegenüber, und dieser wäre möglicherweise versucht zu sagen: »Ja, ich gebe Ihnen alle Zeit der Welt.« Aber viel zielführender und wirksamer ist die folgende Intervention, die den Prozess sofort weiter auf die primäre Erlebnisebene lenkt.

T: Können Sie ihm das direkt sagen?

P: (weint wieder heftig) *»Ich brauche einfach noch einen Moment.«*

T: *»Ich brauche einfach noch einen Moment.«*

P: Ich möchte nur noch sagen: *»Aber, gell, ist ja gut, du kannst ja gehen, aber wir können uns immer wieder sehen und so.«*

T: *»Du kannst ja gehen, aber wir könnten uns ja immer wieder sehen.«* Wie reagiert er darauf?

P: (lächelt, seufzt, weint) Lieb, lieb, lieb, lieb.

T: Lieb …?

P: Er lächelt mich an, weil wir beide wissen, dass ich probiere, ein wenig zu verhandeln, das wissen wir beide. Ich probiere halt, ein wenig zu mogeln.

T: Ein bisschen zu verhandeln, ein bisschen zu mogeln? Und Sie beide wissen das, und Tommi reagiert lieb, er versteht's?

P: (nickt)

T: Und was sagen Sie ihm jetzt als nächstes, oder was machen Sie mit ihm als Nächstes?

P: Jetzt hält er inne. … Es ist mehr so, dass jetzt ganz viel Licht um uns herum ist und ein Strahlen, weil der Tommi gesagt hat: *»Weißt du, wir können uns nicht immer wieder sehen, aber wir wissen ja sowieso, dass wir zusammengehören«*, so etwas hat er gesagt, *»und wir können aneinander denken«*, hat er gesagt.

T: »*Wir wissen doch sowieso, dass wir zusammengehören, und wir können doch aneinander denken.*« Und wie reagieren Sie darauf?

Damit hat wieder der Verstorbene die Lösung zur Schaffung einer inneren Repräsentation vorgeschlagen, die realistisch ist und seinen Tod anerkennt: »Wir können doch aneinander denken.« *Und sofort zeigt sich eine beruhigende Wirkung.*

P: Das entspannt mich.
T: Das entspannt Sie?
P: (nickt)
P: Und das entspannt Sie, weil …?
P: Weil es stimmt.
T: Weil es stimmt. Mhm. Können Sie das dem Tommi jetzt direkt sagen?
P: »*Oh, Tommi, das stimmt. Wir gehören zusammen und können immer aneinander denken. Und wir können uns nicht mehr so treffen, das geht gar nicht. Aber ich kann dich spüren.*«
T: »*Tommi, das stimmt. So können wir uns nicht mehr sehen und treffen, aber wir wissen, dass wir zusammengehören, wir können aneinander denken und uns spüren.*« Wie reagiert der Tommi jetzt darauf?
P: (lange Pause, Ausdruck wechselt zwischen Lächeln und Traurigkeit) Er ist sehr froh, dass ich das verstanden habe.
T: Er ist sehr froh, dass Sie das verstanden haben?
P: (nickt)
T: Mhm. Und was möchten Sie ihm jetzt als Nächstes sagen oder mit ihm machen?
P: (lange Pause, wechselnder Gesichtsausdruck, hustet) Ich sage ihm: »*Tommi, danke, dass du noch mal gekommen bist, dass wir uns so fest drücken konnten, danke, danke, danke.*«
T: »*Danke, dass du nochmal gekommen bist, dass wir uns noch mal so fest drücken konnten, danke.*« Wie reagiert er darauf?
P: (lächelt, lacht und weint gleichzeitig) Tommi ist ruhig und lächelt mich an.
T: Tommi ist ruhig und lächelt.
P: Er drückt mich noch mal.
T: Er drückt Sie noch mal.
P: Und er ist froh.
T: Und er ist froh. … Was möchten Sie jetzt mit ihm machen oder ihm sagen?
P: (längere Pause) Jetzt ist es gut. »*Tommi, danke, und es ist jetzt gut.*«
T: »*Tommi, danke, und es ist jetzt gut.*« Wie reagiert er darauf?
P: Der freut sich.
T: Der freut sich?
P: (lacht unter Tränen) Ha, der freut sich. Und ich freue mich auch.
T: Und Sie freuen sich auch.

P: Und …
T: Und …?
P: Und wir halten uns an der Hand, und wir wissen, dass wir jetzt loslassen können, beide (weint wieder).
T: Jetzt wissen Sie beide, dass Sie loslassen können?
P: (nickt)
T: Sie halten sich an der Hand, … und was passiert weiter?
P: … Wir schauen uns ganz fest an …
T: Ganz fest?
P: Ganz fest, und drücken uns die Hände.
T: Und drücken sich die Hände. Mhm. Wie fühlt sich jetzt der Tommi?
P: Der Tommi ist jetzt sehr dankbar.
T: Sehr dankbar?
P: (nickt)
T: Mhm. Dankbar, dass …?
P: Dass wir das jetzt zusammen regeln konnten.
T: Mhm. Und wie fühlen Sie sich dabei?
P: Ich bin glücklich und traurig … und froh, … und sehr froh und traurig …
T: Und Sie sind froh, dass …?

Die Patientin präsentiert hier zwei unterschiedliche Befindlichkeiten (»glücklich« und »froh« auf der einen Seite, »traurig« auf der anderen Seite), und die Frage stellt sich dem Therapeuten, welche dieser zwei er aufgreifen soll, um den Prozess weiterzuführen. Er entscheidet sich hier für »froh«, weil die Trauer seit Anfang der Sitzung schon intensiv im Spiel ist und weil das »Frohsein« ein völlig neues Gefühl im Zusammenhang mit Tommis Tod ist, welches seit zwölf Jahren nicht mehr aufgetreten ist. Von der Betonung und Vertiefung des »Frohseins« ist jetzt also der meiste Fortschritt im Verarbeitungsprozess zu erwarten.

P: Weil ich weiß, dass ich jetzt die Hand loslassen kann, obwohl ich weiß, dass er geht. Da bin ich schon froh. … »*Ciao, Schatz!*«
T: »*Ciao, Schatz!*« Wie reagiert er darauf?
P: Er ist … er hat mir so fest die Hand gedrückt und ich auch, … und jetzt lassen wir los …
T: Jetzt lassen Sie beide los … und …?
P: Wir schauen uns noch mal an, … und jetzt dreht er sich um und geht.
T: Jetzt dreht er sich um und geht?
P: (nickt) Und geht. … (flüstert) »*Ciao!*«
T: »*Ciao!*« Und was passiert weiter in dem Bild?
P: Er geht … und ich kenne das Bild, nach seinem Tod habe ich das irgendwann mal im Halbschlaf gesehen, so ein Wald aus wunderschönen Blüten oder Pflanzen,

und er geht in den Wald hinein. ... Ich habe dann später rausgefunden, dass das Paradiesblumen sind, die Blüten.

T: Er geht, und dort sind Paradiesblumen?

P: Ja, ja.

Der Verstorbene konnte sich nach der Klärung sämtlicher Hindernisse verabschieden und gehen, sodass der Therapeut mit den Abschlussfragen beginnt, die sich hier auf eine verkürzte Fassung beschränken können, da der Verstorbene ja nicht mehr im Bild ist.

Abschlussfrage 1

T: Gibt es noch etwas, das Sie dem Tommi sagen oder mit ihm machen wollen, bevor wir die Begegnung ausklingen lassen?

P: Der ist weg, er hat noch *»ciao«* gesagt, und es ist okay, es ist okay.

Abschlussfrage 5

T: Gibt es sonst noch etwas, das in dem Bild, in der Begegnung passieren sollte, bevor wir es ausklingen lassen?

P: Ich drehe mich jetzt auch weg, dort, wo er verschwunden ist.

T: Sie drehen sich auch weg?

P: Ich bin so auf einem Feldweg (lacht), ich glaube, das ist meiner.

T: Sollte noch etwas passieren, oder können wir das Bild dann abschließen?

P: Ich sehe nicht weit, aber ich sehe wieder ein Stück vom Weg, wo ich draufstehe, und es ist grün daneben, es ist okay, es ist gut.

Abschlussfrage 6

T: Mit welchem Bild möchten Sie jetzt die Szene ausklingen lassen?

P: (lacht) Mit genau dem.

T: Mit genau dem ... Dann können Sie genau das Bild jetzt noch eine Zeit lang wirken lassen und in sich aufnehmen, wenn Sie möchten, und Sie lassen es noch so lange wirken, wie Sie möchten, und sobald es für Sie gut ist, können Sie es dann langsam verblassen lassen, wieder hier ins Zimmer zurückkommen und dann die Augen wieder öffnen.

P: (ca. 2 Minuten Pause, öffnet dann die Augen)

NACHBESPRECHUNG

T: Sind Sie wieder da?

P: Ja.

T: Wie war das für Sie? ... Das ist tief gegangen, he?

P: (nickt nachdenklich) Wissen Sie, vor lauter Nicht-akzeptieren-Können, dass es stimmt, dass er gestorben ist, ... als wäre ich noch nie so traurig gewesen wie jetzt.

Weil das ja wie, … jetzt heißt's dann wie: Ja, der ist tot! Und ich glaube, ich bin nie so traurig gewesen wie jetzt gerade (weint). Ich weiß, es ist schon wahnsinnig traurig, oder?

T: Das heißt, weil Sie es noch nicht ganz akzeptieren konnten, ist auch die Trauer gar nicht in dem Ausmaß möglich gewesen, wie es angepasst gewesen wäre, oder?

Implizit wurde bereits während der Imagination durch das massive und lang anhaltende Weinen der Patientin deutlich, dass sie ihre Trauer bisher nur unzureichend ausdrücken konnte. Aber hier äußert sie es gerade als erste Bemerkung in der Nachbesprechung auch explizit, und sie liefert noch die Erklärung dazu: Wenn der Tod nicht akzeptiert wird, kann auch die Trauer nicht angemessen ausgedrückt werden.

P: Genau. Weil, Traurigkeit muss was … ist wie sagen: *»Ja, der ist tot.«* Und es ist wahnsinnig traurig. … Oijoijoi …

T: Mein Gott, da ist viel Trauer! … Und eine große Liebe, he?

P: Ich habe mich nie, weder vorher noch nachher, so gefühlt wie mit dem Tommi, nie. Und ich habe, glaube ich, auch nie zulassen können, dass ich wieder allein dastehen könnte, oder? Weil mein Bild … mein starkes Bild von mir ist immer mit ihm daneben verbunden.

T: Der weiß es und hat sich Sorgen gemacht, hm?

P: Oh, das ist sehr schön gewesen, weil der ja keine Tränen vertragen hat, immer so hilflos war, aber heute nicht. (lacht) Das hat er das erste Mal gekonnt, das hat ihm gut gestanden. Das hat mir gutgetan.

T: Ist es für Sie unerwartet gewesen, dass es darum geht?

P: Dass er sich Sorgen macht?

T: Nein, überhaupt, dass …

P: Dass ich die Trauer nicht zugelassen habe?

T: Ja, weil Sie das nicht akzeptieren konnten, dass er wirklich tot ist.

P: Ja, es klingt, jetzt, wo er es sagt, klingt es völlig … ja, klar! Aber vorher habe ich es nicht gewusst.

Damit verdeutlicht die Patientin, dass in dieser Sitzung auch eine Bewusstwerdung passiert ist. Und sie formuliert: »…, wo er es sagt, …*« Es scheint also von Bedeutung zu sein, dass der Verstorbene es sagt. Hier wird von der Patientin wieder bestätigt, dass die Aussagen des Verstorbenen ein größeres Gewicht haben als die des Therapeuten.*

T: Eindrücklich.

P: Ich dachte, das sei so eine Angst vor Bodenlosigkeit oder vielleicht eine Todesangst, aber … ohne ihn habe ich überhaupt keinen Boden mehr, und es ist nur noch gefährlich, oder, habe ich gemeint.

T: Und jetzt?

P: Das stimmt natürlich nicht! Ich habe ja Leute um mich herum, und ich kann sehr wohl ohne den Tommi leben. Er ist einfach nicht dabei. Das ist ein wenig so wie eine Wiederholung von dem Arschloch von Mutter, die ich habe, die mir meine Lieblingspuppe wegnimmt, die ich doch so gernhatte. Es ist so … man kann sehr wohl weiterleben. Also, ich habe es ja zwölf Jahre gemacht. Und ich habe gerade den Eindruck: Ja, der Tommi ist gestorben. Aber es ist trotzdem ein Scheiß, Herr K. (weint wieder)!

T: Wie fühlen Sie sich jetzt?

P: Ja, klarer.

T: Klarer?

P: Ja, ja, es ist schon so: mein Körper fühlt sich besser, begrenzter.

T: Interessant. … Kann man sagen, dass Sie Angst vor der Bodenlosigkeit hatten, und jetzt merken Sie, dass Sie ja Boden unter den Füßen haben, so in dem Sinn meinen Sie das, oder wie meinen Sie das mit der Begrenztheit vom Körper?

P: Ja, ich spüre richtig meine Oberfläche, klar (berührt ihren Oberarm mit der Hand). Ich nehme klarere Farben wahr, auch wenn es grau ist. Ich weiß, wo ich auf die Außenwelt treffe oder wo ich aufhöre, so.

T: Eine deutlichere Wahrnehmung der eigenen Grenzen, körperlich?

P: Ja, und zwar überall (schlägt sich auf die Waden). Sogar in den Waden, was eine gute Sache ist bei mir.

T: Wie haben Sie meine Begleitung empfunden in dem Prozess?

P: (schmunzelt) Viel liebevoller, viel geduldiger denn je (lacht). Sie haben mich nicht ständig in Situationen gestellt, wo ich überfordert bin. Sie sind auch ganz ruhig und langsam mitgegangen. Ich habe das Gefühl, Sie haben mir viel Zeit gegeben, und, und, ja, ja, Sie … es ist so wie der Tommi, total lieb, der hat mich auch einfach gehalten und gelächelt, und bei ihm ist alles klar gewesen, und er hat sich nicht genervt, dass es bei mir so lange geht. Er hat mich einfach gedrückt und gezeigt, dass er mich gernhat, und Ihre Begleitung ist einfach auf diese Art gewesen. Und zwei-, dreimal habe ich so richtig gemerkt, *»hey, ich sehe, wo es durchgeht, aber ich brauche jetzt noch einen Moment«*, ja.

T: Sie haben es sogar explizit dem Tommi mal gesagt: *»Jetzt brauche ich noch einen Moment.«*

P: Ja, genau. Obwohl ich dann ja gespürt habe, dass es geht.

T: Ab wann haben Sie ungefähr gewusst, auf was es hinausläuft? Können Sie das sagen?

P: Ich glaube, das hat da angefangen, wo ich gesagt habe: *»Ich will nicht, dass du gehst«*, und ich gleichzeitig gemerkt habe, das *»Ich will, dass du …«*, das alles außerhalb von mir läuft. Da habe ich mir zugehört, wie ich das sage, und da habe ich gemerkt, dass etwas nicht stimmt. Das ist irgendwie nicht mein Einflussbereich, oder? Also, da kann ich dann auch nichts bewirken. Und es war wirklich interessant, ich habe gespürt, dass etwas nicht stimmt, während ich es gesagt habe.

T: Ja, sehr eindrücklich.

P: Ja, die Angst vor der Bodenlosigkeit, die vielleicht nur vorgeschoben ist. Eigentlich ist es drum gegangen, nur traurig zu sein. Ist das die Angst vor der Trauer?

T: Ja, ich sehe das relativ häufig. Mir ist das in den letzten wenigen Jahren aufgefallen, wie bedrohlich oft starke Trauergefühle empfunden werden, richtig bedrohlich, so, dass man das Gefühl hat, man hält es vielleicht nicht aus. Das kann schon sein.

P: Genau. Und am Anfang [kurz nach seinem Tod], wenn ich abends im Bett lag, dachte ich immer nur: *»Hey, Tommi, komm, ich penne jetzt ein, ich kann mich nicht selber umbringen, aber bitte nimm mich mit«*, und das war vielleicht auch einfacher zu denken als hinzuschauen, wie unglücklich ich wirklich war, das stimmt schon.

T: Ja. Ich glaube, Sie sind eine starke Frau.

P: Das sagen Sie grad jetzt?

Diese Bemerkung ist nicht Bestandteil des üblichen Vorgehens in der IRRT-Nachbesprechung, aber der Therapeut hatte spontan intuitiv diese Empfindung, und er teilte sie einfach der Patientin mit.

T: Das empfinde ich grad jetzt, ja. Eben weil Sie es jetzt haben zulassen können. … Gibt es noch weitere Beobachtungen, Empfindungen, Fragen?

P: Da bin ich natürlich … das spüre ich, das ist vielleicht mein Suchtverhalten … weil ich gesagt habe, ich versuche noch ein wenig zu verhandeln, dass wir abmachen, dass wir uns wieder mal sehen können, damit ich nicht ganz loslassen muss, immer noch ein Türchen offenhalten. Das ist jetzt natürlich nicht weggezaubert! Das macht's weiterhin im Kopf: *»Oh, aber wenn ich könnte …«* Da bin ich wirklich der große Schlaumeier, oder?

T: Ja, ja, aber im Grund, im Kern wissen Sie ganz genau, worum es geht, ganz genau, oder?

P: Und was ganz wichtig ist, das Körperliche. Also, ich meine, was ich Ihnen [in der Vorbesprechung] erzählt habe, das mit der Beerdigung, als ich die Erde hinunterwarf, da war das wieder voll da. Oder auch in der Pathologie, dass der Tommi einfach zu kalt war … eigentlich wollte ich ihn ja in die Arme nehmen … oder sein kleiner Ohrring, den er immer anhatte, den konnte ich jahrelang nicht anschauen, weil ich immer das Gefühl hatte, ich sehe sein Ohrläppchen daran hängen. Das sind extrem starke körperliche Sachen, oder? Das war wichtig, das ein wenig zu relativieren. … Das Verrückte ist, dass ich ja schon so viele Sterbebegleitungen [im beruflichen Umfeld] gemacht habe, oder?

T: (schmunzelt und breitet hilflos die Arme aus)

P: Genau, es bleibt einem nur ein Lächeln, weil, es nützt nichts.

T: Es ist so, wie es ist. Sie haben es selber so schön formuliert. Klarer habe ich das, glaube ich, noch nicht gehört.

P: Und wo ich das mal angesprochen habe: *»Ich bin schuld«*, da ist dann bald einmal klar gewesen, dass er auch sonst gestorben wäre. Und von ihm das Gefühl: »*Weißt du, das spielt keine Rolle.*« Ich hatte immer das Gefühl, der hatte noch so viele Projekte und so viele Sachen vor und so eine Lust an der Zukunft, oder? Aber von ihm war klar zu spüren …

T: … So ist es. Es ist, wie es ist.

P: So ist es. Und so gesehen gab es ja keinen besseren Moment [zu sterben] als den, nachdem wir alles besprochen hatten [sie bezieht sich auf das klärende Gespräch mit ihm kurz vor seinem Tod].

T: Das war genial, oder?

P: Das ist wirklich genial. Besser geht es ja nicht, so gesehen.

T: Ich schicke Ihnen die Audioaufnahme zu, und Sie können selber überlegen, ob Sie sie anhören und wie oft Sie sie anhören. Das ist sehr emotional, sehr!

Bei Traumafällen ist es fast obligatorisch, dass die Patientin die Audioaufnahme der Sitzung nachhört. Die Gewöhnung, die Habituation hat dabei einen manchmal entscheidenden Stellenwert. Bei Trauerfällen spielen die Gewöhnung, die Habituation in der Regel keine Rolle, sondern es geht darum, Bewältigungsschritte des Verlusts, die in der IRRT-Sitzung möglich waren, noch einmal nachzuvollziehen, zu vertiefen, zu verfestigen. Das kann das Zulassen der Tatsache des Todes sein, das kann die Trauer sein, das kann eine realistische, neue mentale Repräsentation des Verstorbenen im aktuellen Leben sein (um nur einige wichtige Aspekte aus dieser Sitzung zu nennen).

P: Sehr emotional! Ich würde sogar überlegen, ob ich sie nicht mit Ihnen zusammen nochmal anhöre. Da war wirklich extrem viel Trauer, und zwischendrin hatte ich mal Angst, ich könnte nicht mehr sprechen und so.

T: Das gehört dazu. Wie gesagt, ich empfinde, Sie sind eine starke Frau.

P: Das gehört dazu?

T: Ja, es hat Sie völlig durchgeschüttelt.

Am nächsten Abend schickte die Patientin dem Therapeuten folgende E-Mail:

Lieber Herr K.,
die letzte Sitzung beschäftigt mich weiterhin sehr. Ich habe sie zwar nicht nachgehört, doch so Vieles auch so in Erinnerung. Ich möchte zurückkommen auf Ihre Frage, wie ich Ihre Begleitung erlebt habe – diese Frage hatte ich nicht vollständig beantwortet, beantworten können. Dafür war es wohl noch zu früh. Doch Sie sollen wissen, was mir unterdessen dazu aufgefallen ist.

Zunächst chronologisch: Heute denke ich, dass der entscheidende Schritt in der Pathologie stattgefunden hat. Sie haben immer wieder auf der Wendung »der tote Tommi« beharrt. Genau ***der*** *Punkt, den ich nicht zulassen wollte. Es war eine Qual – ich hätte mit meinem Tommi sofort Kontakt aufgenommen. Doch mit dem »toten*

Tommi« war das für mein Gefühl unmöglich, hoffnungslos. Ich hatte mich sehr dagegen gestemmt. Und irgendwann aufgegeben. Dann saßen wir zusammen auf dem Sofa [im Sprechzimmer des Therapeuten], *und es war da ein anderer Tommi. Ein Tommi, der ganz ganz bei sich war, der sich weder von meinem Leiden noch von meinen Tränen abschrecken ließ. Der so sehr bei sich war, dass er auch ganz bei mir sein konnte. Der tote Tommi, auch wenn es sich nicht so anfühlte. Er war anders als der lebendige, lebende Tommi.*

Und es gab noch einen Moment, wo Sie mir eine unerlässliche Qual waren: als ich die horrende Angst verspürte, nicht mehr sprechen zu können, und mich auch drein ergeben wollte. Da haben Sie gefordert, mich zu wiederholen, bis ich mich für Sie verständlich ausdrückte … eine enorme Anstrengung … doch damit war diese Angst erledigt und vergessen.

Sonst: Ich weiß nicht, wann das begonnen hat. Sie haben mich begleitet in einer Ruhe und Sicherheit, die mir die Möglichkeit gab, mich in den Schmerz fallen zu lassen. Wie? Das weiß ich nicht, doch es war, wie ich schon gesagt habe: mit derselben Ruhe und Zuversicht wie Tommi. Wie der tote Tommi. Und vielleicht gehört das auch zusammen. Unwichtig für mich zur Zeit.

Noch etwas: Der Moment, als seine warmen hellen Augen dunkler und noch tiefer wurden, wo ich wieder Angst bekam, zurückgestoßen und verlassen zu werden: Da haben Sie mich gefragt (oder nicht gefragt, vielleicht wusste ich bloß, dass Sie fragen würden?), was ich in seinen Augen sehe. Und da sah ich seine Sorge. Und dann konnte ich sehen, dass er gehen WILL, aber nur, wenn das für mich möglich ist. Und die Sorge, die sah ich erst durch Ihre Frage. Und so konnte ich begreifen, dass er mich nicht fallen lässt, sondern geht in liebevoller Sorge, also erst, wenn er sicher ist, dass ich das aushalte. Und so konnte ich mir die Zeit nehmen und ihn gehen lassen.

Viele der Szenen kannte ich schon vorher, ich habe sie am Montag neu und heilend erlebt. Doch darüber können wir nächstes Jahr sprechen [die Sitzung fand kurz vor Weihnachten statt]. *Für heute danke ich Ihnen aus tiefstem Herzen für dieses Forum, die Zeit, die Begleitung, die Zuversicht und die Kraft/den Raum, den Sie mir gegeben haben. Danke.*

Ja, ich weine noch immer, aber das stört mich nicht, ich beweine die Realität, und das ist neu. Die kleine goldene Kerze gibt mir Licht, während ich Ihnen das schreibe, und das stimmt für mich genau so. Sie werden mir erzählen, was anders ist in der IRRT-Trauerbegleitung [die Patientin ist auch fachlich an Praxis und Theorie der IRRT interessiert]. *Oder vielleicht finde ich es auch selbst noch raus. Im Moment bin ich einfach nur dankbar. ! :-)*

Alles Liebe und Gute für die Festtage!

Katamnese

Nach drei Monaten berichtet Viviane die folgenden Veränderungen:

»Ich habe zunächst das Transkript gelesen [vom Therapeuten erstellt] *und dann die Audioaufnahme einmal gründlich angehört und viel dabei geweint. Ich bin mir jetzt erstmals sicher, dass Tommi wirklich tot ist. Gefühlsmäßig bin ich durch die Sitzung klarer, erwachsener und einsamer geworden. Mit erwachsener meine ich, dass ich dieses Sich-selbst-Betrügen, dieses Schummeln oder Mogeln viel weniger nötig habe. Mit einsamer meine ich, dass ich Gefühle der Einsamkeit jetzt viel besser aushalte. Und ich kann die Einsamkeit sogar genießen, z. B. als ich kürzlich für einige Tage allein in ein Wellnesshotel fuhr und mich im Alleinsein frei fühlte. Mein Selbstbild ist stärker geworden, ich kann jetzt besser allein auftreten. Was die anderen über mich denken, ist mir unwichtiger geworden. Wenn mich jemand jetzt fragen würde, wie es mir gehe, würde die Antwort lauten: ›Ich bin einigermaßen traurig und allein, aber klarer.‹ Und ich habe kürzlich in einem Mitarbeitergespräch das erste Mal meinem Vorgesetzten gegenüber eine abweichende Einschätzung vertreten, ich habe mich selbst nicht wiedererkannt. Die Auseinandersetzung mit mir selbst wird noch weitergehen, aber ich glaube, die wichtigsten Hürden sind genommen. Die Aufnahme meiner Sitzung werde ich mir noch öfters anhören.«*

Nachbemerkung

An diesem Fallbeispiel zeigt sich sehr instruktiv, wie die IRRT-Struktur die Rahmenbedingungen für die Aktivierung von bereits vorhandenen Ressourcen schafft, sodass ein Selbstheilungsprozess zugänglich wird und ablaufen kann, der im Menschen angelegt zu sein scheint, der lediglich blockiert, verschüttet, verdeckt oder sonst irgendwie unzugänglich ist (s. IRRT-Motto S. 20).

5.3 Fallbeispiel Jörg

»Das ist geil, das ist einfach toll!«

(IRRT-Selbsterfahrung: Trauer, Versöhnung mit dem Vater)

Jörg ist ein 63-jähriger, erfahrener Psychotherapeut in der IRRT-Weiterbildung, der im Rahmen einer IRRT-Gruppen-Selbsterfahrung die folgende Sitzung hatte. Jörg thematisiert die Beziehung zu seinem verstorbenen Vater. Auf der ÄUSSEREN BÜHNE hatte er von seinem Vater früher nie die ersehnte Liebe und Anerkennung bekommen. In der IRRT-Sitzung auf der INNEREN BÜHNE gelingt es ihm, dies durch eine intensive fiktive Auseinandersetzung mit dem verstorbenen Vater nachzuholen.

Besonderheiten:

- Phasenablauf 1b, 2
- In Phase 2 findet ein Szenenwechsel statt, weil deutlich wird, dass die Begegnung mit dem Verstorbenen in der zunächst gewählten Szene nicht funktioniert.
- Beteiligte Trauerkategorien: Unerledigtes mit dem Verstorbenen, etwas Wut.

T = Therapeut/Supervisor   P = Patient/Supervisand

VORBESPRECHUNG

T: Womit hat dein Anliegen zu tun?

P: Mein Anliegen ist eine Szene mit meinem Vater, kurz vor seinem Tod, wo er unbedingt wollte, dass ich zu ihm ins Krankenhaus komme. Ich war in Bremen und mein Vater in Cuxhaven. Ich sollte sofort kommen und sollte alles stehen und liegen lassen. Er lag schon mehrere Wochen im Krankenhaus, weil er zuckerkrank war und eine Wunde am Bein hatte, die nicht heilte, und er wollte sich nicht amputieren lassen. Es war eine unklare Situation. Ich bin dann zu ihm hingefahren, habe auch im wahrsten Sinne des Wortes alles stehen und liegen lassen. Dann komme ich in sein Krankenzimmer, und das Einzige, was ihn interessiert hat, war, ob ich ihm irgendein Mittel besorgen könnte, damit er sterben könnte. Und als ich das verneinte, dass ich es weder besorgen könnte noch wollte, hat er mich rausgeschmissen. Ich sollte das Zimmer verlassen. Das war das letzte Mal, dass ich ihn lebend gesehen habe.

T: Okay – wie lange ist das her?

P: Anfang der 90er-Jahre.

T: 20 Jahre also?

P: Ja, mehr oder weniger. Ich weiß nicht ganz genau.

T: Dann können wir mit dem Thema anfangen. Okay, wenn du bereit bist, kannst du die Augen schließen und diese damalige Szene, wo du deinen Vater das letzte Mal im Krankenhaus besucht hast, die Bilder dieser Szene aufkommen lassen, das wiedererleben, in der Gegenwartsform, wenn möglich. Als wenn das im Hier und Jetzt wäre. Wo befindest du dich jetzt in diesem Bild?

P: Ich bin noch im Auto. Ich fahre so schnell, wie ich kann.

T: Du bist im Auto und fährst zum Krankenhaus?

P: Ja, mir gehen tausend Sachen durch den Kopf, weil ich gar nicht weiß, was er von mir will.

T: Er verlangt von dir, dass du kommst?

P: Ja. Es ist selten, dass er mich anspricht und dass er einen Wunsch an mich hat. Dass er mich selbst anruft, das habe ich noch nie erlebt.

T: Tausend Sachen gehen dir jetzt durch den Kopf: »*Was will er von mir?*«

P: Vielleicht möchte er mir noch etwas sagen, mit auf den Weg geben. Ich weiß es ja nicht.

T: Und was passiert jetzt weiter?

P: Ja, ich fahre zum Krankenhaus und gehe in sein Krankenzimmer. Er ist allein im Zimmer.

T: Du gehst jetzt in sein Zimmer. Was siehst du da?

P: Er liegt in seinem Bett, mit leicht erhobenem Oberkörper, gestützt. Und ich setze mich vor ihn hin und habe eigentlich gehofft, dass er sich freut, dass ich alles habe stehen und liegen lassen. Das nimmt er gar nicht wahr. Er drückt das gar nicht aus, dass er sich seinerseits freut, dass ich doch gekommen bin. Als wenn es selbstverständlich wäre.

T: Und was passiert jetzt weiter?

P: Und dann fragt er mich, so Knall auf Fall, ob ich ihm etwas besorgen könnte, dass er nicht mehr zu leben braucht, dass er aus dem Leben scheiden könnte.

T: Und wie fühlst du dich jetzt in diesem Moment, wenn er das sagt?

P: Da geht mir vieles durch den Kopf. Damit hatte ich nicht gerechnet. Ich bin wie vor den Kopf geschlagen.

T: Okay – und wie geht es dann weiter?

Hier – in Phase 1b – kommt es sehr darauf an, dass der Therapeut die Schilderung am Laufen hält, indem er immer wieder fragt, wie es in der Szene weitergehe. Ein Verweilen oder ein Vertiefen der einzelnen Empfindungen ist an dieser Stelle überflüssig und würde den Prozess unnötig in die Länge ziehen. In Phase 1b können zwar heftige Emotionen auftauchen, aber deren eigentliche Bearbeitung geschieht erst in Phase 2.

P: Ich sage ihm: »*Weder wüsste ich wie, noch wollte ich, dass du aus dem Leben gehst.*« Ich könnte seine Entscheidung respektieren, aber würde es ihm auf keinen Fall wünschen.

T: Wie hoch ist dein Belastungsgrad in diesem Moment auf einer Skala von 0 – 10?

P: 8.

T: Ist bei 8. Und was passiert jetzt weiter?

P: Ja, der nimmt das auf, das sehe ich. Dann sagt er: »*Ist ja gut, dass du mir nichts besorgen kannst! Okay, das wär's jetzt!*« Jetzt solle ich bitte rausgehen und ihn alleine lassen. Das müsse er jetzt selbst mit sich klären.

T: Und wie fühlst du dich jetzt in diesem Moment?

P: Puh. Ich fühle mich wie bestellt und nicht abgeholt. Ich reiße mir alle Beine aus, um zu kommen, und bin traurig, wütend. Ja, so wie weggeschickt.

T: Und wie reagierst du jetzt auf sein Anliegen?

P: Ja, dann fahre ich wieder, verabschiede mich noch von ihm und gehe dann.

T: Was sagst du ihm zum Abschied?

P: »*Tschüss.*« Dann gehe ich. Er hat sich auch schon abgewandt. Er guckt mich gar nicht mehr an und hat mir dadurch auch deutlich gemacht, dass jedes weitere Wort überflüssig ist.

T: Und was passiert jetzt weiter?

P: Ich verlasse das Zimmer, gehe zum Auto und weiß gar nicht so recht, was los ist.

T: Du gehst zum Auto hin, du weißt nicht, was los ist. Wie fühlst du dich jetzt, in diesem Moment?

P: Ich bin enttäuscht, verwirrt. Ich weiß nicht, wohin mit meinen Gefühlen, meinem Ärger, meinen Wünschen.

T: Und was passiert jetzt weiter?

P: Ich setze mich ins Auto und fahre wieder nach Bremen.

T: Du fährst dann wieder nach Bremen, und hast du dann noch Kontakt mit deinem Vater?

P: Nein, das war das letzte Mal.

T: Und wo bist du, als du die Nachricht erhältst, dass er gestorben ist?

P: In Bremen.

T: Hast du einen Anruf bekommen?

P: Ja, es war ein Anruf meiner Mutter.

T: Wie viel später war das?

P: Zwei, drei Wochen.

T: Und dann, als du diese Nachricht bekommst, dass er gestorben ist, wie fühlst du dich?

P: Ich fühle mich betrogen.

T: Du fühlst dich betrogen … und welche Gedanken gehen dir durch den Kopf?

P: Ich hätte ihm noch so viel sagen wollen und … ja, ist alles vorbei, ist alles ungesagt geblieben.

T: Siehst du den Leichnam deines Vaters bei der Beerdigung oder irgendwann davor?
P: Nein, den Sarg sehe ich. Ich komme erst, als der Sarg zugemacht ist.
T: Seinen Leichnam siehst du nicht?
P: Nein.
T: Aber du stehst irgendwann vor dem Sarg und weißt, dass sein Leichnam da drin ist?
P: Ja.
T: Kannst du dir das jetzt vorstellen, dass du vor diesem Sarg stehst?
P: Ja.
T: Und was geht dir durch den Kopf, wenn du vor dem Sarg stehst und du weißt, dass der verstorbene Vater da drin ist?
P: »*Oh, Papa!*« (schluchzt)

Hier hat der Hinterbliebene ein Bild des Verstorbenen von damals vor sich, und es treten intensive Emotionen auf. Damit scheint die Möglichkeit zu bestehen, die fiktive Begegnung mit dem Verstorbenen einzuleiten, also für den Einstieg in die Phase 2.

PHASE 2

T: Was würdest du ihm jetzt sagen wollen, wenn du direkt mit ihm reden könntest?
P: Hm. (atmet tief) Ich bin so traurig.
T: Ich bin so traurig?
P: Ich bin so traurig.
T: Traurig, weil …?
P: Wir konnten nie so miteinander. Und jetzt ist es vorbei.
T: Und jetzt ist es vorbei. Kannst du dir vorstellen, ihm das jetzt direkt zu sagen?
P: Ja. »*Wir haben nie viel miteinander zu tun gehabt, Papa. Ja, jetzt ist es vorbei. Jetzt haben wir keine Chance mehr.*«
T: »*Jetzt ist es vorbei. Wir haben keine Chance mehr.*« Wenn der Papa darauf reagieren könnte, wie würde er darauf reagieren, in deiner Vorstellung?
P: (schweigt)
T: Wenn er darauf reagieren könnte, wie stellst du dir vor, dass er reagieren würde?
P: Tja, ich kann mir gar nicht vorstellen, dass er reagiert.
T: Du sagst ihm: »*Wir hätten so viel miteinander machen können, reden können. Aber jetzt ist es vorbei.*« Wie würde er reagieren, wenn er könnte, der Papa?
P: (atmet tief) Es ist schwer vorzustellen.
T: Ja.
P: Ich habe das Gefühl, dass er gar keinen Kontakt zu mir wollte.

An dieser Stelle wird dem Therapeuten bewusst, dass in dieser »Sarg-Szene« kein Kontakt mit dem verstorbenen Vater entsteht, möglicherweise deswegen, weil der Sarg geschlossen ist und Jörg kein Bild des Vaters sieht. Deshalb schlägt der Therapeut fragend einen Szenenwechsel vor, und zwar zu einer anderen Kategorie der fiktiven Begegnung mit dem Verstorbenen. Man beachte die folgende offene, sokratische Formulierung, die ganz auf dem Vertrauen in den Prozess beruht. Der Therapeut verlässt sich darauf, dass der Hinterbliebene auf einer tieferen Ebene »weiß«, in welcher fiktiven Szene er mit dem Verstorbenen reden kann.

T: Könntest du dir vorstellen, vielleicht eine fiktive Begegnung mit ihm zu haben? Vielleicht in einer anderen Szene, wo du mit deinem verstorbenen Vater zusammen bist, wo ihr miteinander reden könnt. Was für ein Bild kommt auf, in dem du und dein Vater miteinander reden könnt?

P: In der Natur, im Segelboot.

T: Du bist mit ihm auf dem Segelboot?

P: (nickt)

T: Also, du bist mit ihm da auf dem Segelboot. Was würdest du ihm jetzt sagen oder mit ihm machen wollen?

P: *»Papa, ich möchte mit dir reden. Und ich möchte auch, dass du mir zuhörst und mir antwortest.«*

T: *»Papa, ich möchte mit dir reden. Und ich möchte auch, dass du mir zuhörst und mir antwortest.«* Und wie reagiert der Papa darauf?

P: Er wendet sich auch wieder ab. Es ist irgendwie …

T: Was macht er genau?

P: Er dreht mir den Rücken zu. Er sitzt ja an Backbord da und dreht mir den Rücken zu und will mir irgendwelche Sachen zeigen.

T: Und wie möchtest du darauf reagieren, wenn er das macht?

P: *»Papa, ich möchte mit dir reden, dass du mir zuhörst und mir nicht eine Boje erklärst. Hör doch mal, einmal bitte, einmal bitte. Hör mir doch mal zu und schaue mich an.«*

T: *»Hör mal zu und höre mich an, schaue mich an.«* Und wie reagiert der Papa?

P: Ja, er dreht sich um und quält sich ein wenig. *»Was willst du denn?«*

T: *»Was willst du denn?«*, sagt er. Und wie reagierst du darauf?

P: *»Ja. Ich will mit dir reden. Ich wäre froh, wenn du mal rüberguckst und mich wahrnimmst. Ich habe nie den Eindruck gehabt, dass du mich wahrgenommen hast, mich gesehen hast, mich wertgeschätzt hast. Du hast anderen immer erzählt, wie stolz du auf mich bist. Aber ich habe das nie von dir gehört.«* (schluchzt)

T: *»Papa, ich habe das nie von dir gehört.«*

P: (schluchzt) Nie.

T: Nur von anderen?

P: *»Ja, die mir das erzählt haben, dass du das gesagt haben sollst. Ich kann das gar nicht glauben.«*

T: Und wie reagiert der Papa darauf?

P: *»Ja,«* sagt er. *»Ja, das stimmt, ich bin stolz auf dich.«* (schluchzt)

T: *»Ja, das stimmt, ich bin stolz auf dich«*, sagt der Papa?

P: *»Du hast viel gemacht, du hast viel erreicht.«*

T: *»Du hast viel gemacht. Du hast viel erreicht. Ich bin stolz auf dich.«*

P: *«Ja,* (schluchzt) … *und warum erzählst du mir das jetzt erst?«*

T: Sagst du ihm jetzt: *»Warum erzählst du mir das jetzt erst?«*

P: Ja.

T: Und wie reagiert der Papa?

P: Er sagt: *»Ich habe auch nie gehört, von meinem Vater, dass er etwas gut an mir findet.«*

T: Er sagt: *»Ich habe auch nie gehört, von meinem Vater, dass er etwas Gutes an mir findet.«*

P: *»Ja, es war immer selbstverständlich, dass ich funktioniere«*, sagt er jetzt.

T: Und immer selbstverständlich. Und dann hat er immer das Gleiche mit dir gemacht wie sein Vater mit ihm? Ist es das, was er dir sagt?

P: (nickt)

Der Therapeut formuliert hier explizit einen Zusammenhang, den der Hinterbliebene implizit angedeutet hat, aber selbst nicht so klar ausgesprochen hat. Der Therapeut drückt diesen Zusammenhang als Frage aus, also sokratisch, und lässt es vom Hinterbliebenen überprüfen, sodass dieser es sich aktiv aneignen kann.

T: Wie möchtest du darauf reagieren?

P: Es war nicht immer selbstverständlich.

T: Und was möchtest du ihm jetzt sagen?

P: *»Mir hat das so gefehlt, dass du mir das direkt sagst.«*

T: *»Das hat mir so gefehlt.«*

P: *»Ich habe mich immer in einem luftleeren Raum gefühlt. Was ich mache, ist scheißegal. Wie ich es mache, ist scheißegal.«*

T: Und wie reagiert der Vater darauf?

P: Er sagt: *»Ich weiß, wie das ist. Ging mir genauso.«*

T: Der Vater sagt: *»Ich weiß, wie das ist. Ging mir genauso.«*

P: Ja. *»Also möchte ich dir auch mal sagen: Ich musste einfach mit 16 zur See fahren, ich sollte auch Kapitän werden. Und da hat mich auch keiner gefragt, ob ich das möchte oder nicht.«*

T: Das sagt der Papa jetzt?

P: Ja. *»Und dann musste ich auch einfach losziehen, mit 16.«*

T: Und wie reagierst du darauf?

P: Ich bin erstaunt. Ich habe noch nie von meinem Vater gehört, dass er über sich selbst erzählt. »*Also, ich finde das ganz erstaunlich, dass du mir das jetzt sagst.*«

T: Kannst du ihm das jetzt direkt sagen?

P: Ja. »*Ich finde es ganz erstaunlich, dass du mir das jetzt sagst. Das hast du mir noch nie gesagt, wie du das erlebt hast. Und was du durchgemacht hast und wie es dir damit gegangen ist. Ich weiß ja, dass deine Mutter irgendwann Suizid begangen hat, und ich weiß ja auch, dass das gar nicht so einfach spurlos an dir vorbeigegangen sein kann.*«

T: »*Ich weiß, dass deine Mutter sich suizidiert hat. Das kann nicht einfach gewesen sein.*« Wie reagiert er darauf?

Bis jetzt hat sich der Hinterbliebene nach Verständnis und Empathie von seinem Vater gesehnt. Ironischerweise fängt er an dieser Stelle selbst an, dem Vater gegenüber Verständnis und Empathie zu empfinden und auszudrücken. Das Wissen über die hier geäußerten Erlebnisse und Gefühle des Vaters müssen irgendwo bei Jörg vorhanden gewesen sein. Aber erst während dieser visuellen Begegnung mit seinem verstorbenen Vater auf der INNEREN BÜHNE scheinen all dieses Wissen und die Zusammenhänge richtig ins Bewusstsein kommen zu können.

P: Er weint.

T: Er weint, weil …?

P: Er weint, weil er berührt ist, was ich sage.

T: Er ist berührt von dem, was du sagst?

P: Ja.

T: Wie kommt das bei dir an? … Das zu sehen jetzt?

P: Ich habe ihn noch nie berührt und weinen gesehen.

T: »*Ich habe dich noch nie berührt und weinen gesehen.*«

Statt den Hinterbliebenen hier zu fragen, ob er das dem Verstorbenen direkt sagen könne, nimmt der Therapeut es ihm ab und formuliert selbst seine Wiederholung als direkte Ansprache an den Verstorbenen. Interessanterweise nimmt der Hinterbliebene diese »Anregung« auf und wechselt dann selbst auf die primäre Erlebnisebene in der direkten Ansprache des Verstorbenen.

P: »*Ich habe dich noch nie berührt und weinen gesehen und gefühlt, dass ich das mitbekommen kann, dass du etwas fühlst, dass du auch Gefühle hast, hoch und runter, auf und ab … dass du ein Mensch bist.*«

T: »*Dass du ein Mensch bist überhaupt. Ich habe noch nie gesehen, dass jetzt so was in dir ist.*« Wie reagiert der Papa jetzt darauf?

P: »*Stimmt, das wollte ich dir immer ersparen. Ich wollte, dass du mit diesem Leben einfach umgehen kannst.*«

T: *»Ich wollte es dir ersparen.«* Wie reagierst du darauf?

P: *»Du hast mir nichts erspart. Du hast es mir nur schwerer gemacht. Wie oft hätte ich von dir ein Wort gewollt, einfach dass du stolz bist oder dass du das auch kennst, wenn es schwer wird und nicht weitergeht.«*

T: Und wie reagiert der Papa darauf?

P: Hm. Er nickt mit dem Kopf, sagt: *»Das stimmt.«*

T: Er nickt mit dem Kopf und sagt: *»Das stimmt.«*

P: *»Ich war bestimmt ein schlechter Vater. Aber ich hatte es doch nicht anders gekonnt und gewusst.«*

T: *»Ich habe es doch nicht anders gekonnt und gewusst«*, sagt er.

P: *»Ich war ja auch lange weg. Ich war doch immer weg.«*

T: *»Ich war doch immer weg. Lange weg.«*

P: Mhm.

T: Und wie reagierst du darauf?

P: *»Ja, stimmt. Du warst weg, und wir haben uns ohne dich arrangiert. Wir haben für uns gelebt, und als du dann wiederkamst, haben wir dich links liegen gelassen.«*

T: *»Es stimmt, was du sagst. Du warst immer weg, und wir mussten ohne dich irgendwie zurechtkommen.«* Und wie reagiert der Papa darauf?

P: *»Ja, das war auch nicht einfach für mich, wie ein Fremder nach Hause zu kommen und auch nicht wahrgenommen zu werden.«*

T: *»War auch nicht einfach für mich, als Fremder immer nach Hause zu kommen.«* Was siehst du jetzt, wenn du deinem Vater direkt in die Augen schaust? Was siehst du in seinen Augen, in seinem Gesicht?

P: Ich sehe Schmerz, Traurigkeit.

T: Schmerz und Traurigkeit.

P: Berührt sein.

T: Berührt.

P: Ja. Das habe ich noch nie bei ihm gesehen, außer wenn er außer sich war.

T: Kannst du ihm das direkt sagen, was du jetzt bei ihm wahrnimmst?

P: *»Papa, ich nehme dich richtig wahr, wie du fühlst. Was du empfindest, wie du traurig bist, was dir wehtut, wie es dir geht, was du empfunden hast. Schön, dass du mir das zeigst.«*

T: *»Es ist schön, dass du mir das zeigst.«*

P: *»Dann fühle ich mich nicht so allein.«*

T: *»Dann fühle ich mich nicht so allein.«*

P: Mhm.

T: Und wie reagiert der Papa darauf?

P: *»Es ist schön, dass wir miteinander reden* (schluchzt). *Dann bin ich auch nicht so alleine.«*

T: *»Wenn wir so miteinander reden, dann fühle ich mich auch nicht so alleine.«* Ist es das, was er sagt?

P: (nickt)

T: Und wie kommt das bei dir an?

P: Gut. Es ist gut, Papa.

T: Und es ist gut, weil …?

P: *»Weil ich mich darüber freue, das von dir zu hören. Dass du Gestalt annimmst. Dass du menschliche Formen annimmst.«*

T: Kannst du ihm das noch mal direkt sagen?

P: *»Ich freue mich, dass ich dich wahrnehmen, begreifen und spüren kann, so wie du bist. Dass da nicht nur nichts ist, hinter deiner Maske.«*

T: Und wie reagiert dein Vater daraufhin?

P: Er nickt mit dem Kopf, und ist jetzt ganz da.

T: Er nickt mit dem Kopf, und er ist jetzt ganz da?

P: Ja. Ganz präsent.

T: Ganz präsent ist er da. Was möchtest du ihm jetzt noch sagen oder mit ihm tun?

P: Ich trau mich nicht.

T: Wie bitte?

P: Ich trau mich nicht. Ich möchte ihn umarmen.

T: Du möchtest ihn umarmen, aber du traust dich nicht? Kannst du ihm das direkt sagen?

P: *»Ich möchte dich umarmen, aber ich traue mich nicht, weil du mich dann abweist und dafür gar kein Verständnis hast. Das war früher immer so: Wenn ich dich umarmen wollte, hast du immer deinen Körper steif gemacht, und du warst gar nicht offen.«*

T: *»Aber jetzt möchte ich dich umarmen.«*

P: *»Jetzt möchte ich dich umarmen.«* Ja. Jetzt ist es raus.

T: Und wie reagiert der Papa darauf?

P: Er reißt seine Arme auf und sagt: *»Komm her!«* … Ich kann es immer noch nicht glauben. (Tränen)

T: Er sagt, *»Komm her!«* Du kannst es kaum glauben. Und wie reagierst du darauf?

P: Ja. Ich gehe auf ihn zu.

T: Du gehst auf ihn zu?

P: Ja. Ich muss ein bisschen aufpassen wegen der Takelage da.

T: Du gehst auf ihn zu und …?

P: Ich breite meine Arme um ihn, und er breitet seine Arme um mich. Wir sind ja ungefähr – ich bin ein bisschen größer – gleich groß.

T: Und wie fühlt es sich an?

P: Oh, schön … Ich könnte darin versinken.

T: Schön. Ich könnte darin versinken. Kannst du ihm das direkt sagen?

P: *»Papa. Es ist so schön. Ich möchte nicht, dass das aufhört, sondern mich da reinfallen lassen.«*

T: *»Das ist so schön.«*

P: *»Das ist so schön. Das habe ich nie erlebt. Nie. Das ist so was von schön.«*

T: Und wie reagiert der Papa?

P: *»Ach, für mich ist das auch schön.«*

T: *»Für mich ist das auch schön«*, sagt der Papa.

P: *»Für mich ist das auch schön. Jetzt habe ich auch endlich einen Sohn ganz nah.«*

T: Aha. *»Jetzt habe ich auch endlich einen Sohn ganz nah«*, sagt er. Wie kommt das bei dir an?

P: (schluchzt) *»Das hättest du auch schon früher haben können.«*

T: Kannst du ihm das direkt sagen?

P: *»Das hättest du auch schon früher haben können.«*

T: *»Das hättest du auch früher haben können.«*

P: *»Ja. Obwohl ich froh bin, dass das jetzt so stattfindet.«*

T: Und wie reagiert der Papa darauf?

P: *»Ja«*, sagt er, *»du hast recht, das hätte ich auch schon früher machen können. Ich habe es auch nicht vermocht. Und jetzt ist doch auch schön, oder?«*

T: *»Und jetzt ist doch auch schön, oder?«*

P: *»Ja. Ist schön. Ja.«*

T: Was möchtest du deinem Vater noch sagen oder mit ihm tun?

P: Ja. Gerade wo wir jetzt so auf dem Segelboot sind, und er war ja noch auf dem Segelschulschiff und hat da gelehrt, und: *»Papa, ich hätte gerne gehabt, dass du mir das Segeln beibringst. Ich kann das nämlich nicht. Das ist so was Schönes.«*

T: *»Ich hätte so gerne gehabt, wenn du mir das Segeln beigebracht hättest. Das ist so was Schönes«*, sagst du ihm. Und wie reagiert der Papa darauf?

P: *»Ach, das freut mich. Ich hab das gar nicht weitergeben können, was ich gelernt habe.«*

T: *»Ich hab das gar nicht weitergeben können, was ich gelernt habe.«*

P: Ja. Es ist erstaunlich. Ich habe später ein Surfbrett gehabt, und mein Bruder hat sich ein Motorboot gekauft. Fällt mir gerade auf.

T: Und wie reagierst du darauf, was dein Vater dir jetzt sagt?

P: *»Ja. Schade.«*

T: *»Schade.«*

P: *»Ja. Schade, dass wir das nicht eher gemacht haben. Aber ich brauche auch kein Segelboot, um das mit dir zu teilen.«*

Abschlussfrage 1

T: Und gibt es sonst etwas, was du mit deinem Vater noch machen möchtest oder ihm sagen möchtest, bevor wir diese Begegnung ausklingen lassen?

P: *»Papa, ich bin froh, dass du dir die Zeit genommen hast und dich gezeigt hast, ich mit dir sprechen konnte. Das ist wirklich schön. Und dass du mich in den Arm genommen hast.«*

T: *»Ich bin sehr froh, dass du dir die Zeit genommen hast, um mit mir zu reden, und mich in den Arm genommen hast.«* Und wie reagiert der Papa darauf?

P: *»Ja. Das ist wirklich schön. Auch für mich.«*

T: *»Ja. Das ist wirklich schön. Auch für mich«*, sagt der Papa.

P: *»Schön, dass ich etwas an meinen Sohn weitergeben kann.«*

T: Und wie reagierst du darauf?

P: *»Ja. Danke. Danke. Danke.«*

T: *»Danke. Danke. Danke.«* Und was siehst du jetzt in den Augen deines Vaters?

P: Er weint auch vor Freude.

T: Er weint jetzt auch vor Freude. Und wie ist das für dich?

P: Das habe ich nie erlebt. Ich freue mich.

T: Kannst du das ihm direkt sagen?

P: *»Ich freue mich, Papa. Ich freue mich so, dass wir uns begegnet sind.«*

Abschlussfrage 2

T: Gibt es noch etwas, was dein Papa von dir braucht, bevor wir diese Begegnung ausklingen lassen?

P: *»Nein, ich brauche nichts von dir. Ich freue mich, dass wir uns noch begegnet sind, und ich wünsche dir alles Gute. Ich bin bei dir.«*

T: *»Ich freue mich, dass wir uns noch begegnet sind, und ich bin immer bei dir.«* Und wie reagierst du darauf?

P: Das ist schön.

T: Das ist schön?

P: *»Das ist einfach schön, dass ich weiß, dass du auf mich schaust jetzt, zu mir schaust, dass ich dich bei mir weiß. Dann fühle ich mich nicht mehr so allein.«*

T: *»Zu wissen, dass du zu mir schaust, dann fühle ich mich nicht mehr ganz so allein.«*

P: *»Ja, das ist schön, Papa. Dann kann ich dich auch so lassen, wie du bist.«*

Abschlussfrage 3

T: Gibt es noch etwas, was du dir von deinem Papa wünschst, bevor wir diese Begegnung ausklingen lassen?

P: Ich möchte mich bei ihm bedanken. *»Papa, ich möchte mich für alles, was du auch materiell für mich gemacht hast, bedanken und dass du mir das Leben geschenkt hast.«*

T: *»Und dass du mir das Leben geschenkt hast.«* Und wie reagiert der Papa?

P: *»Ja, schön, dass du das annehmen kannst und dich darüber freust. Das ist auch für mich neu, dass du dich bei mir bedankst. Das freut mich, dass du das anerkennen kannst.«*

T: *»Und das ist auch für mich neu, dass du dich bei mir bedanken kannst.«*

Abschlussfrage 4

T: Gibt es noch etwas, was dein Vater dir geben oder sagen möchte, bevor wir diese Begegnung ausklingen lassen?

P: Nein, es ist gut so.

Abschlussfrage 5

T: Gibt es noch etwas, das passieren sollte, bevor wir das ausklingen lassen?

P: Im Augenblick spüre ich nichts.

Abschlussfrage 6

T: Mit welchem Bild möchtest du diese Begegnung jetzt ausklingen lassen?

P: Dass wir beide da so stehen und uns umarmen und mit unseren Tränen zu kämpfen haben.

T: Ihr umarmt euch jetzt noch, vor Freude. Die Tränen sind da, und diese Freude ist da. So eine wunderschöne Szene, ein wunderschönes Bild, das du jetzt mitnehmen kannst.

P: Ja.

T: Dann kannst du das Bild noch eine Weile wirken lassen. Und du kannst es in dich aufnehmen, wenn du möchtest. Und wenn du dann so weit bist, kannst du das Bild langsam verblassen lassen und in deinem eigenen Tempo wieder hierher kommen. Und langsam die Augen wieder aufmachen.

P: (atmet lange aus)

NACHBESPRECHUNG

T: Na, wie war das für dich? Weißt du, wo du bist?

P: Ja. Heute ist der 27. (lacht) Ich bin orientiert. (lacht)

T: Und, wie war das für dich?

P: Ja. Überwältigend.

T: Was war überwältigend für dich?

P: Diese Szene, dass ich mit meinem Vater doch einen Kontakt herstellen kann, einen emotionalen Kontakt. Dass ich mit ihm nicht schimpfe, mich ärgere, ihn anklage. Oder er das selbige mit mir macht.

T: Wie lebhaft waren diese Bilder?

P: Sehr lebhaft.

T: Sehr lebhaft. Ich hatte auch den Eindruck.

P: Als wenn das so real wäre.

T: Ja. Man sagt, auf der INNEREN BÜHNE sind die Bilder real. Das ist für uns die innere Realität. Und wie fühlst du dich in diesem Moment?

P: Ja. Ich fühle mich im Moment, wie ich das so wahrnehmen kann, ganzer, geborgener. Ich bin froh, dass ich das gemacht habe, dass eine alte Wunde anfängt, zu heilen, und ich es selber glauben kann, dass ich es wert bin, gemocht zu werden.

T: Aha. Ist das für dich neu?

P: Ist immer ein schwieriges Thema, dass ich das wert bin. Das haben mir immer tausend Leute gesagt, wie toll und gut ich bin. Ich habe das nie glauben können, im tiefsten Inneren.

T: Vielleicht, weil du das nie von deinem Vater auf der ÄUSSEREN BÜHNE bekommen hattest. Aber jetzt, auf der INNEREN BÜHNE, von ihm das bekommen zu haben …

P: Ja, das ist geil, das ist einfach toll! (lacht)

T: Hat dich etwas überrascht?

P: Ja, doch. Wie wenig Kontakt wir miteinander hatten. Und wie schwer das war, mit ihm in Kontakt zu kommen. Das war hart. Ich hätte mich am liebsten umdrehen wollen und sagen: *»Das bringt doch eh nichts.«* Das war schwer, das auszuhalten.

T: Und auf einmal kam das voran?

P: Ja. Ich kam mir so vor, wie »Täglich grüßt das Murmeltier«. Hatten wir schon tausendmal. Bringt doch eh nichts. Und dann hat sich doch etwas verändert, so ganz klein, in mir.

T: Gibt es andere Bemerkungen? Andere Erkenntnisse? Andere Empfindungen?

P: Ich bin erstaunt, wie viele positive Gefühle ich für meinen Vater habe. Das ist ganz erstaunlich, weil ich ihn sonst immer negativ wahrgenommen habe oder bewertet habe.

T: Es war auch erstaunlich, was aus seinem Mund kam, oder?

P: Was meinst du?

T: *»Ich habe das nicht anders gekonnt«,* hat er gesagt. Er fühlte sich auch allein und irgendwie, wenn ich das richtig verstanden habe, wusste er nicht, wie man das anders macht. Sein Vater hat es auch auf diese Weise mit ihm gemacht und er mit dir. Er hat keine Ausbildung wie du und wusste nicht, wie er es machen soll.

P: Am meisten Funktionieren, Durchhalten.

T: Mit 16 Jahren ist er zur Seefahrt. Das ist heftig, oder?

P: Mir fällt gerade ein, wie er erzählt hat, dass sie auf dem Segelschulschiff oben in den Rahen stehen, und da wären mal Leute neben ihm, weil es so kalt war, nach unten gefallen.

T: Die sind hinuntergefallen und gestorben?

P: Ja, ein Segelschiff kannst du nicht so schnell drehen. Es dauert ewig, bis du zurückfahren kannst. Brauchst du gar nicht versuchen.

T: Echt? Er war wirklich im Überlebensmodus, die ganze Zeit gewesen?

P: Möglicherweise. Ja.

T: Meine Güte. Das ist dir jetzt gerade eingefallen. Ich hatte den Eindruck, von der Begegnung auf der INNEREN BÜHNE mit deinem Vater, dass du auch ein wenig

Verständnis für ihn entwickelt hast, ein bisschen Empathie. Dass er einfach verkrampft als Mensch war. Mit 16 Jahren. Warum hat er das gemacht?

P: Mein Großvater war Kapitän, mein Urgroßvater war Kapitän. Das war Familientradition. Realschule machen und dann zur See fahren.

T: Und du bist die erste Generation, die das nicht macht?

P: Ja, mein Bruder auch nicht.

T: Aha … Und wie war meine Begleitung für dich in der Imagination?

P: Angenehm. Deine Stimme finde ich angenehm. Du warst nicht suggestiv. Hast mich gelassen, da wo ich bin.

T: Das war wichtig, dass ich nicht suggestiv war, dir Raum gegeben habe?

P: Ja, das fand ich ganz schön. Dass ich den Raum hatte, die Distanz zu meinem Vater zu spüren. Das war mir wichtig. Ich kann gar nicht sagen, warum, aber es ist wichtig.

T: Und was nimmst du mit?

P: Eine Menge. (lacht) Du stellst Fragen! Frag mich am Ende noch mal!

T: Es ist so viel passiert …

P: Ich glaube, eine Freude, dass ich meinen Vater habe.

T: Ja. Das ist durchgekommen. Auch in deinem Gesicht. Mein Eindruck war, dass die Tränen am Ende anders waren.

P: Ja. Freudiger.

T: Genau. Am Ende war das Freude. Ja. Gut.

Katamnestische Bemerkung nach 6 Monaten

Als katamnestische Bemerkung drucken wir Jörgs Zusammenfassung ab, die er selbst ein halbes Jahr nach der Sitzung verfasst hat.

Mein Vater ist 1993 mit 72 Jahren verstorben, als ich 42 Jahre alt war. Dies ist jetzt 22 Jahre her, und seit meiner Kindheit und Jugend, mindestens 55 Jahre, trug ich die Last der Entfremdung, die zwischen uns war, die Trauer und den Schmerz darüber in mir. Eine Wunde, die ich gut weggepackt hatte, sodass sie mir nicht mehr wehtun konnte, so hoffte ich. Dies hat sich seit dieser Sitzung im letzten Jahr auf einen Schlag geändert und hat auch unverändert die letzten Monate angehalten. Eigentlich wollte ich eine ganz andere belastende Situation in der Selbsterfahrung für mich bearbeiten. Wie gut, dass ich mich durch die vor mir schon erfolgten Behandlungen habe inspirieren lassen, doch meinen Vater in meinen Fokus zu stellen. Ich stehe immer wieder noch staunend davor, wie ca. 50 Minuten, so lange hat die eigentliche Behandlung gedauert, mein ganzes Leben in seinen bisherigen Grundfesten hat erschüttern und positiv verändern können. Da bin ich dir, Mervyn, und IRRT sehr dankbar, dass ich die Möglichkeit hatte, auf der INNEREN BÜHNE das Bild meines Vaters so nachhaltig und umfassend zu ändern, dass für mich eine unfassbare, innere Freude, Ruhe und Sicherheit entstan-

den sind, die seit dieser Sitzung unverbrüchlich da sind, mir Halt geben und ein Fundament bilden, das ich vorher nicht mal im Ansatz für mich spüren konnte, trotz aller schon vorher unterzogener Psychotherapie und ausreichender, eigener Lebens- und Berufserfahrung. Ich kann jetzt mehr mit mir verweilen, bei mir sein und spüren, dass mein Vater mich sieht, mich anerkennt, ohne dass ich dafür etwas tun müsste. Dies ist ein ganz großes Geschenk für mich, auch, dass ich meine Dankbarkeit für das, was er mir gegeben hat, einschließlich dem Geschenk meines Lebens, ihm habe mitteilen können.

Ich habe mehr Verständnis für die schwierige Situation meines Vaters gewinnen können, schon in der Sitzung selbst, was für mich der Schlüssel für die Veränderung und die Annäherung war. Diese Bilder sind in mir flutartig aufgetaucht mit einer enormen Schlüssigkeit. All das trage ich nun bewusst in mir, und es gehört wie selbstverständlich zu mir, dass ich mir nicht mehr vorstellen kann (will), dass dies mal gänzlich anders und sehr belastend war. Das Schlussbild, wie wir beide uns weinend umarmen, uns sehen können, trage ich nun ebenso bewusst in mir oder kann es jederzeit in mir reproduzieren, indem ich mir die entsprechende Szene noch einmal anhöre und damit visualisiere. Wenn ich jetzt an meinen Vater denke oder ihn spüre, gibt es nun diese Dankbarkeit und die Freude, ihn doch noch getroffen zu haben. Es gibt auch keine Zweifel an der Echtheit dieser Bilder, auch wenn sie »nur« in der Imagination entstanden sind. Dies spricht für die Kraft der inneren Bilder, sowohl in negativer wie auch positiver Weise.

Ich stehe hier und kann nicht anders, als danke, danke, danke zu sagen, dass dies passieren konnte.

5.4 Fallbeispiel Hannah

»Die Trauer darf jetzt da sein«

(Traumatische Trauer nach Wasserunfall vor 21 Jahren)

Hannah ist eine 42-jährige Psychotherapeutin in IRRT-Weiterbildung. Vor 21 Jahren war sie Zeugin bei einem Unfall in Südamerika, bei dem zahlreiche Kinder zusammen mit einem Priester in einem Boot einen Wasserfall hinabstürzten und starben. Sie selbst, ihr Freund, der Guide und zwei französische Touristen konnten sich noch mit knapper Not aus dem Boot retten. Den Zusammenhang zwischen dem Unfall und ihren übertriebenen Reaktionen auf leidende Kinder hatte sie erst kürzlich entdeckt.

Die Sitzung wurde im Rahmen eines IRRT-Selbsterfahrungsworkshops als Demonstration im Gruppensetting aufgenommen.

Besonderheiten:

- Der traumatische Anteil (Todesangst) war emotional überlagert durch den Traueranteil der Problematik.
- Unüblicher Phasenablauf bei traumatischer Trauer: 1 a, 1 b, 3, 2, 3.
- Beteiligte Trauer-Kategorien: Unzureichende Trauer, Schuld, larvierte Trauer, traumatische Trauer.
- Auflösung der Problematik durch das gemeinsame Schweigen und Trauern des AKTUELLEN und des DAMALIGEN ICHS (und nicht durch die Verstorbenen).

T = Therapeut/Supervisor P = Patientin/Supervisandin

VORBESPRECHUNG

T: Also Hannah, worum geht es?

P: Es geht um einen Wasserunfall 1994. Damals war ich mit meinem damaligen Freund im Urlaub in Venezuela, und dort hatten wir einen Unfall an einem Wasserfall.

T: Hattest du Todesangst?

Der Therapeut stellt kurz nach Beginn der Schilderung der Patientin als Erste diese Frage nach der Todesangst, weil er weiß, dass Todesangst ein wichtiger Risikofaktor für eine Traumafolgestörung ist.

P: Nein, nicht wirklich. Ich wäre zwar fast gestorben, oder ich dachte, dass ich sterbe, aber ich habe in diesem Moment die Angst nicht gespürt, sondern war in dem

Moment des »fast Ertrinkens« in Gedanken bei meiner Mutter, die kurz zuvor Brustkrebs diagnostiziert bekommen hatte und die Behandlung jetzt abgeschlossen hatte, und ich dachte immer wieder nur: *»Das geht jetzt nicht, nicht das jetzt auch noch, das geht nicht«*.

T: Es hat sich also nicht wie Angst angefühlt?

P: Ich denke, diese Angst war/ist für mich auch nicht das Problem. Ich habe viele Jahre über das Ereignis reden können, ohne dass es mich subjektiv noch sehr berührt hat. Nur, beim Berichten habe ich immer gemerkt, wie schockiert die anderen waren, wenn ich erzählt habe, was passiert ist, auch über meine Nüchternheit beim Berichten. Eigentlich bin ich ein sehr emotionaler Mensch. Eigentlich erst mit der Geburt meines ersten Kindes, und letztes Jahr im EMDR-Seminar sind mir bestimmte Trigger im Alltag bewusst geworden … Bei dem Unfall sind viele Kinder ums Leben gekommen. (Pause, atmet tief durch) Es geht schon los! (brüchige Stimme) … Ich habe damals [nach der Geburt der Tochter] in einer Psychiatrie gearbeitet, in der das Dienstarztzimmer über der Pädiatrie lag. Nachts, wenn ich Kinderweinen im Dienstzimmer gehört habe, hat mir das solche Schmerzen verursacht, dass ich mich am liebsten zusammengekrümmt hätte oder weggerannt wäre. Ich dachte, das wäre vielleicht normal als Mutter, habe mir weiter keine Gedanken gemacht … (weint) … Das war schlimm, aber ja, immer nur für kurze Zeit. Als ich dann letztes Jahr in dem Seminar saß, dachte ich plötzlich, vielleicht hat das doch mit dem Erlebten zu tun.

PHASE 1A

T: Ja, vielleicht können wir da jetzt gleich einsteigen? Könntest du die Augen schließen und nochmals die Szene schildern?

P: (schließt die Augen) Wir sind – wie gesagt – in diesem Backpacker-Urlaub gewesen und wollten uns den Wasserfall anschauen. Ein paar Kilometer vorher war die Einstiegsstelle weiter oben am Fluss, der in den Wasserfall mündete. Hier lagen mehrere einfache Boote mit jeweils einem Fahrer. Wir sind alle eingestiegen, auch die Kinder. (fängt an zu weinen)

T: Und wie viele seid ihr ungefähr? Du, dein Freund, die zwei Franzosen, der Priester und ca. 20 Kinder?

P: Ja.

T: Okay. Ihr fahrt jetzt los?

P: Ja, wir fahren los. Es ist eine wunderschöne Landschaft, ein ruhiger Fluss. Wir fahren dorthin, und vor dem Wasserfall sind Stromschnellen, und vor den Stromschnellen ist über den kompletten Fluss ein dickes Seil gespannt.

T: Mhm, und was passiert jetzt weiter?

P: Der Guide hat uns dann erst mal an Land gebracht, wir sind alle ausgestiegen …

T: Ihr steigt jetzt alle aus, und …?

P: Wir steigen alle aus und gehen den Wasserfall am Rand runter, schauen uns den

Wasserfall von unten an. Nach einer bestimmten Zeit hatten wir vereinbart, wieder da zu sein. Wir sind alle wieder in das Boot eingestiegen und sind losgefahren, vielleicht 50 m, und plötzlich ging der Motor aus. Der Fahrer hat versucht, daran rumzuziehen, aber er ging nicht mehr an. Wir haben immer mehr Fahrt aufgenommen. Ich dachte: »Na gut, da ist ja dieses Tau gespannt.«

T: Und wie hoch ist jetzt in dem Moment deine Anspannung?

P: So bei 7, 8.

T: Okay, und was passiert jetzt weiter?

P: Ich denke: »Der hat jetzt vielleicht einen Karabinerhaken und kann uns festmachen, oder wir können uns festhalten«, aber als wir dann da sind, ist die Geschwindigkeit so hoch … wir hätten uns wahrscheinlich geköpft, wenn wir versucht hätten uns festzuhalten (weint) … Ich versuche, mich festzuhalten, aber merke, dass es nicht geht, zu viel Geschwindigkeit …

Hannah wechselt immer wieder zwischen Gegenwart und Vergangenheit. Der Therapeut korrigiert das deshalb bewusst nicht, weil sie eindeutig so tief in der Imagination »drin« ist, dass die Schilderung in der Gegenwart als zusätzliche Maßnahme zur Vertiefung der Imagination gar nicht nötig ist.

T: Mhm.

P: Es werden alle schon unruhiger. Die Kinder fangen an zu weinen.

T: Die Kinder fangen an zu weinen?

P: (Stimme wird immer erregter, brüchiger, weint) Ja. Und plötzlich schreit der Guide nur noch *»Jump, jump!«*, und mein Freund springt zuerst.

T: Der Guide sagt: *»Jump, jump!«?*

P: … Ja.

T: Okay, und dein Freund springt jetzt raus, und …?

P: (weint verzweifelt) … Und ich weiß nicht, was ich machen soll, die Kinder schreien, ich guck noch einmal zurück und sehe die da alle … dann springe ich auch. Es ist so schwer, dahin zu schauen und zu springen … Es tut mir so leid (schluchzt verzweifelt)! Es tut mir so leid!

T: Okay, und springst du jetzt?

P: Ich springe ins Wasser und denke, dass ich jetzt an Land schwimmen kann, aber die Stromschnellen sind so heftig, dass ich gar nicht mehr weiß, wo oben und unten ist. Ich bin unter Wasser und bekomme keine Luft.

T: Du bist jetzt unter Wasser und bekommst keine Luft? Und wie weit bist du jetzt vom Rand des Wasserfalls?

P: Ich weiß, dass er jetzt bald kommen muss. Ich weiß es nicht, vielleicht 50 m oder so, aber ich bin halt unter Wasser, habe keine Orientierung mehr.

T: Okay, du bist jetzt unter Wasser, keine Orientierung mehr, du weißt nicht, ob du das überlebst?

P: Ja … nein … wie gesagt, das ist kein Gedanke oder Gefühl wie »*Oh Gott, ich sterbe!*«, sondern »*Oh ne!*«, so wie »*Das geht nicht!*« Ich habe dann auch das Glück, dass ich auf eine kleine Sandbank kurz vor dem Wasserfall zutreibe, auf der ein Baum steht. Dort kann ich mich hinstellen, und dort werde ich herausgeholt.

T: Du wirst rausgeholt von jemandem?

P: Ja, aber das ist erst mal noch total skurril. Es ist so laut alles, alle Touristen stehen am Ufer und denken, ich will wohl an Land laufen, schreien zu mir rüber, gestikulieren … (ärgerlich). Ich bin doch nicht bekloppt und laufe jetzt los! Die machen jetzt ein Boot an einem Boot am Ufer mit einem Seil fest und holen mich raus.

T: Und jetzt holen sie dich raus?

P: Ja.

T: Und wo ist dein Freund?

P: Der wartet auf mich an Land.

T: Er ist früher geschwommen, er hat das selber hinbekommen?

P: Ja.

T: Und die Franzosen, wo sind die?

P: Die sind auch da.

T: Und der Guide?

P: Der ist nicht in meinem Sichtfeld … weiß ich nicht genau …

T: Okay, aber du wirst jetzt von den anderen dort gerettet?

P: Mhm.

T: Bist du jetzt an Land?

P: Ja.

T: Und …? Was passiert jetzt weiter?

P: Ich weiß nicht, ich setze mich da hin und bin in dem Moment eigentlich nur saufroh, dass ich überlebt habe, und ich weine auch nicht … es ist irgendwie so …

T: Du bist taub irgendwie?

P: … Ja, taub und erleichtert, dass ich da bin …

T: Okay, und dann?

P: Dann wollen die irgendwie, dass wir in ein anderes Boot einsteigen, aber ich sage: »*Ich steige in überhaupt kein Boot mehr ein.*« Es gab dann die Möglichkeit über einen sehr langen Fußweg, man kam also zu Fuß auch zurück.

T: Okay.

P: Das haben wir dann auch gemacht, mein Freund und ich und der Guide. Wir waren dann zwar total zerstochen, aber das war mir dann auch egal.

T: Ja … Wird dir auch etwas gesagt von dem Boot und den anderen?

P: Naja, es ist dann unausgesprochen klar. Es haben ja alle gesehen, und es waren auch noch einige da, sehr verzweifelt, die das Boot haben runterfallen sehen mit den Menschen drin.

T: Das haben die dort gesehen?

P: Ja, es waren ja auch welche unten am Wasserfall.

T: Mhm, und ist die Szene jetzt damit abgeschlossen? Oder passiert noch etwas?

P: Ja … irgendwie merke ich jetzt das »Taubsein« darüber … Ich habe nie geweint, nie. Aber kein bewusstes »nicht Weinen« … ich musste es einfach nicht.

Da es sich um traumatische Trauer handelt, werden sowohl eine Phase 1a als auch eine Phase 1b durchgeführt, also das zweimalige Wiedererleben der Szene – beim zweiten Mal nur bis zum schlimmsten Moment. Die hier abgeschlossene Phase 1a hat üblicherweise eine doppelte Funktion: therapeutisch (zur Konfrontation mit dem Wiedererleben) und diagnostisch (zur Identifizierung der Hot Spots und der Unterscheidung zwischen Trauer und Trauma). Der Therapeut war an dieser Stelle allerdings noch nicht sicher, wo er das AKTUELLE ICH in Phase 1b einführen würde und welche Funktion das AKTUELLE ICH haben würde.

PHASE 1B

T: Aha. Okay. Dann gehen wir jetzt noch mal an den Anfang der Szene. Du kannst die Augen geschlossen lassen und den Anfang noch mal schildern, in der Gegenwartsform, wenn das geht.

P: Wir steigen ein in das Boot und fahren los. Als wir da sind, legen wir an und gehen den Wasserfall hinunter, schauen uns alles an. Nachdem die Zeit um ist, treffen wir uns alle wieder und steigen wieder ein, fahren los. Nach 150 m geht der Motor aus. Der Bootsführer will den Motor wieder starten, es geht nicht, er wird immer hektischer. Die Kinder werden hektisch. Alle werden nervös. Dann treiben wir auf das Seil zu, und ich denke: »Es ist alles gut.« Ich war wirklich der Überzeugung, als naive Europäerin, es wird schon eine Sicherheitsvorkehrung geben.

T: Mhm.

P: Aber als dann die Geschwindigkeit immer mehr wurde und das Schiff mehr und mehr trudelte, war alles total chaotisch. (Pause, weint) Am schlimmsten ist, dass die Kinder so hilflos sind …

T: Mhm … und was passiert jetzt weiter?

P: Wir treiben unter dem Seil durch, und der Guide fängt an zu schreien: *»Jump, jump!«*

T: *»Jump, jump!«*, schreit der Guide. Mhm.

P: Und mein Freund springt. Und ich will auch springen und gucke noch mal nach hinten und sehe die Kinder (weint verzweifelt).

T: Mhm. Und was siehst du da? Was empfindest du da?

P: Angst, ich sehe Angst und Hilflosigkeit. Kinder, die jemanden brauchen, der ihnen hilft.

T: Mhm.

P: Ich hätte ja wenigstens einen mitnehmen können … Ich weiß es auch nicht …

T: Und jetzt springst du? Und? … Du bist jetzt unter Wasser?

P: Ja.

T: Und du bekommst keine Luft?

P: Ich versuche nach oben zu kommen, aber ich weiß nicht, wo oben oder unten ist … durch die Stromschnellen. Ich habe keine Orientierung mehr.

T: Aha, und wie geht's weiter?

P: Ich strample trotzdem irgendwie rum. Irgendwann habe ich Grund unter meinen Füßen. Ich stell mich auf und halte mich auf dieser Sandbank.

T: Mhm.

P: Die Leute am Ufer schreien mich alle an und fuchteln herum. Ich denke, sie glauben, ich will jetzt einfach an Land gehen … oder, keine Ahnung, was die denken …

T: Mhm, und wie geht das dann weiter?

P: Die machen ein Boot fest am Ufer, lassen sich auf mich zutreiben und holen mich an Land.

T: Mhm, und wie fühlst du dich jetzt in diesem Moment?

P: Ähm, weiß ich nicht … leer in dem Moment …

T: Und bist du jetzt schon an Land?

P: Ja.

T: Und was passiert jetzt weiter? Du bist jetzt an Land, und …?

P: Ich sitze auf einem Mauervorsprung, und es kommt jemand Fremdes an und fragt, ob ich okay bin. Ich sage: *»Ja, mir geht es gut«* … oder so etwas.

T: Okay, und dein Freund, wo ist der?

P: Der ist neben mir.

T: Der ist neben dir?

P: Ja.

T: Okay, ihr sitzt da … und seid jetzt in Sicherheit?

P: Mhm.

T: Und dieses Boot mit den Kindern und dem Priester drin ist weitergefahren?

P: Mhm. Ja.

Zwar liegt hier eine Trauerproblematik vor, aber Hannah hatte weder eine Beziehung noch erinnerte Blickkontakte zu den verstorbenen Kindern, sodass keine Schlüsselszene von den Verstorbenen zu erwarten ist. Also bleibt dem Therapeuten hier als sinnvolle Alternative, das AKTUELLE ICH einzuführen, damit es Kontakt mit dem DAMALIGEN ICH und seinen Gefühlen aufnehmen könnte in der Hoffnung, dass sich daraus eine Schlüsselszene ergeben könnte.

PHASE 3

T: Kannst du dir jetzt vorstellen, dass du in deiner aktuellen Gestalt, als HEUTIGE ERWACHSENE, in die Szene dazukommst, zur HANNAH VON DAMALS? Kannst du dir das vorstellen? Du als HEUTIGES ICH?

P: An die Stelle, wo ich [DAMALIGES ICH] jetzt bin?

T: Ja, an die Stelle, wo du [DAMALIGES ICH] jetzt bist. Ich glaube, du [DAMALIGES ICH] sitzt noch da, neben deinem Freund … Du [HEUTIGES ICH] gehst direkt hin?

P: Mhm, also ich kann mir vorstellen, dass ich [HEUTIGES ICH] da bin.

T: Was siehst du [HEUTIGES ICH] da?

P: Ich sehe eigentlich nur jemanden, der vor sich hin guckt.

T: Okay, kannst du dir vorstellen, du gehst als HEUTIGES ICH dorthin, zum DAMALIGEN ICH, ganz nah dran, und du guckst sie an … und was möchtest du ihr sagen?

P: Das fällt mir so schwer.

T: Das fällt dir schwer?

P: Ja.

T: Kannst du es mal versuchen? Du gehst zu ihr hin, und du guckst sie an. Du siehst sie da, sie ist noch da mit ihrem Freund, sitzt da … Und wenn du jetzt mit ihr direkt reden könntest, was würdest du ihr sagen oder mit ihr machen wollen?

P: (Pause) Ich würde nichts Schönes zu ihr sagen, das ist das Problem.

T: Was würdest du ihr sagen?

P: (vorwurfsvoll) *»Warum hast du keinen mitgenommen, warum bist du allein gesprungen?«*

T: *»Warum hast du keinen mitgenommen, warum bist du allein gesprungen?«* Und wie reagiert das DAMALIGE ICH?

> *Dass das AKTUELLE ICH hier dem DAMALIGEN ICH einen Vorwurf macht, bewertet der Therapeut nicht als negativ, und er fördert einfach die offene Kommunikation dieser negativen Gefühle, da er weiß, dass das den Verarbeitungsprozess weiterbringen kann.*

P: Sie kann dazu nichts sagen, guckt weiter geradeaus.

T: Sie guckt weiter geradeaus? Und was würde sie sagen, wenn sie etwas sagen könnte?

> *Der Therapeut empfindet hier eine kleine Blockade (»Sie kann dazu nichts sagen«). Er hat jetzt drei Möglichkeiten: 1. »Was wollen Sie ihr weiter sagen oder mit ihr machen?« (in der Hoffnung, auf diese einfachste Art und Weise die Blockade zu überwinden, was er aber intuitiv als zu wenig wirksam voraussieht), 2. »Sie kann dazu nichts sagen, weil …?« (Umweg über die sekundäre Ebene zur Auflösung der Blockade, empfindet er als zu umständlich), 3. Einsatz des Konjunktivs (hier gewählt, als schnellste und flüssigste Überwindung der Blockade).*

P: Dass sie sich schon schuldig fühlt und ich ihr das nicht noch sagen muss.

T: Sie würde sagen, dass sie sich schon schuldig fühlt?

P: Dass sie nicht weiß, warum sie es nicht gemacht hat, und dass sie es gerne rückgängig machen würde, wenn es ginge.

T: Mhm.

P: Und ich mir als Mutter auch wünsche, dass jemand für mein Kind da wäre, wenn so etwas passiert.

T: Sie fühlt sich schuldig, weil …?

P: (weint, lange Pause) Weil sie allein gesprungen ist.

T: Weil sie allein gesprungen ist? Okay. Und die anderen sind auch allein gesprungen, dein Freund, die Franzosen und der Guide, ihr seid alle allein gesprungen?[11]

P: Ja.

T: Haben die anderen jemanden mitgenommen?

P: Nein (etwas irritiert).

T: Nein? Okay.[12] Das DAMALIGE ICH sagt: *»Ich fühle mich schuldig, weil ich niemanden mitgenommen habe, weil ich allein gesprungen bin.«* Und du als HEUTIGE ERWACHSENE, was würdest du ihr sagen?

P: (lange Pause) Es ist so schwer, ich weiß es nicht. Ich kann sie nicht trösten, es fühlt sich einfach nicht so an.

T: Was würdest du ihr sagen, wenn du mit ihr weiter reden könntest, du in deiner heutigen Gestalt, dem ICH VON DAMALS, vor 21 Jahren, was würdest du als HEUTIGES ICH zu ihr sagen?

P: Es fühlt sich eben nicht an wie 21 Jahre Unterschied … die beiden.

T: Ist das das, was du ihr sagen möchtest?

P: Ich kann ihr höchstens sagen, dass ich genauso fühle wie sie.

T: Kannst du ihr das direkt sagen?

P: Nein.

T: Du kannst es ihr nicht sagen, weil …?

P: Weil ich auch irgendwie denke, dass sie schuld ist.

T: Kannst du ihr das direkt sagen?

P: *»Ich kann nicht verstehen, warum du niemanden mitgenommen hast.«*

T: *»Ich kann nicht verstehen, warum du niemanden mitgenommen hast.«* Das sagst du ihr?

P: Ja.

T: Wie reagiert sie daraufhin?

---

[11] Hier lässt sich der Therapeut für einen Moment dazu verführen, ein Element der Beck'schen kognitiven Therapie (Einsicht in kognitive Irrtümer) einzusetzen, um Hannahs Schuldgefühle zu beheben. Hannah berichtete später, dass diese Intervention sie nicht nur irritiert, sondern auch kurz aus dem Prozess geworfen habe.

[12] Der Therapeut hat sofort die Irritation bemerkt, seinen Irrtum eingesehen, und er kehrt unmittelbar in den IRRT-Prozess zurück, was ohne weitere Komplikationen gelingt.

P: Guckt weiter nach vorne, starr, ohne Reaktion.

T: Du sagst ihr, du kannst auch nicht verstehen, warum sie keinen mitgenommen hat, und das DAMALIGE ICH guckt weiter erstarrt? Wie fühlt sie sich jetzt, DIE VON DAMALS?

P: Verzweifelt.

T: Verzweifelt? Sie fühlt sich verzweifelt? Und woran merkst du das, diese Verzweiflung der Anderen?

P: Weil sie so starr ist, weil sie nicht weiß, was sie machen soll.

T: Aha. Und wie möchtest du als HEUTIGES ICH auf ihre Verzweiflung reagieren? Du siehst, sie sitzt da … verzweifelt … stellt sich total infrage, warum sie nicht anders reagiert hat. Du siehst das, diese Verzweiflung. Wie möchtest du als HEUTIGES ICH darauf reagieren?

P: Mich erst mal nur danebensetzen und genauso gucken.

T: Kannst du dir das vorstellen, das so zu tun? Du setzt dich direkt neben sie, dicht neben sie, und … was machst du?

P: Und gucke auch ratlos.

T: Und du guckst auch ratlos, mit ihr zusammen, so in die Ferne?

P: Genau.

T: Okay.

P: Auf das Wasser.

T: Okay, und wie reagiert dann DIE VON DAMALS?

P: Guckt weiter, wir gucken jetzt beide.

T: Wie reagiert sie auf deine Anwesenheit neben ihr?

P: Ich glaube, sie findet es jetzt erst mal ganz gut, dass sie nicht weiter gefragt wird und einfach nur jemand daneben sitzt.

T: Dass sie nicht weiter gefragt wird, dass jemand neben ihr sitzt?

P: Mhm. Einfach erst mal nichts.

T: Einfach nichts zu sagen … Vielleicht ist auch nichts zu sagen im Moment?

Der Therapeut formuliert hier explizit, was die Patientin implizit andeutet. Im Grunde genommen ist dieses hier der Moment, in dem die Auflösung der Trauerproblematik stattfindet, indem diesem Bedürfnis nach Schweigen und Trauern einfach Raum gegeben wird.

P: Mhm.

T: Und woran merkst du, dass es ihr ein bisschen guttut, dass jemand da ist, der neben ihr sitzt?

P: Das spüre ich.

T: Das spürst du?

P: Mhm.

T: Und wo spürst du das?

P: Hier. (legt ihre Hand auf den Brustkorb)

T: Hier? Und was möchtest du weiter als HEUTIGES ICH mit ihr, dem DAMALIGEN ICH, machen, an dieser Stelle tun?

P: (Stimme wird langsamer und ruhiger) Ich möchte mir einfach mal Zeit nehmen, hier zu sitzen. Damals war alles so schnell.

T: (mit ebenfalls ganz langsamer und ruhiger Stimme) Zeit nehmen, einfach mal innehalten, einfach mal nichts sagen, nichts sagen, du sitzt neben ihr, und ihr guckt zusammen auf das Wasser. Das alles war etwas Furchtbares.

P: Ja.

T: Undenkbar. Furchtbares ist gerade geschehen. Und manchmal ist einfach nichts zu sagen. Aber wenigstens ist jemand da, der neben ihr sitzt, der auf das Wasser guckt. Und das tut dem DAMALIGEN ICH schon ein bisschen gut.

P: Mhm.

T: Was für ein Gefühl ist das?

P: Das tut gut. Ich merke auch, dass mein Freund noch neben mir sitzt, aber das ist ganz anders, fühlt sich ganz anders an.

T: Das fühlt sich ganz anders an?

P: Ja.

T: Und wie anders?

P: Ich hatte das Gefühl, ich müsste mich mehr um ihn kümmern als umgekehrt. Er fühlte sich mir gegenüber schuldig. Das habe ich später erst erfahren. Schuldig, dass er sich nicht um mich gekümmert hat, was ich selbst nicht so empfunden habe.

Hier vermutet der Therapeut, dass sich das HEUTIGE ICH mit dem Freund (als Konfrontationsobjekt) vielleicht auseinandersetzen möchte, aber er entscheidet nicht selbst, sondern fragt das HEUTIGE ICH.

PHASE 2

T: Aha. Gibt es etwas, das du als HEUTIGES ICH deinem Freund von damals an dieser Stelle sagen wollen würdest?

P: Ja.

T: Was möchtest du ihm sagen?

P: Dass ich kein Baby bin, auf das man aufpassen muss. Dass es um etwas ganz Anderes geht.

T: Und was möchtest du ihm direkt sagen?

P: Dass er nicht auf mich aufpassen muss. Ich weiß auch nicht, die Situation hat mich so genervt!

T: Kannst du ihm das direkt sagen?

P: Dass er nicht das Opfer war, nur weil er nicht auf seine Freundin aufgepasst hat, es ist so paradox, wie er sich hinstellt.

T: Kannst du ihm das direkt sagen?

P: *»Hier sind gerade Menschen gestorben! Es geht nicht um mich! Hier sind Menschen gestorben! Das muss man doch erst mal annehmen! Es geht nicht um mich, dass jemand nicht auf mich aufgepasst hat!«*

T: *»Es geht darum, dass Menschen gestorben sind!«*

P: Ja.

T: *»Darum geht's mir.«* … Wie reagiert der Freund darauf?

P: Sprachlos.

T: Sprachlos? Wie guckt er denn?

P: Irritiert. Ich glaube, er versteht nicht, was ich meine.

T: Er versteht nicht, was du meinst? Er versteht nicht, weil …?

P: Ich glaube, weil er denkt, dass ich ganz anders fühle in dem Moment. Er denkt, ich hätte Angst zu sterben und er müsse mich deswegen trösten. Aber ich hatte ein ganz anderes Problem.

T: Du sagst ihm: *»Es geht nicht um mich, es geht darum, dass Menschen hier gestorben sind. Es ist viel schlimmer.«* Und er versteht es nicht, es kommt bei ihm nicht an?

P: Er denkt erst darüber nach, glaube ich.

T: Er denkt darüber nach? Und was möchtest du ihm noch sagen an dieser Stelle?

P: Dass es für mich mehr Hilfe wäre, respektvoll mit dem Tod dieser Kinder umzugehen.

T: Kannst du ihm das direkt sagen?

P: *»Ich würde mir wünschen, dass du jetzt nicht bei mir oder bei dir bist, sondern, dass wir gemeinsam um diese Kinder hier trauern. Das ist das Mindeste, was sie verdient haben.«*

T: Wie reagiert er darauf?

P: Betroffen.

T: Betroffen?

P: Mhm.

T: Woran merkst du das?

P: Er guckt mich nicht mehr an, sondern guckt auf den Boden.

T: Er guckt auf den Boden, nachdenklich, betroffen? Und wie möchtest du jetzt auf seine Betroffenheit reagieren?

P: Innehalten, den Satz setzen lassen. Ich merke ja, dass er ankommt bei ihm.

T: Mhm, ein bisschen Zeit lassen.

P: Und ihm dadurch die Chance lassen, mich vielleicht etwas besser zu verstehen.

T: Aha. Die Chance lassen, DICH VON DAMALS besser zu verstehen?

P: Mhm.

T: Einfach mal nichts sagen, Zeit nehmen.

Wechsel des Konfrontationsobjekts in PHASE 2

P: Es kommt gerade auch das Bild, dass irgendein Mann angerannt kam und besorgt war. Ich habe gemerkt, wie mich das angekotzt hat, ich hätte ihm in die Fresse schlagen können, ich fand das so ätzend, so unpassend ... Klar kann ich verstehen, es war sicher nur gut gemeint.

T: Es hat dich angekotzt, weil so viele Kinder da gestorben sind?

P: Ja, und die, der nichts passiert ist, wird ständig gefragt, wie es ihr geht. Ich bin da so hin- und hergerissen. Vom Kopf her weiß ich, dass das normal ist, aber innerlich hat sich das damals so schlimm angefühlt.

T: Kannst du dir jetzt vorstellen, als HEUTIGES ICH den Mann direkt anzusprechen?

P: (weint) *»Lassen Sie mich doch jetzt erst mal einfach in Ruhe! Lassen Sie mich doch bitte in Ruhe!«*

T: *»Ich bin okay, lasst mich doch einfach in Ruhe! ... Ich bin okay, lasst mich jetzt in Ruhe!«* Was möchtest du ihm noch sagen?

P: Ich will einfach, dass der geht. Einfach: *»Lass mich in Ruhe, ich bin okay!«* Mehr nicht.

T: Okay, das sagst du ihm jetzt. Wie reagiert er darauf?

P: Er geht.

T: Er geht?

P: Ja.

Erneut PHASE 3

T: Und jetzt ... wie geht's deinem Freund und wie geht's dem DAMALIGEN ICH?

P: Wir sitzen jetzt zu dritt da.

T: Ihr sitzt jetzt zu dritt da?

P: Und gucken aufs Wasser.

T: Und guckt aufs Wasser? Und gibt es etwas, das du aus heutiger Sicht dem DAMALIGEN ICH oder dem Freund noch sagen möchtest?

P: Machen würde ich einfach gerne, dass wir zu dritt dort sitzen, so lange, wie es sich danach anfühlt.

T: So lange, wie ihr das benötigt? In Ruhe ... Ihr guckt auf das Wasser?

P: Ja.

T: Kannst du dir vorstellen, dass ihr das zu dritt so macht?

P: Ja, das fühlt sich auch schon gleicher an, also beide sitzen gleich nah dran. Es fühlt sich auch weniger falsch an, dass er neben mir sitzt.

T: Aha. Also irgendwie ist das ein stimmigeres Gefühl, unter diesen Umständen einfach zu dritt auf das Wasser zu gucken?

P: Ja.

T: In Ruhe?

P: Ja, alle anderen sollen gehen.

T: Genau.

P: Ich möchte einfach so viel Zeit haben, wie ich brauche.

T: Ihr nehmt euch so viel Zeit, wie ihr braucht. Das DAMALIGE ICH sitzt in der Mitte?

P: Ja.

T: Was spürst du jetzt beim DAMALIGEN ICH?

P: Dass sie sich verstanden fühlt.

T: Dass sie sich verstanden fühlt? Woran merkst du das?

P: Weil die Tränen nicht mehr so wehtun.

T: Weil die Tränen nicht mehr so wehtun?

P: Weil wir hier einfach so sein dürfen, und keiner fragt warum.

T: Keiner fragt warum. Ihr spürt eine Verbindung miteinander. Das DAMALIGE ICH fühlt sich nicht mehr so allein. Ist es das, was ihr empfindet?

P: Ja.

T: Die Tränen sind da, aber nicht mehr so schmerzhaft. Genau.

P: Traurig ist es eben …

T: Eine furchtbar traurige Situation. Undenkbar. Aber jetzt seid ihr da zu dritt.

P: Es tut so gut, diese Ruhe zu haben. Es tut so gut. Das hat mir so gefehlt. Einfach mal Ruhe zu haben.

T: Das merkst du jetzt, diese Ruhe zu haben. Und seit diesem Ereignis war dieses Gefühl nicht da?

P: Nein. Diese innere und äußere Ruhe zu haben. Keiner ist mehr da, wir können da sitzen, so lange wir wollen. Können erst mal verstehen, was passiert ist.

T: Aha. Erst mal dort sitzen und verstehen, was passiert ist. In aller Ruhe.

P: Dafür hatte ich nie Zeit.

T: Und du spürst jetzt hier auf der Brust, dass es ein besseres Gefühl ist?

P: Ja, irgendwie habe ich das Gefühl, dass die Trauer jetzt da sein darf.

T: Jetzt darf die Trauer da sein?

P: Ja, worüber ich bisher nur kühl erzählen konnte, was alle anderen immer gesagt haben. Jetzt hat sie plötzlich Platz. Vorher keine Chance, keine Zeit, kein Platz, keine Ruhe.

T: Aha. Jetzt guckt ihr noch auf das Wasser?

P: Ja, es tut so gut.

T: Das tut gut. Die Trauer zuzulassen tut auch gut … den Schmerz zuzulassen. Ein wichtiges Gefühl, zulassen zu können. Ist es das, was du sagst, wie du es empfindest?

P: Ja. Es fühlt sich so versöhnlich an. Auch den Kindern die Zeit zu geben.

T: Es fühlt sich versöhnlich an, den Kindern gegenüber?

P: Ja.

T: Und das ist für dich sehr wichtig?

P: Ja.

T: Und das Gefühl hast du bisher nicht gehabt?

P: Mir war es nicht bewusst, dass es darum geht. Ich dachte bis jetzt, es geht darum, dass ich Schuldgefühle habe, dass ich überlebt habe.

T: Aha. Aber jetzt merkst du, es geht um die Trauer?

P: Ja.

T: Ein versöhnliches Gefühl den Kindern gegenüber?

P: Ja, wenn ich in dem Moment schon nicht da sein konnte, ihnen wenigstens zu zeigen, dass sie keiner gleich vergisst.

T: Genau. Jetzt sitzt ihr da zu dritt, ihr schaut immer noch auf das Wasser, aber jetzt fühlt es sich ein wenig anders an?

P: Mhm. Ja.

T: Trotz dieser furchtbaren Situation merkst du jetzt aber ein besseres Gefühl in dir. Und es ist wichtig, dort zu sitzen mit den anderen … nicht allein?

P: Ja, diese Ruhe, als ob jemand den Lautsprecher neben mir ausgestellt hätte.

T: Genau. Genau. Wie fühlst du dich jetzt?

P: Oh, erleichtert. Dieser Druck, dieser schlimme Druck ist weg.

T: Du fühlst dich erleichtert, dass dieser Druck weg ist. Nur noch eine Traurigkeit, die in Ordnung ist, nicht mehr so unkontrollierbar. Diese Traurigkeit ist in Ordnung, vielleicht auch heilend. Ist es das, was du meinst?

P: Ja, es fühlt sich gesünder an. Eine Traurigkeit, die sein darf. Vorher hat es mich total erdrückt.

T: Mhm, und ihr sitzt immer noch zu dritt und schaut auf das Wasser …?

P: Ja.

T: Du bist ruhiger geworden, erleichtert, ein besseres Gefühl. Wie sieht das Wasser jetzt aus? Was siehst du da jetzt?

P: (lächelt) Das ist fast lustig … aber, trotz der Stromschnellen ist das Wasser ruhig geworden.

T: Das Wasser ist jetzt ruhig?

P: Wie nach einem Sturm.

T: Wie nach einem Sturm … du guckst auf das Wasser, es ist ruhig, wie nach einem Sturm … und du lächelst, wenn du das sagst. Du bist jetzt ruhig.

P: … Und auch das Wasser ist ruhig.

Abschlussfrage 1

T: Gibt es noch etwas, was du dem DAMALIGEN ICH sagen oder mit ihm machen möchtest, bevor wir diese Begegnung ausklingen lassen?

P: Nein, ich möchte einfach da so bleiben, das möchte ich auch als letztes Bild.

T: Als Abschlussbild … Ihr schaut auf das Wasser, und jetzt ist das Wasser ruhiger geworden. Ihr seid ruhiger geworden. Auch das DAMALIGE ICH?

P: Ja.

Hannah kennt den IRRT-Prozess und weiß, dass jetzt eigentlich die restlichen Abschlussfragen kämen. Sie weiß auch, dass nach ihrem Empfinden keine weiteren Aktionen mehr notwendig sind, und kürzt von sich aus den Prozess ab, indem sie aktiv ein Abschlussbild vorschlägt, bevor der Therapeut sie danach fragt. Selbstverständlich geht der Therapeut darauf ein.

T: Was merkst du noch an ihr, dem DAMALIGEN ICH?

P: Es ist ein anderer Schmerz, es tut noch schlimm weh, aber es ist irgendwie erträglicher.

T: Es ist irgendwie erträglicher?

P: Und ich habe ein besseres Gewissen.

T: Du hast ein besseres Gewissen?

P: Ich fühle mich nicht mehr so schuldig.

T: Du hast ein besseres Gewissen, weil …?

P: … ich jetzt das Gefühl habe, dass ich Respekt gezeigt habe, dass nicht gleich alles weitergeht wie in einem Film, als sei nichts passiert. Das war mir vorher alles zu schnell.

T: Du hast Respekt und Trauer gezeigt gegenüber den Kindern … ihr sitzt noch dort am Ufer, dass Wasser ist ruhig … Du kannst das Bild noch eine Weile wirken lassen, du kannst das Bild auch mitnehmen, dieses Bild bleibt jetzt bei dir … Dann kannst du in deinem eigenen Tempo wieder hierher in den Raum kommen und die Augen aufmachen.

Hannah war völlig erschöpft, deswegen gab es keine Nachbesprechung.

Katamnese

Hannah schrieb ein Jahr nach dieser Sitzung die folgende Zusammenfassung:

Was hat sich seit dieser IRRT-Sitzung bei mir verändert?

Zunächst noch zu meinem Leben nach dem Unfall bis zur IRRT-Sitzung: In der Nachbetrachtung passen Begriffe wie Hyperarousal, Schlafstörungen, Vermeidung und Hypersensitivität gegenüber emotionalem Stress gut zu meinem Leben in dieser Zeit.

Als erste Veränderung nach der IRRT-Sitzung kann ich feststellen, dass frühere Trigger deutlich in der Belastung heruntergegangen sind. Ein fremder Kinderschrei löst nicht mehr einen Tritt in die Magengrube aus. Generell bin ich deutlich ruhiger, gelassener und zufriedener mit mir geworden, insbesondere als Mutter im Umgang mit meinen Kindern. Das Gefühl der Schuld gegenüber meiner Tochter Lore ist deutlich geringer geworden. An die Stelle ist allerdings jetzt Trauer gerutscht, Trauer um die Zeit, in der sie keine ruhigere, sondern oftmals in Stresssituationen gereizte Mutter hatte. Das hätte ich ihr anders gewünscht.

Mir ist übrigens eine Situation klar geworden, die ich früher nie verstand: Nach Lores Geburt (geplanter Kaiserschnitt) wollte ich auf keinen Fall vom Kind getrennt werden, ich war da innerlich vorher schon fast panisch gewesen. Jetzt erst weiß ich warum. Ein verständnisvoller Anästhesist hatte mir zugesagt, dass das in Ordnung gehe. Nach der Geburt sagte plötzlich ein anderer Arzt zu mir: »So, Sie werden jetzt in den Aufwachraum gebracht«, *was hieß, dass ich mindestens eine Stunde von Lore getrennt würde. Das Bild, wie Lore von mir weggetragen wurde und ich wie versteinert im Bett lag und nichts sagen konnte, ist mir noch deutlich vor Augen. Mir war lange unklar, warum ich nicht einfach auf der Abmachung mit dem Anästhesisten bestand und nur schweigen konnte. Jetzt passt es ins Bild. Es war wie ein Wiedererleben des Wasserunfalls. Hinterher kamen die Schuldgefühle, wieder hatte ich für ein Kind nicht da sein und handeln können, noch nicht mal für mein eigenes. Wie gesagt, durch diese Erkenntnis hat sich Schuld in Trauer umgewandelt. Nicht nur Trauer um »die Kinder von damals«, auch Trauer um eine Zeit, in der ich für Lore vielleicht, wenn ich die Chance gehabt hätte, eine bessere Mutter hätte sein können. Ich arbeite daran, es so zu formulieren, dass ich jetzt eine NOCH bessere Mutter bin :-).*

Was auch neu ist: Ich recherchiere über den Unfall. Ich habe das Bedürfnis, meine Erinnerung an den Unfall mit dem tatsächlichen Geschehen »abzugleichen«. Ich weiß nicht einmal mehr, wann genau und an welchem Wasserfall der Unfall war. Das ist gar nicht leicht herauszubekommen, aber ich bin jetzt motiviert, engagiert und nicht mehr ängstlich vermeidend.

Was mich selbst sehr verwundert, was ich aber irgendwie auch als Teil des Prozesses wahrnehme, ist die Tatsache, dass ich seit der IRRT-Sitzung viel selbstfürsorglicher geworden bin. Ich höre viel Musik, was ich viel mehr genießen kann, ich plane, mir ein Klavier zu kaufen, und möchte seit über 25 Jahren wieder anfangen zu spielen. Vielleicht ist es auch überzogen, jetzt alles auf dieses eine Thema zu schieben, aber irgendwie fühlt es sich für mich so an, als ob sich eines in das andere fügt. Irgendwie möchte ich auch noch ein Symbol für »die Kinder« finden, aber ich habe noch nichts Passendes gefunden.

Also, wenn ich versuche, objektiv zu sein, würde ich sagen, ich befinde mich nach meiner IRRT-Sitzung in der Phase der Trauer und auch der Neuorientierung, was guttut, aber auch schmerzlich ist! Manchmal fahre ich emotional Achterbahn, aber ich fahre endlich :-).

5.5 Fallbeispiel Florian[13]

»Nun bist du tot, weil du nicht aufgepasst hast!«

(Traumatische Trauer bei einem Feuerwehrmann, der im Einsatz seinen tödlich verunfallten Bruder vorfand)

Florian ist ein 26-jähriger, verheirateter Vater von zwei kleinen Kindern, Angestellter und aktives Mitglied der Freiwilligen Feuerwehr. Bis zum Tag des Unfalls, als sein Bruder Benni durch einen umstürzenden Bagger tödlich verletzt wurde, verlief sein Leben in ruhigen Bahnen ohne schwerwiegende Belastungen. Seine Herkunftsfamilie beschreibt er als unterstützend und von Zusammenhalt geprägt, der ältere Bruder war für ihn Mentor und enger Vertrauter gewesen.

Der Unfall ereignete sich im Rahmen einer Benefiz-Spaßaktion, bei der mehrere Personen durch einen Bagger mit Wasser überschüttet werden sollten. Der Bagger stürzte jedoch dabei auf seinen Bruder. Florian wurde während seines Dienstes bei der Freiwilligen Feuerwehr als Helfer an die Unfallstelle gerufen, verbrachte mehrere Minuten im Ungewissen über das Befinden seines Bruders und musste dann seiner Familie die Nachricht vom Tod des Bruders überbringen.

Florian entwickelte massive posttraumatische Belastungssymptome und wurde drei Monate nach dem Unfall in einer psychosomatischen Klinik stationär behandelt. Er klagte über folgende Symptome: 10 Stunden am Tag leide er unter wiederkehrenden intrusiven Gedanken über seinen verstorbenen Bruder, manche in Form furchtbarer Unfallbilder, verknüpft mit Gefühlen von Wut und Trauer. Die wiederkehrenden Gedanken führten teilweise zu einer dissoziativen Symptomatik, die ihn in der Bewältigung seines Alltags einschränkten. Zudem leide er unter Einschlafstörungen und (psychosomatischen) starken Magenschmerzen. Aus der aktiven Tätigkeit bei der Feuerwehr habe er sich zurückgezogen.

Aufgrund der nur unzureichenden Besserung wurde nach dem Klinikaufenthalt, d. h. mittlerweile 6 Monate nach dem Trauma, eine dreitägige Blocktherapie (teilstationäre Intensivbehandlung, d. h. 6 – 8 Stunden täglich) mit IRRT durchgeführt. Diese Art intensiver Blocktherapie ist vor allem bei Patienten nach einem Typ-I-Trauma indiziert, die unter einer schwerwiegenden Traumafolgesymptomatik leiden und für die eine stationäre Behandlung aktuell nicht möglich oder praktikabel ist. Das Grundprinzip dieses Behandlungskonzepts ist eine gezielte, verlängerte Traumakonfrontation mittels IRRT (in der Regel bis acht Stunden pro Tag für 3 – 4 Tage) mit enger, unterstützender psychotherapeutischer Begleitung.

[13] Ein besonderer Dank sei hier an Dipl.-Psych. Klaus Dilcher, Geschäftsführer der Klinik am Waldschlösschen in Dresden, gerichtet, der die Veröffentlichung ermöglicht hat. Klaus Dilcher supervidierte den Fall in der Klinik und zog M. S. zur Durchführung der IRRT-Blocktherapie hinzu.

Die konkreten Ziele in Florians Behandlung waren, die posttraumatischen Belastungssymptome zu bewältigen, die Häufigkeit des Denkens an seinen verstorbenen Bruder wesentlich zu reduzieren, von diesem Abschied zu nehmen und wieder arbeits- und einsatzfähig zu werden, sowohl in seiner Erwerbstätigkeit als auch bei der Freiwilligen Feuerwehr.

Besonderheiten:

- Phasenablauf:
  Tag 1: erste IRRT-Sitzung: Phase 2 (Begegnung mit dem verstorbenen Bruder);
  Tag 2: zweite IRRT-Sitzung: Phase 1 a (Wiedererleben der Unfallszene)
  Tag 3: dritte IRRT-Sitzung: Phase 1 a, 2 (Wiedererleben der Unfallszene, Begegnung mit dem verstorbenen Bruder).
- Es werden hier nur die zwei IRRT-Sitzungen vorgestellt, die am ersten und am dritten Tag durchgeführt wurden.
- Beteiligte Trauerkategorien: Mangelnde Verabschiedung vom Verstorbenen, Wut, persistierende Verlassenheit, traumatische Trauer.
- Im Langzeitverlauf zeigte sich bei diesem Patienten das Phänomen des posttraumatischen Wachstums (Tedeschi u. Calhoun 2004).

Der Ablauf der IRRT-Blocktherapie gestaltete sich bei Florian folgendermaßen:

Am ersten Tag konnte nach einer kurzen Vorbesprechungsphase direkt in die IRRT-Behandlung eingestiegen werden. Anfangs entstand der Eindruck beim Therapeuten, dass die Trauerproblematik eher im Vordergrund stünde als die Traumaproblematik. Aus diesem Grund führte er am ersten Tag eine IRRT-Trauersitzung (fiktive Begegnung mit dem verstorbenen Bruder) durch, die im Folgenden abgedruckt ist. Der Patient hörte sich die Audioaufnahme fünfmal an, viermal allein und einmal zusammen mit dem Therapeuten. Beim gemeinsamen Anhören der Audioaufnahme entstand beim Therapeuten der Eindruck, dass doch eine gezielte Traumakonfrontation nötig sein würde, und zwar vor allem mit dem Moment, als er seinen Bruder am Unfallort vorfand (ein häufiger Flashback des Patienten), sowie mit der Erinnerung, als er seiner Familie vom Tod des Bruders berichten musste.

Also wurde am zweiten Tag eine reine IRRT-Phase 1a-Sitzung (Traumakonfrontation) durchgeführt. Das Nachhören der Audioaufnahme erfolgte dann nach dem gleichen Schema wie am ersten Tag.

Am dritten Tag wurde eine IRRT-Phase 1a, 2-Sitzung, also sowohl eine Traumakonfrontation als auch eine fiktive Begegnung mit dem verstorbenen Bruder, angewendet. Diese Sitzung ist ebenfalls in diesem Fallbeispiel abgedruckt. Nachdem auch diese Audioaufnahme vom Patienten nach dem gleichen Schema insgesamt fünfmal abgehört worden war, wurde die Behandlung abgeschlossen.

Die Behandlung erfolgte von Montag bis Mittwoch. Am darauffolgenden Montag konnte der Patient wieder seine Arbeitsstelle antreten und ist seither sowohl uneingeschränkt arbeitsfähig als auch bei der Feuerwehr wieder einsatzfähig.

Erste IRRT-Sitzung

PHASE 2

T: Es handelt sich um eine fiktive Begegnung auf der INNEREN BÜHNE mit Ihrem verstorbenen Bruder. Wenn Sie bereit sind, können Sie die Augen schließen und ein Bild Ihres verstorbenen Bruders vor Ihrem inneren Auge aufkommen lassen. Können Sie sich das jetzt vorstellen?
P: (schließt die Augen, kurze Pause) Ja.
T: Und wo befinden Sie sich jetzt mit Ihrem verstorbenen Bruder?
P: Im Wohnzimmer meiner Eltern.
T: Okay, Sie befinden sich jetzt mit Ihrem Bruder im Wohnzimmer der Eltern.
P: Mhm.
T: Und was sehen Sie da?
P: Ja, wir sitzen im Esszimmer. Ich sitze auf meinem Platz, wo ich immer gesessen habe. Er sitzt auf seinem Platz.
T: Und wie sieht er aus?
P: Eigentlich ganz normal.
T: Ganz normal?
P: Er hat sein hässliches lila T-Shirt wieder an, wo ich mich immer frage, warum er das überhaupt gekauft hat.
T: Okay. Sie sind da jetzt mit dem verstorbenen Bruder im Esszimmer der Eltern. Wenn Sie jetzt direkt mit ihm reden könnten, was würden Sie ihm sagen oder mit ihm machen wollen?
P: Ich würde fragen, wieso er keine Gefahr erkannt hat.
T: Wieso er keine Gefahr erkannt hat?
P: Ja.
T: Können Sie ihn das direkt fragen?
P: »*Warum hast du da nicht gesehen, dass das schieflaufen könnte?*«
T: »*Warum hast du da nicht gesehen, dass das schieflaufen könnte?*« Und wie würde der Bruder reagieren, wenn er könnte?
P: Hm, ich denke, vielleicht würde er sagen: »*Eigentlich ist doch eine Warneinrichtung an so einem Gerät dran, es hätte doch eigentlich gar nichts passieren dürfen.*«
T: »*Es hätte eigentlich gar nichts passieren dürfen.*« Und wie reagieren Sie daraufhin?
P: »*Warum habt ihr das nicht vorher nachgeguckt, ob das Ding funktioniert oder nicht?*«
T: Aha. Und der Bruder? Wie reagiert er darauf?
P: Er würde wahrscheinlich sagen: »*Ja, wenn man ein Auto leiht, geht man davon aus,*

dass auch die Bremsen funktionieren. Man geht davon aus, dass, wenn man sich so einen tollen Bagger leiht, dass auch alles daran funktioniert.«

T: Mhm. Und Sie? Wie möchten Sie darauf reagieren?

P: Trotzdem finde ich das irgendwie Banane. Warum setzt man sich überhaupt irgendwo drunter, wo zwei Tonnen Gewicht drin sind? Selbst wenn die Sicherheitsvorrichtung funktioniert, warum setzt man sich überhaupt darunter?

T: Und er? Wie würde er darauf reagieren?

P: Das weiß ich auch nicht. Normalerweise ist klar, man darf sich unter solchen Geräten nicht aufhalten. Das weiß er auch.

T: Können Sie ihm das direkt sagen?

P: Ja. *»Du weißt doch ganz genau, dass man sich darunter nicht aufhalten darf. Es ist nichts anderes wie beim Stapler auch – man darf sich unter den Zacken nicht aufhalten, und genau so ist das bei einem Scheißbagger auch.«*

T: Und der Bruder? Seine Reaktion?

P: Die weiß ich auch nicht.

T: Mhm. Und ausgerechnet er, der immer so vorsichtig ist mit solchen Sachen, haben Sie vorhin gesagt [in der Vorbesprechung] … Wollen Sie ihm das noch direkt sagen?

P: *»Du bist sonst immer so vorsichtig mit allem gewesen und weißt eigentlich ganz genau: unter so was darfst du dich nicht druntersetzen. Trotzdem machst du das! Wieso machst du das überhaupt?«*

T: Was sehen Sie jetzt in seinen Augen, wenn Sie ihm direkt ins Gesicht schauen könnten?

P: Ratlosigkeit.

T: Ratlosigkeit. Und wie möchten Sie darauf reagieren, auf seine Ratlosigkeit?

P: (Pause) *»Na, jetzt haben wir den Salat! Nun bist du tot, nur weil du nicht aufgepasst hast!«* (wütend)

Der Patient zeigt als erste spontane Reaktion in der Begegnung mit seinem verstorbenen Bruder seine Wutgefühle. Üblicherweise ist Wut eine sekundäre Emotion, die eine primäre Emotion verdeckt. Sobald der Patient seine Wut ausgelebt bzw. zum Ausdruck gebracht hat, würde man damit rechnen, dass die primäre Emotion (in diesem Fall wahrscheinlich Trauer) zum Vorschein kommt.

T: Und der Bruder, wie reagiert er darauf?

P: Na, er wird wahrscheinlich denken: *»Ich hatte mir das auch anders vorgestellt.«*

T: Mhm. Was möchten Sie ihm weiter sagen oder mit ihm weiter machen in dieser Vorstellung?

P: (Pause) … Ich glaube, nichts.

T: Sie glauben, nichts? Sie haben vorhin [in der Vorbesprechung] von Ihrer Trauer gesprochen …

P: Mhm.

T: Dass Sie ihn vermissen, dass ein großes Loch jetzt da in der Familie ist. Was möchten Sie ihm jetzt diesbezüglich sagen?

Diese Intervention, bei der der Therapeut aktiv eine Information einfließen lässt, welche der Patient in der Vorbesprechung von sich aus auf einer sekundären kognitiven Ebene beschrieben hat, konfrontiert das Vermeidungsverhalten des Patienten, der offenbar noch versucht, seine schmerzliche Trauer nicht zuzulassen. Der Therapeut steuert den Prozess so, dass der Patient seine Trauer auf der primären Erlebnisebene direkt seinem Bruder zum Ausdruck bringen kann, damit dieses Gefühl verarbeitet werden kann.

P: (Lange Pause) »*Nur weil du einmal nicht aufgepasst hast, ist unser ganzes Leben im Arsch.*«

T: »*Ist unser ganzes Leben jetzt im Arsch.*« … und …?

P: »*Und wir müssen sehen, wie wir damit weiter zurechtkommen.*«

T: »*Und wir müssen sehen, wie wir damit weiter zurechtkommen.*« … Aber das ist nicht so einfach?

Mit dieser kleinen Ergänzung »… aber das ist nicht so einfach?« formuliert der Therapeut explizit das, was er implizit beim Patienten empfindet.

P: Ja, genau.

T: Wie reagiert Ihr Bruder?

P: Er wird wahrscheinlich das Gleiche sagen, was er vorhin schon gesagt hat.

T: Mhm.

P: Er hat sich das auch anders vorgestellt. Er wollte das auch nicht so.

T: Was möchten Sie dem Bruder über seine Kinder sagen jetzt, über die drei Kinder, wie es denen geht?

Auch diese therapeutische Intervention bezieht sich auf Informationen aus der Vorbesprechung, und es geht weiterhin darum, das Vermeidungsverhalten des Patienten seinen eigenen Emotionen gegenüber zu konfrontieren.

P: Ja, schlecht geht's denen. Hannes weiß da noch nicht so viel von, Hannes war ja noch viel zu klein.

T: Können Sie ihm das direkt sagen?

P: Ja. »*Bei Hannes hast du im Endeffekt noch mal Glück gehabt, weil Hannes ist ja noch viel zu klein, er wird nachher sowieso nichts mehr von dir wissen.*«

T: Mhm. Und Irene?

P: »*Irene ist nur sauer auf dich!*«

T: Sauer auf dich, weil …?

P: *»Weil du nicht mehr da bist.«*

T: Mhm. Und der Hans?

P: *»Ja, Hans' Einschulung hast du schon verpasst. Hans hat gute Noten in der Schule.«*

T: Und wie reagiert der Bruder, wenn er das hört?

P: Ja, er ist traurig.

T: Er ist traurig. Und woran merken Sie das?

P: Kann man ihm ansehen.

T: Im Gesicht sieht man ihm an, dass er traurig ist?

P: Mhm.

T: Und wie reagieren Sie auf das, was Sie in seinem Gesicht sehen? Auf seine Traurigkeit?

Interessanterweise zeigt sich ein Trauergefühl nicht beim Patienten selbst, sondern bei seinem verstorbenen Bruder. Psychodynamisch gesehen handelt es sich möglicherweise um eine Projektion der eigenen Trauer, aber sicherlich nicht als reiner Abwehrmechanismus, weil die eigene Trauer des Patienten in der Folge auch durch das Trösten des Bruders mit verarbeitet wird.

P: Ich glaube, ich möchte ihn trösten.

T: Sie möchten ihn trösten?

P: Mhm.

T: Wie möchten Sie das machen?

P: Ich weiß nicht. Ich möchte ihn gerne in den Arm nehmen.

T: Mhm. Sie möchten ihn gerne in den Arm nehmen und …?

P: Und ihm sagen, dass wir es trotzdem auch ohne ihn irgendwie schaffen müssen.

T: Können Sie sich vorstellen, das jetzt zu tun?

P: Mhm.

T: Ihn in den Arm zu nehmen? Und wie machen Sie das jetzt genau? Sie gehen zu ihm hin und …?

P: Ich gehe zu ihm hin und setze mich neben ihn.

T: Und Sie nehmen ihn jetzt in den Arm und …? Was sagen Sie ihm direkt?

P: *»Wir werden das auch irgendwie ohne dich schaffen müssen.«*

T: Mhm. Wie ist es dann für Sie jetzt, den Bruder im Arm zu haben, ihn zu umarmen?

P: Schön eigentlich.

T: Schön? Und was ist schön dabei?

P: Na, so tun zu können, als ob er wieder da wäre.

T: Können Sie ihm das direkt sagen?

P: (lange Pause)

T: Können Sie ihm das direkt sagen, wie schön das ist, ihn festzuhalten, als ob er da wäre?

P: (räuspert sich) *»Es ist wirklich schön, dass du da bist und dass ich dich im Arm halten kann.«*

T: Und wie reagiert der Bruder?

P: Ja, er freut sich.

T: Er freut sich. Und woran merken Sie, dass er sich freut?

P: Weil er lacht.

T: Er lacht. Mhm. Und wenn er sich freut und lacht, wie kommt das bei Ihnen an?

P: Ich freu mich auch.

T: Sie freuen sich auch? … Und was möchten Sie ihm dann noch sagen oder mit ihm machen an dieser Stelle?

P: Ich will ihm noch *»Tschüss«* sagen und dann gehen.

Der Therapeut hat den Eindruck, dass der Patient nach dieser körperlichen und emotionalen Annäherung an seinen Bruder eine Welle von Traueremotionen verspürt, was er lieber nicht zulassen möchte, sodass er sich jetzt ganz schnell von seinem Bruder versucht zu verabschieden. Der Therapeut lässt das aber nicht zu und hält ihn bewusst noch etwas »bei der Stange«, wozu sich die Abschlussfragen hervorragend eignen.

T: Okay. Im Moment halten Sie ihn noch fest? Diese Umarmung ist schön? Für euch beide? Sie haben das Gefühl, als wenn er noch da wäre?

P: Ja.

Abschlussfrage 1

T: Gibt es innerhalb dieser Umarmung noch etwas, das Sie ihm sagen oder mit ihm machen möchten, bevor wir diese Begegnung ausklingen lassen?

P: Ich würde sagen: *»Schade, das ist wohl das letzte Mal, dass wir miteinander sprechen können.«*

T: Können Sie ihm das noch mal direkt sagen?

P: (Tränen in den Augen) … *»Schade, dass das unser letztes Gespräch sein wird.«*

Hier wird die eigene Trauer des Patienten endlich deutlich.

T: Und wie reagiert er darauf?

P: Er ist traurig.

T: Jetzt ist er wieder traurig.

Abschlussfrage 2

T: Gibt es noch etwas, das der Bruder von Ihnen braucht, bevor wir diese Begegnung ausklingen lassen?

P: Ich denke, er würde vielleicht noch sagen, ich soll Bärbel mit den Kindern ein bisschen helfen.

T: Okay. Und wie reagieren Sie daraufhin?

P: Ich glaube, ich würde sagen: »*Klar mach ich das, aber ich möchte nicht der Ersatzpapi sein.*«

T: »*Ich möchte nicht der Ersatzpapi sein.*« Und wie reagiert der Bruder darauf?

P: Dann würde er mit Sicherheit sagen: »*So meine ich das auch nicht, sondern sei der Onkel, und fertig.*«

T: »*Sei der Onkel, der gute Onkel, und fertig.*«

Abschlussfrage 3

T: Gibt es noch etwas, das Sie sich von Ihrem Bruder wünschen an dieser Stelle?

P: Nein.

Abschlussfrage 4

T: Gibt es noch etwas, das Ihr Bruder Ihnen sagen möchte oder Ihnen geben möchte, bevor wir diese Begegnung ausklingen lassen?

P: Vielleicht noch, dass er sagen würde: »*Pass ein bisschen auf Mama und Papa auf.*«

T: »*Pass ein bisschen auf Mama und Papa auf.*« Und Ihre Antwort?

P: Würde ich sagen: »*Klar, tu ich jetzt auch schon.*«

Abschlussfrage 5

T: Gibt es noch etwas, das zwischen euch zu erledigen ist, bevor wir diese Begegnung ausklingen lassen?

P: Nein.

Abschlussfrage 6

T: Also, mit welchem Bild möchten Sie jetzt diese Szene, diese Begegnung, ausklingen lassen?

P: Ich möchte das Zimmer verlassen. Er soll sitzen bleiben.

T: Okay. Können Sie sich vorstellen, Sie verlassen jetzt das Zimmer, er bleibt sitzen … und wo gehen Sie jetzt hin?

P: Nach oben in meine Wohnung.

T: Okay, und wie ist das für Sie jetzt? Sie verlassen das Zimmer, er bleibt da, und Sie gehen zu Ihrer Wohnung? Wie ist das für Sie?

P: Gut. Gar nicht so schlimm.

Offenbar befürchtete der Patient also, dass die Verabschiedung von seinem verstorbenen Bruder schlimm sein könnte, eine Verabschiedung, die für ihn aber sehr wichtig zu sein schien. Das wird hier im Abschlussbild dadurch klar symbolisiert, dass sich der Patient von seinem Bruder verabschiedet, in seine eigene Wohnung, zurück zu seiner Familie geht und damit wieder in sein normales Leben einsteigt.

T: Gut. Gar nicht so schlimm. Okay. Dann können Sie das Bild noch eine Weile wirken lassen und es in sich aufnehmen, wenn Sie möchten, und dann, wenn Sie so weit sind, das Bild langsam verblassen lassen, wieder hierherkommen und die Augen aufmachen.

NACHBESPRECHUNG

T: Wie war das jetzt für Sie?

P: Schwierig.

T: Schwierig? Was war schwierig?

P: Ja, mit ihm so direkt zu sprechen und so tun, als ob er da wäre.

T: Mhm. Wie fühlen Sie sich jetzt?

P: Erleichtert, würde ich schon fast sagen.

T: Erleichtert? Mhm. Erleichtert, weil …?

P: Weiß ich auch nicht, weil ich noch was sagen konnte.

T: Wie war diese Umarmung für Sie?

P: Schön.

T: Schön?

P: Es war mir schwergefallen, ihn zu umarmen, weil er so breit war, dass ich hinten gar nicht meine Hände zusammenkriegen konnte.

T: Hab ich auch in den Bildern gesehen [Unfallfotos] – ja, ein großer Mann war er. Am Anfang dieser Begegnung haben Sie Ihre Wutgefühle rausgelassen. Wie war das für Sie?

P: Auch gut.

T: Was war gut dabei?

P: Ich konnte ihm mal vor die Füße schmeißen, warum er so dämlich ist und sich da hingesetzt hat.

T: Ja, und seine Reaktion? Er hat nicht viel reagiert, hatte ich den Eindruck, oder?

P: Na, ich sag ja, Ratlosigkeit, weil er auch nicht wusste, was er genau sagen sollte, weil es ihm auch nicht bewusst war, glaube ich.

T: Ein blöder dummer Fehler, seine Ratlosigkeit war vielleicht eine Bestätigung.

P: Ja.

T: Solche blöden dummen Fehler, von denen hat er nicht viel gemacht im Leben, haben Sie mir gesagt [in der Vorbesprechung], oder?

P: Nein.

T: Aber an diesem Tag!

P: Ja.

T: … Aber das hat Ihnen gutgetan, das rauszulassen?

P: Mhm.

T: Woher kam dann dieser Druck oder das Gefühl, ihn zu umarmen? Plötzlich war der da, dieser Wunsch.

P: Einfach so, ich weiß nicht, weil ich gedacht habe, wenn ich Ratlosigkeit sehe, dann …, na, er hat es ja nicht mit Absicht gemacht, aber ich weiß nicht. Ich wollte ihm wohl sagen, dass ich das Scheiße fand, aber ich kann ihn ja trotzdem noch trösten. Er hat das ja selber auch nicht gewollt, aber er kann ja wenigstens mal sagen, dass das Kacke war.

T: Genau. Ich glaube, das war auch in dem Moment, wo Sie berichtet haben, wie es seinen Kindern geht, und dann haben Sie auch Trauer in seinem Gesicht gesehen, glaube ich.

P: Ja.

T: Und dann kam der Impuls, ihn zu umarmen. Dann habe ich gemerkt, bei Ihnen kamen dann auch die Tränen, aber nicht nur vor Wut, sondern auch wegen der Trauer. Und das ist genau das, was Sie bis jetzt gesagt haben: Wut und Trauer. Da scheint eine tiefe Trauer zu sein.

P: (nickt)

T: Gibt's andere Bemerkungen, Erkenntnisse?

P: Ich glaube, das war gut.

T: Es war gut? Ja, das haben Sie gesagt ganz am Ende, und es war wichtig, dass Sie sich von ihm verabschiedet haben, habe ich gemerkt, oder? Sie haben am Ende gesagt, dass Sie erleichtert sind.

P: Ich fand es auch wichtig, dass ich gegangen bin.

T: Aha. Und das war wichtig, weil …?

P: Weil ich nicht wollte, dass er rausgeht.

T: Ja. Er ist schon einmal ausgestiegen, oder?

P: Genau. Und jetzt hau *ich* ab.

T: Und jetzt sind Sie dran. Das war sehr wichtig. Sonst andere Reaktionen, Erkenntnisse, Bemerkungen?

P: (schüttelt den Kopf)

Zweite IRRT-Sitzung

Die IRRT-Sitzung am zweiten Tag der intensiven Blockbehandlung bestand aus einer reinen Phase 1a-Sitzung, die hier nicht abgedruckt wird. Inhaltlich entsprach der Ablauf in weiten Teilen der Phase 1 a der folgenden dritten Sitzung. Allerdings hatte der Patient auch beschrieben, wie er den Leichnam seines Bruders ein paar Tage nach dem Unfall in der Leichenhalle sah. Der Belastungsgrad in dieser zweiten Sitzung war an vergleichbaren Stellen jeweils etwa zwei Punkte höher auf der SUD-Skala als in der dritten Sitzung.

PHASE 1A

T: Gut, wenn Sie dann bereit sind, können Sie die Augen schließen und den Anfang dieser Szene am Unfalltag beschreiben, in der Gegenwartsform, als ob es im Hier und Jetzt wäre, und sobald die Bilder da sind, können Sie anfangen, das zu schildern.

P: Ja, also in der Gegenwartsform jetzt?

T: Ja. Mhm.

P: Mhm. Wir sind momentan beschäftigt, die Elektroinstallation in einem Haus zu machen, ich mit einem Freund zusammen. Es ist Dienstagabend, und auf einmal klingeln unsere beiden Meldeempfänger. Es ist wieder Hilfeleistung angesagt, sofort. Wir beide packen das Werkzeug zusammen, scherzen währenddessen noch, da es wieder ein typischer Dienstag [»Dienst-Tag«] ist. Jeder setzt sich in sein Auto, das Werkzeug haben wir verstaut, und wir fahren zum Feuerwehrhaus, eigentlich wie bei jedem Einsatz. Der Adrenalinpegel ist hoch wie jedes Mal, wir kommen beim Feuerwehrhaus an, und die ersten beiden Autos sind schon weg. Wir ziehen uns um und erwischen auch das dritte Auto nicht mehr, fahren dann mit dem anderen privaten Pkw hinterher. Die, die schon im Gerätehaus waren, wissen auch schon, dass schon Seelsorger vor Ort sind, also dass wahrscheinlich etwas Schlimmeres passiert ist. Die Adresse ist Waldstraße. Ich habe mir immer noch nichts dabei gedacht. Ja, wir kommen da an, parken etwas weiter weg von der Einsatzstelle, und für unseren Löschzug ist klar, dass wir nur die Hubschrauberlandeplätze einrichten sollen. Für alles andere ist der Löschzug sowieso schon da. Die Krankenwagen waren auch schon da, der Notarzt auch.

T: Mhm. Und wie hoch Ihre Anspannung jetzt?

P: Bei 3.

T: Okay.

P: Wir fangen an, die Hubschrauberplätze einzurichten, setzen Markierungen, und dann denke ich so bei mir: »*Das ist ja der Hof von Christoph, hoffentlich ist dem mal nichts passiert!*« Man konnte auch den umgekippten Teleskoplader schon sehen von Weitem, und den hatten sie auch schon gesichert mit einem anderen Trecker, dass er nicht weiter umfällt oder so.

T: Mhm.

P: Ja, dann läuft Christoph mit seiner Frau an uns vorbei: »*Ja*«, denke ich mal so, »*dann ist ja alles gut, Christoph ist schon mal nichts passiert, die anderen kennst du wahrscheinlich eher weniger, die hier etwas damit zu tun haben.*«

T: Mhm.

P: Dann habe ich noch mit einem anderen Kollegen gesprochen, vielleicht wisse er, was da los ist, was die da gemacht haben, aber er wusste auch nichts, also nichts

Konkretes, nur dass das Teil umgefallen ist. Aber was das jetzt genau zu bedeuten hatte, konnte er auch nicht sagen.

T: Mhm.

P: Dann sehe ich an der Unfallstelle auch mehrere Leute vom Kegelklub meines Bruders stehen und denke dann, ob Benni vielleicht auch bei denen ist.

T: Mhm.

P: Und dann denke ich: »*Eigentlich kann der ja nichts damit zu tun haben.*« Dann bin ich zu einem Auto von uns gegangen und habe gedacht: »*Dann ruf ich ihn doch mal an und gucke, ob er da ist. Wahrscheinlich geht er ja ans Telefon und sagt: ›Ja, ich bin auf der Arbeit‹ oder ›Ich liege im Bett‹.*« Ich rufe ihn auch an, aber er nimmt nicht ab. Ich versuche es mehrmals, aber er nimmt nach wie vor nicht ab. In dem Moment denke ich immer noch nichts Schlimmes, weil ich auch immer noch nicht weiß, ob er überhaupt dabei ist oder nicht.

> *Für solche posttraumatischen Störungen ist es typisch, dass die Erinnerungen extrem detailliert geschildert werden. Jeder Gedanke, jede Handlung, jede Bemerkung ist noch wie in einem Film des Geschehens, fast in Zeitlupe, abrufbar.*

T: Mhm.

P: Ja, mein bester Freund Matthias kommt dazu, der ist auch bei der Feuerwehr bei uns. Er wusste zu dem Zeitpunkt schon, dass Benni dabei war, wollte mir aber noch nichts sagen, weil er nicht wusste, was genau mit Benni war. Wir gehen zusammen zu einem Gruppenführer von uns, fragen bei ihm nach, ob er was wüsste, aber er sagt uns auch, er wisse nichts, er wisse weder, wie viele verletzt sind, noch wer überhaupt dabei ist.

T: Mhm.

P: Wir gehen wieder zum Auto zurück, ich rufe Benni noch mal an, der geht natürlich immer noch nicht ran. Dann rufe ich meine Schwägerin an, will wissen, wo Benni ist, ob er vielleicht arbeiten ist oder sonst was. Die sagt mir: »*Nein, nein, der ist bei Christoph, die machen heute Cold Water Challenge, und der ist dort.*«

T: Wie hoch ist jetzt Ihre Belastung?

P: Bei 4 oder 5.

T: Okay. Wie geht es weiter?

P: Dann rufe ich noch einmal meine Frau an und erzähle ihr das. Ich habe den Benni bis dahin immer noch nicht gesehen, ich kann ihn nirgendwo sehen. Ich rufe ihn noch mal an in der Hoffnung, dass er das Telefon auf die Seite gelegt hat und dass er es einfach nicht gehört hat. Ich rede mir das jetzt ein, weil ja auch da vorne so viel Lärm ist, und ich denke: »*Vielleicht hört er es einfach nicht.*«

T: Mhm.

P: Dann gehe ich mit meinem Freund Christoph zu meinem Chef hin, und wir fragen ihn direkt. Er darf uns aber auch noch nichts erzählen, er weiß noch nicht genau, was Sache ist, und wir gehen zurück zum Auto. Ich glaube, ich telefoniere noch mal mit meiner Frau und sage ihr: »*Ich glaube, Benni ist wohl dabei, aber ich weiß noch nicht, was er hat oder ob er überhaupt verletzt ist, das kann mir noch keiner sagen.*« Dann sehe ich, wie vom Einsatzleitwagen unser Löschtruppführer mit dem Stellvertreter kommt, mit zwei Sanitätern im Schlepptau. Dann denke ich so: »*Das sind ja die, die jetzt die Nachricht überbringen, dass wahrscheinlich irgendjemand gestorben ist. Zu wem die wohl gehen?*« Dann kommen die alle auf einmal in meine Richtung gelaufen, stehen alle vier vor mir, und dann sagt Markus zu mir, »*Tja, Florian, es tut mir leid, aber Benni hat es leider nicht geschafft.*«

T: Mhm. In diesem Moment, wie hoch ist Ihre Belastung?

P: 7.

T: Okay. Wie geht es weiter?

P: Ja, ich fange sofort an zu weinen und habe mich im Auto verkrochen. Das hat, glaube ich, nur ein paar Sekunden gedauert, und dann bin ich wieder hoch und habe mir gedacht: »*Ja, was machen wir jetzt? Jetzt muss man ja noch ein paar Leuten Bescheid sagen, weil das ja wohl schließlich noch andere wissen wollen.*« Dann habe ich erst meine Frau angerufen und habe ihr gesagt, dass Benni tot ist. Sie konnte es auch nicht glauben am Telefon, was ich da gesagt hatte.

T: Mhm.

P: Sie hat dann schnell einen Babysitter organisiert für unsere beiden Kinder und hat sich dann von ihrer Freundin dort hinbringen lassen. Nachdem ich aufgelegt hatte, kam meine Schwägerin dann auch schon, die hatte wohl auch schon irgendwie mitgekriegt, dass da was schiefgelaufen ist.

T: Mhm.

P: Sie kam dort an, ich habe sie sofort abgefangen, und sie wollte wissen, was da los ist. Dann habe ich ihr gesagt: »*Benni ist tot.*« Daraufhin hat sie gesagt: »*Seid ihr euch sicher? Das kann ich nicht glauben, das gibt es doch gar nicht, seid ihr euch wirklich sicher, dass das Benni Müller ist?*« – »*Ja, sind wir*«, sagte dann einer von den Sanitätern, der auch dabei war, »*ja, wir sind uns sicher, dass das Benni Müller ist.*«

T: Und wie hoch ist jetzt Ihre Belastung?

P: Bei 7 noch.

T: Okay, und wie geht es jetzt weiter?

P: Anschließend ist dann meine Schwägerin mit dem Sanitäter mitgegangen zum Krankenwagen. Die haben sie da weiter beruhigt. Ich rufe jetzt meine Eltern an, weil ich denke, dass die das ja auch wissen müssen.

T: Mhm.

P: Ich konnte die beiden auf Anhieb nicht erreichen, habe dann direkt bei meiner Tante angerufen, weil ich wusste, dass die da sind mit meiner Schwester. Ich habe dann meine Tante am Telefon gehabt und habe ihr gesagt: »*Ich muss mal mit Mama sprechen.*« Mama nimmt das Telefon an und sagt: »*Ja, Florian, was ist denn los, was hast du?«* Ich sage: »*Mama, setz dich mal hin, ich muss dir was erzählen.«* Mama fand das schon etwas merkwürdig, denn eigentlich spreche ich so nicht mit ihr.

T: Mhm.

P: Dann habe ich gedacht: »*Wie willst du ihr jetzt das erzählen? Du musst es einfach geradeaus erzählen, das kannst du nicht schönreden, das musst du einfach so erzählen, wie es ist.«* Und dann habe ich einfach gesagt: »*Mama, Benni ist tot.«*

T: Mhm.

P: Ja, dann fragt Mama: »*Wie, Florian, was erzählst du denn da? Was ist denn los, wo bist du denn überhaupt?«* Die hat, glaube ich, im ersten Moment gar nicht geschnallt, was ich ihr gerade gesagt hatte.

T: Mhm.

P: Dann habe ich noch mal gesagt: »*Mama, ich bin hier bei Christoph auf dem Hof, und Benni ist hier tot. Benni ist ... ja ... tot.«*

T: »*Benni ist tot.«* Und wie hoch ist Ihre Anspannung jetzt?

P: Mhm, bei 8.

T: Okay, wie geht es weiter?

P: Ja, dann hat Mama wohl begriffen, dass ich da keine Scherze gemacht habe, also dass das wirklich so ist. Mama fängt am anderen Ende vom Telefon an zu schreien.

T: Mhm.

P: Dann ist das Gespräch mit meiner Mutter auch schon beendet, und meine Tante nimmt auf einmal den Hörer wieder in die Hand und fragt mich: »*Florian, was hast du erzählt? Mama kann überhaupt nichts mehr sagen.«* Dann habe ich meiner Tante das auch erzählt: »*Ja, Benni ist gerade gestorben, der ist tot.«*

T: Mhm.

P: Und sie sagte dann: »*Wir bringen Papa und Mama gleich dahin.«* Damit war das Gespräch mit meiner Tante auch beendet, und mit meiner Mutter auch. Was dann weiter da vorgefallen ist, weiß ich nicht. Ich bin dann in Richtung Krankenwagen gelaufen, der Krankenwagen stand hinter dem Unfall, also musste ich jetzt an dem Unfall vorbei.

T: Mhm.

P: Zum ersten Mal konnte ich dann meinen Bruder abgedeckt sehen, unter so einem grünen Tuch war er abgedeckt, Füße und Hände guckten raus, das konnte ich sehen. Seine blauen Arbeitssachen guckten auch raus, weil er Arbeitssachen anhatte.

T: Mhm.

P: Sein Gesicht hatte ich aber da nicht gesehen, also, ich konnte nur erahnen, dass es das ist.

T: Mhm. Und wo Sie das jetzt sehen, wie hoch ist Ihre Anspannung jetzt gerade?

P: Bei 7.

T: Bei 7, okay, wie geht es weiter?

P: Dann bin ich zum Krankenwagen gelaufen, wo meine Schwägerin drinsaß. Dann kam auch meine Frau schon an, sie hatte in der Zwischenzeit, wie gesagt, einen Babysitter geregelt und hat sich dann auch da hinbringen lassen.

T: Mhm.

P: Mit ihr habe ich das dann auch noch angeguckt, wir haben miteinander Benni angeguckt und meinten: »*Ja, Scheiße, er ist es ja wirklich, was ist denn hier los? Was ist denn passiert? Wie kam das denn?*« Ich sage dann: »*Ich weiß auch nicht, auf jeden Fall ist er tot, er ist vom Bagger erschlagen worden.*« Ja, und dann weiß ich nicht genau, was wir dann gemacht haben. Ich glaube, wir haben einfach hinten beim Krankenwagen gesessen und konnten uns das alles nicht erklären, warum das jetzt passiert ist, und dass das wirklich so ist, dass Benni jetzt wirklich tot ist. Es hat dann noch ein paar Minuten gedauert, bis meine Eltern gekommen sind. Meine Mutter war total aufgelöst, meine Schwester und mein Vater haben das gar nicht verstanden. Vater war eigentlich noch so wie immer. Er hat, glaube ich, immer noch gar nicht im Entferntesten verstanden, was da gerade passiert ist.

T: Mhm.

P: Er hat dann auch total sinnlose Fragen gestellt, ganz trocken ohne jede Regung. Der hatte gar nicht verstanden, was da gerade passiert ist.

T: Mhm.

P: Meine Schwester hat auch überhaupt gar nicht verstanden, was da passiert ist. Daraufhin sehe ich welche vom Kegelklub da stehen, etwas weiter an der Seite.

T: Mhm.

P: Zu denen bin ich dann hingegangen, die kannte ich auch beide. Wie sich dann rausstellte im Gespräch mit denen, war der eine auch der Fahrer von dem Teleskoplader, dem das Ding umgekippt ist. Der saß da und sagte: »*Es tut mir so leid, ich weiß auch nicht, was schiefgelaufen ist, ich kann mir das auch nicht erklären, warum das Ding umgefallen ist.*« Und da habe ich weiter nachgefragt, was denn überhaupt passiert ist. »*Das Ding ist nach vorne umgefallen*«, sagte der andere, »*und mehrere Leute haben was abgekriegt. Benni ist einfach nur zu Boden gefallen und hat sofort aus Nasen und Ohren geblutet, und dann ist sofort noch jemand anders zu ihm hingegangen und hat sofort angefangen, ihn zu reanimieren, bis dann der Krankenwagen da war. Dann haben die damit weitergemacht. Ja, aber es hatte schon nichts mehr zu bedeuten, weil er sofort tot war.*«

T: Mhm. Was passiert jetzt weiter?

P: Wir bleiben bei der Unfallstelle stehen, meine Frau ist auch die ganze Zeit dabei, wir unterhalten uns mit den Seelsorgern, ich habe zwischendurch noch mehrmals telefoniert, ich habe noch mit meiner anderen Tante gesprochen, habe ihr das erzählt. Dann rief mich der beste Freund von meinem Bruder an und wollte wissen, was denn bei uns los wäre, er hatte gehört, es wäre irgendwas mit Benni passiert. Ja, und daraufhin habe ich ihm dann das auch erzählt.

T: Mhm.

P: Der war auch sofort total durcheinander, er wusste auch nicht, was er sagen sollte.

Ich weiß nicht genau, wie lange wir da gewesen sind, es wurde auf jeden Fall irgendwann schon dunkel. Meinen Bruder hatte ich bis dahin nur unter dem Tuch gesehen, weil man uns gesagt hatte, wir sollten uns den lieber nicht angucken, weil er nicht so gut aussieht. Dann haben wir da mehrere Stunden gesessen. Irgendwann ist auch der Vater meiner Schwägerin dazugekommen, und ich schätze, wir haben dann noch so eine Stunde rumgehangen und haben uns dann irgendwann gesagt: »*Wir können dann ja auch wieder gehen, was sollen wir hier noch machen?*«

T: Mhm.

P: Dann sind wir alle gegangen, meine Eltern sind schon etwas vor uns gegangen. Ich bin dann mit meiner Frau und meinem Kollegen Matthias mit dem Feuerwehrauto nach Hause gebracht worden, weil ich ja meine Feuerwehrklamotten noch anhatte. Wir sind dann zum Gerätehaus gefahren, da haben noch einige auf mich gewartet. Da habe ich sofort, nachdem ich meine Sachen ausgezogen hatte, unserem Chef meinen Piepser in die Hand gedrückt und gesagt: »*Ich möchte jetzt nichts mehr zu tun haben, ich geh jetzt nach Hause.*« Das hat er auch sofort angenommen, er hat auch nichts Weiteres gesagt. Dann sind wir nach Hause gegangen und haben noch bei meinen Eltern im Wohnzimmer gesessen. Wir konnten uns ja nicht erklären, was denn da jetzt gerade passiert ist, und sind dann alle irgendwann ins Bett gegangen und haben versucht zu schlafen.

T: Wie hoch ist Ihre Anspannung jetzt?

P: 6.

T: Bei 6. Und passiert noch etwas jetzt in dieser Szene?

P: Damit ist der Tag eigentlich vorbei.

T: Mhm. Und wie fühlen Sie sich jetzt?

P: Etwas aufgewühlt, aber trotzdem in Ordnung.

T: Mhm. Trotzdem in Ordnung.

P: Mhm.

PHASE 2

T: Und jetzt, wenn Sie Ihrem Bruder noch einmal begegnen könnten, wo könnte das stattfinden?

P: Ja, im Wohnzimmer wieder, im Elternhaus …

T: Okay, im Wohnzimmer. Wie sieht Ihr Bruder aus?

P: Ja, wir sitzen uns gegenüber, er hat wieder sein T-Shirt an.

T: Mhm.

P: Ja.

T: Sein T-Shirt an, und was sehen Sie in seinem Gesicht?

P: Ja, er freut sich, mich zu sehen, glaube ich, ja. Er sieht noch froh aus.

T: Er sieht noch froh aus. Und wenn Sie jetzt mit ihm direkt reden könnten, was würden Sie ihm jetzt sagen oder mit ihm machen wollen?

P: Ich glaube, ich würde ihm diesmal keine Vorwürfe machen. Ich glaube, ich würde ihm diesmal sagen: »*Es ist wirklich total schade, dass du nicht mehr bei uns bist, und es tut mir auch unendlich leid für dich, und gerade für deine drei Kinder, dass du nicht mehr da bist. Aber es ist jetzt leider so, und … ich wünsche mir für dich, dass du deinen Frieden findest und dass es für dich nicht allzu schlimm ist, nicht mehr bei uns zu sein.*«

T: Mhm.

P: »*Und für uns wünsche ich mir, dass wir das irgendwie einigermaßen auch ohne dich auf die Reihe kriegen.*«

T: Und wie würde der Bruder denn darauf reagieren, wenn er könnte?

P: Ich glaube, er würde darüber weinen, aber wäre auch froh und auch erleichtert darüber, was ich ihm jetzt gesagt habe.

T: Mhm. Er würde weinen, also traurig sein?

P: Ja.

T: Aber sich auch freuen darüber, was Sie ihm gerade gesagt haben. Und was haben Sie ihm jetzt gerade gesagt, worüber er sich jetzt freut?

P: Ja, dass ich ihm da, wo er jetzt auch hingehen mag, das Beste wünsche, dass er seinen Frieden findet und dass er sich keine Sorgen um uns machen muss.

T: Mhm. Und darüber freut er sich?

P: Ja.

T: Mhm. Und woran merken Sie, dass er sich darüber freut?

P: Weil er lächelt.

T: Er lächelt. Und wie möchten Sie jetzt darauf reagieren?

P: Ich glaube, ich möchte gar nicht weiter mit ihm sprechen, ich glaube, das, was ich gesagt habe, das reicht mir.

Der Patient gibt hier ein erstes Signal, dass er die Trauerverarbeitung auf der INNEREN BÜHNE jetzt hier abschließen kann, dass er verarbeitet hat, was im Moment zu verarbeiten ist. Er scheint jetzt bereit und in der Lage zu sein, wieder aufbauend in sein Alltagsleben einzusteigen. Hier handelt es sich nicht um eine Vermeidung!

T: Mhm.

P: Ich glaube, ich würde jetzt noch zu ihm hingehen und ihn noch einmal fest drücken.

T: Mhm. Können Sie sich vorstellen, wie Sie das jetzt machen? Sie gehen zu ihm hin, Sie drücken ihn fest, und wie fühlt das sich an?

P: Gut.

T: Und wie kommt es bei ihm an?

P: Auch gut.

T: Auch gut.

P: Ja.

T: Und was möchten Sie ihm noch dabei sagen?

P: Ich möchte ihm noch sagen, dass *»wir dich sehr lieb haben und dass wir dich auch sehr vermissen.«*

T: Können Sie ihm das noch mal direkt sagen?

P: Mhm. *»Benni, wir haben dich alle sehr lieb, und wir vermissen dich alle sehr.«*

T: Mhm. *»Wir haben dich alle sehr lieb, und wir vermissen dich sehr.«*

P: Ja.

T: Und wie reagiert der Bruder daraufhin?

P: Er würde mit Sicherheit dasselbe sagen: *»Ich habe euch auch sehr lieb, und ich vermisse euch auch.«*

T: *»Ich habe euch auch sehr lieb, und ich vermisse euch auch.«*

P: Ja.

T: Und wie ist das für Sie jetzt in diesem Moment, so nah bei ihm zu sein?

P: Schwer.

T: Schwer?

P: Mhm.

T: Schwer, weil …?

P: Weil er auf einmal wieder so nah dran ist, obwohl er das eigentlich ja gar nicht sein kann.

T: Mhm. Können Sie ihm das vielleicht direkt sagen?

P: Mhm. *»Es ist wirklich schwer, mit dir zu sprechen und so zu tun, als ob du da bist, weil es schon lange nicht mehr so gewesen ist, dass du da gewesen bist.«*

T: Mhm. Und wie reagiert er darauf?

P: Ich glaube, er würde sagen: *»Ja, weiß ich, aber ich freue mich trotzdem, dich zu sehen.«*

T: *»Ich freue mich trotzdem, dich zu sehen«*, sagt er.

P: Ja.

T: Und wie kommt es bei Ihnen an?

P: Gut.

T: Und wie möchten Sie jetzt darauf reagieren?

P: Ich glaube, ich möchte es dabei belassen, und ich drücke ihn noch mal und gehe dann einfach. Und ich belasse es bei dem, was ich gesagt habe.

T: Okay. Sie drücken ihn noch einmal, und jetzt möchten Sie gehen.

Abschlussfrage 1

T: Gibt es noch etwas, das Sie ihm sagen oder mit ihm machen möchten, bevor Sie jetzt weggehen?

P: Ja, ich würde zur Tür gehen, und dann würde ich mich so von ihm verabschieden, wie wir das sonst auch immer gemacht haben.

T: Mhm. Und wie ist das?

P: Wir haben sonst immer zueinander gesagt, wenn wir uns verabschiedet haben, *»mach gut wohl«*.

T: Mhm. Das sagt ihr jetzt zueinander?

P: Ja.

T: Und wie ist es für Sie jetzt, sich von ihm so zu verabschieden?

P: Gut.

T: Ist gut. Wie immer damals, wie es immer gewesen war.

P: Ja.

Der Therapeut trifft hier die Entscheidung, die Abschlussfragen 2 bis 5 zu überspringen, da es ganz klar ist, dass der Patient bereits bei der Verabschiedung von seinem Bruder ist. Ein dogmatisches Insistieren auf den Abschlussfragen 2 bis 5 wäre hier nicht nur überflüssig gewesen, sondern hätte sogar eine unnötige Störung des Prozesses bedeutet.

Abschlussfrage 6

T: Okay. Und mit welchem Bild möchten Sie diese Begegnung jetzt ausklingen lassen?

P: Hm, ja … er bleibt sitzen.

T: Er bleibt sitzen?

P: Ja, wir haben uns *»mach gut wohl«* gesagt, und ich gehe jetzt.

T: Und Sie gehen jetzt?

P: Ja.

T: Und wo gehen Sie hin?

P: Ich gehe wieder nach oben, zu meiner Familie, die auf mich wartet, zu meiner Frau und meinen beiden Kindern.

T: Mhm. Sie gehen jetzt zu Ihrer Frau und zu Ihren Kindern?

P: Ja.

T: Und wie fühlen Sie sich jetzt in diesem Moment?

P: Erleichtert.

T: Erleichtert. Erleichtert, weil …?

P: Weiß nicht, ich konnte jetzt anders mit ihm sprechen als beim letzten Mal.

T: Mhm. Und das hat Sie erleichtert?

P: Ja.

T: Mhm. Und Sie gehen jetzt nach oben zu Ihrer Frau, zu Ihren Kindern, zu Ihrer Familie?

P: Ja.

T: Okay, dann können Sie das Abschlussbild noch eine Weile wirken lassen … und es in sich aufnehmen, wenn Sie möchten. Und dann, wenn Sie so weit sind, können Sie das Bild langsam verblassen lassen … und dann wieder langsam hierherkommen und die Augen wieder aufmachen, wenn sie so weit sind.

Katamnese

Ein Jahr nach der Behandlung berichtet Florian:

Er sei seit der Behandlung ununterbrochen arbeits- und einsatzfähig. Es sei jetzt deutlich angenehmer bei der Arbeit als vor der Behandlung. Er habe keine Bilder mehr vom Unfall, die ihn verfolgten. Zwar denke er jeden Tag an seinen Bruder, aber mehr in einem positiven Sinn, d. h., er denke vor allem an schöne gemeinsame Aktivitäten und Erinnerungen. Etwa einmal monatlich habe er einen »Gefühlsausbruch«, wenn er zu Hause sei. Solch ein Ausbruch dauere ein paar Minuten, er müsse dann weinen und an seinen Bruder denken, und er fühle sich seinem Bruder dann ganz nah. *»Ich weine eine Runde, und dann ist das wieder vorbei.«*

Darüber hinaus sei er »PSU-Helfer« geworden, d. h., er unterstütze im Rahmen der Feuerwehr Kollegen, die eine traumatische Erfahrung im Einsatz gemacht haben. Er sei ein anderer Mensch geworden. Damit meine er, dass sein Leben jetzt mehr Sinn mache. Er habe das Bedürfnis weiterzugeben, was er selbst in seiner Behandlung erlebt habe. Er sei anderen Menschen gegenüber empathischer geworden und empfinde eine tiefere seelische Bindung zu seinen Mitmenschen. Er nutze seine Zeit besser, verbringe vor allem wesentlich mehr Zeit mit seiner Frau und seinen Kindern und verschwende keine Zeit mehr für sinnlose Aktivitäten.

Zusammengefasst habe er sich bewusst entschieden, jetzt wieder zu leben. Drei Monate nach der Behandlung habe er von einem Tag auf den anderen mit dem Rauchen aufgehört, nachdem er zehn Jahre lang über 20 Zigaretten täglich geraucht habe. Er habe sich angewöhnt, regelmäßig Sport zu treiben, und fühle sich insgesamt gesünder denn je.

5.6 Fallbeispiel Philipp[14]

»Opa will zu Oma zurück«

(Anhaltende Trauer bei einem 10-jährigen Knaben ein Jahr nach dem Tod des Opas)

Philipp ist bei Therapiebeginn 10 Jahre alt. Einen Tag nach seinem 9. Geburtstag war sein Großvater, der ihm sehr viel bedeutete, plötzlich verstorben. In der Folgezeit entwickelte Philipp Trennungsängste und Panikattacken, konnte nicht mehr allein bleiben und weigerte sich, bei Freunden zu übernachten. Die Symptomatik steigerte sich so stark, dass Philipp nach 6 Monaten nicht mehr in der Lage war, in seinem Zimmer zu übernachten, sondern jede Nacht im Elternbett schlief. Parallel zeigte sich ein deutlicher Leistungsabfall in der Schule.

Besonderheiten:

- Trauer-IRRT bei einem Kind, das sehr ungeübt in der Wahrnehmung und Formulierung seiner Emotionen ist und dazu viel Hilfe benötigt
- Reine Phase 2
- Beteiligte Trauerkategorien: unzureichende Trauer, Wut, persistierende Verlassenheit
- Gegen Ende der Sitzung möchte der Patient seine Mutter hinzuholen, die ihn auf den Schoß nimmt und durch »Übersetzungsarbeit« (der Junge spricht leise und unverständlich) hilft.

PHASE 2

T: Jetzt kannst du mal die Augen schließen und dir einen Ort vorstellen, den Ort kannst du wählen, einen Ort, an dem du noch einmal auf deinen Großvater triffst und mit ihm ein Gespräch führen kannst. Wenn du dir diesen Ort aussuchst, wo soll das sein, wie soll der aussehen?

P: Da wo wir jetzt wohnen.

T: Wo ihr jetzt wohnt?

P: Ja.

T: Okay, in eurem Haus. In welchem Zimmer möchtest du ihn treffen?

P: In meinem Spielzimmer.

T: In deinem Spielzimmer? Kannst du das kurz beschreiben, wie das da aussieht?

P: Viel Spielzeug, Fernseher, Wii. Ja, mehr eigentlich nicht.

T: Okay.

[14] Dieser Fall wurde dankenswerterweise von Petra Hartmann, Kindertherapeutin aus Minden, zur Verfügung gestellt.

P: Schreibtisch.

T: Ein Schreibtisch ist da noch? Machst du da auch Hausaufgaben?

P: Passt nicht. Viel zu viel Spielzeug da.

T: Ah ja, gut. Wenn du dir das vorstellst, dass du dort noch einmal auf deinen Großvater triffst, wo befindest du dich in diesem Zimmer, und wo befindet sich dein Opa in diesem Zimmer?

P: Ich befinde mich grad auch in meinem Spielzimmer, und Opa ist auf einmal da.

T: Opa ist auf einmal da? Wie weit bist du von ihm entfernt?

P: Einen Meter.

T: Einen Meter? Könnt ihr euch anschauen?

P: (nickt)

T: Das heißt, ihr steht euch gegenüber?

P: (nickt)

T: Und wenn du deinen Großvater anschaust, was siehst du dann in seinen Augen?

P: Spaß und so. Der ist gern mit mir frühstücken gefahren.

T: Der ist gerne mit dir frühstücken gefahren? Aha. Wenn du ihn so anschaust und den Spaß in seinen Augen siehst, was möchtest du ihm dann sagen oder mit ihm machen?

P: Wii spielen.

T: Kannst du ihm das mal direkt sagen, so, als wäre er jetzt da anwesend? Als würdest du direkt mit ihm sprechen, was du möchtest?

P: (nickt)

T: Kannst du es laut sagen?

P: *»Wii spielen.«*

T: Du sagst ihm: *»Ich möchte Wii spielen.«*

P: (nickt)

T: Wie reagiert er darauf?

P: Nicht gut.

T: Nicht gut? Was macht er denn, dass du merkst: Das ist nicht gut?

P: Er mag Wii nicht so gerne.

T: Er mag Wii nicht so gerne? Okay. Und wenn du sagst, dass er nicht gut reagiert, was macht oder sagt er?

P: Er findet das doof.

T: Er sagt, dass er das doof findet?

P: (nickt)

T: Und wenn du das von ihm hörst, dass er sagt, dass er das doof findet, was möchtest du ihm dann weiter sagen oder mit ihm machen?

P: PC spielen.

T: Kannst du ihm das direkt sagen, was du möchtest?

P: (Pause)

T: Kannst du es mal so formulieren, als würdest du jetzt direkt mit ihm sprechen?

P: (schüttelt den Kopf)

T: Du schüttelst den Kopf …

P: Geht nicht.

T: Das geht nicht? Das geht nicht, weil …?

P: (Pause, fängt an zu weinen)

T: Das macht dich traurig?

P: (nickt)

T: Das macht dich traurig, weil …?

P: Über Opa reden ist schwer.

T: … weil das Über-Opa-Reden schwer ist? Was macht es denn so schwer?

P: Ich konnte mit Opa nicht mehr alles machen, was ich mit ihm machen wollte.

T: Und kannst du ihm das jetzt mal direkt sagen, was dich so traurig macht?

P: Meinst du jetzt laut, oder?

T: Ja.

P: Das geht nicht.

T: Du kannst dir Zeit lassen. (Pause) Soll ich dir helfen?

P: (nickt) Mhm.

T: *»Ich konnte …«*

P: *»Ich konnte …«*

T: *»… nicht alles …«*

P: *»… nicht alles …«*

T: *»… machen mit dir, …«*

P: *»… machen mit dir, …«*

T: *»… was ich gerne gemacht hätte.«*

P: *»… was ich gerne gemacht hätte.«*

T: *»Ich konnte nicht alles machen mit dir, was ich gerne gemacht hätte.«* Wie reagiert er darauf?

P: Er sagt, dass es für ihn auch so ist, dass er auch nicht mehr alles machen konnte.

T: Er sagt: *»Ich konnte auch nicht mehr alles machen mit dir, was ich gerne gemacht hätte.«* Und wenn du ihm jetzt in die Augen schaust, was möchtest du ihm dann sagen oder mit ihm machen?

P: Frühstücken fahren.

T: Kannst du ihm das mal direkt sagen?

P: *»Ich möchte mit dir wieder frühstücken fahren.«*

T: *»Ich möchte mit dir wieder frühstücken fahren.«* Und wie reagiert er darauf?

P: Er sagt, er möchte das eigentlich auch gerne.

T: Er sagt, er möchte das auch gerne? Und wenn er sagt, er möchte auch gerne mit dir frühstücken fahren, wie reagierst du darauf?

P: Gut.

T: Gut? Was möchtest du ihm sagen oder mit ihm machen?

P: Ich möchte ihm dann sagen, dass wir wieder Frühstück essen können.

T: Dass ihr wieder Frühstück essen könnt?

P: (nickt)

T: Und kannst du dir vorstellen, dass ihr das jetzt tut?

P: (schüttelt den Kopf)

T: Das kannst du dir nicht vorstellen, weil …?

P: Weil es mir schwerfällt.

T: Weil es dir schwerfällt? Und es fällt dir schwer, weil …?

P: Über Opa rede ich nicht gerne, weil es dann immer …, weil ich dann immer heulen muss.

T: Dann musst du immer heulen?

P: Dann geht's mir nicht so gut.

T: Und du musst heulen, weil …?

P: Weil ich Opa vermisse und nicht mehr alles machen kann, was ich …

T: Weil du deinen Opa vermisst und weil du gar nichts mehr mit ihm machen kannst?

P: (nickt)

T: So viele Dinge, die du gern mit ihm gemacht hast … Kannst du ihm das mal direkt sagen, dass du ihn vermisst?

P: *»Ich vermisse dich, Opa.«*

T: *»Ich vermisse dich, Opa.«* Und wie reagiert er darauf?

P: Er vermisst mich auch.

T: Das sagt er, dass er dich auch vermisst?

P: Ja.

T: Und wenn du ihm dabei in die Augen schaust, was siehst du da?

P: Dass er sich freut.

T: Dass er sich freut? Und er freut sich, weil …?

P: Er freut sich, mich zu sehen.

T: Das heißt, er sagt zwar: *»Ich vermisse dich auch sehr.«* Aber er freut sich, dich zu sehen? Er ist nicht so traurig im Moment?

P: (nickt)

T: Hast du das gewusst, dass er dich so vermisst?

P: (schüttelt den Kopf) Er hat ja auch Oma, ähm, er wollte auch zu Oma, weil er drei Jahre ohne Oma ausgehalten hat.

T: Er hat drei Jahre ohne deine Oma ausgehalten? Die ist drei Jahre vor ihm gestorben?

P: (nickt) Aber das Schlimme ist an der ganzen Sache mit meinem Opa, dass es einen Tag nach meinem Geburtstag ist.

T: Ja … Ja. Und du sagst, der Opa wollte eigentlich nur zur Oma?

P: (nickt)

T: Hat er das mal gesagt?

P: Er hat gesagt, er vermisst Oma.

T: Er hat gesagt, er vermisst Oma? Und du sagst, das Schlimme ist, dass Opa einen Tag nach deinem Geburtstag gestorben ist?

P: Ja, an meinem Geburtstag war Opa auch noch da … und er wollte dann zum Fußballspiel. Erst ist er nach Hause, dann zum Fußballspiel, und am nächsten Tag wollte ich zu Opa fahren, weil ich ein Spiel gekriegt habe, das ich mit Jonas spielen wollte, meinem Kumpel, der oben bei Opa wohnt … und Opa hat gesagt, dass Jonas nicht da ist, … und äh … auf einmal weiß ich nur, dass er im Krankenhaus ist. (fängt an zu weinen)

T: Okay. Ich gebe dir mal ein Taschentuch.

P: (schnäuzt sich)

T: Und du hast eben gesagt, du vermisst ihn sehr. Das hast du ihm auch selbst gesagt. Und er hat dir zurück gesagt, dass er dich auch sehr vermisst. Und du hast eben gesagt, das hast du gar nicht gewusst?

P: (nickt)

T: Kannst du ihm das mal direkt sagen?

P: *»Das wusste ich nicht.«*

T: *»Das wusste ich nicht.«* Und du wusstest gar nicht, dass er dich vermisst, weil …?

P: *»Weil du nur an Oma gedacht hast.«*

T: *»Weil du nur an Oma gedacht hast.«* Und deswegen hast du gedacht, du bist ihm gar nicht so wichtig?

P: Doch, schon, aber Oma ist auch ganz wichtig für ihn.

T: Und du hast geglaubt, dass Oma wichtiger war?

P: Ein bisschen wichtiger.

T: Und hast geglaubt, dass er dich gar nicht so vermisst, wie du ihn vermisst?

P: (nickt)

T: Und wie reagiert denn dein Opa, als du sagst: *»Das habe ich gar nicht gewusst«*?

P: Das kann ich nicht beschreiben.

T: Was siehst du denn in seinen Augen?

P: Irgendwie komisch.

T: Komisch? Kann das sein, dass er erstaunt ist?

P: (nickt)

T: Weil er gar nicht wusste, dass du das geglaubt hast?

P: (nickt)

Die Therapeutin erfragt hier vom Patienten explizit durch mehrere geschlossene Fragen, was der Patient nur implizit andeutet, eine Intervention, die bei Kindern oft erforderlich ist, vor allem, wenn sie nicht so wörtlich detailliert beschreiben können, was sie während der Begegnung mit einem Verstorbenen auf der INNEREN BÜHNE erleben. Es bedarf allerdings eines geschulten Einfühlungsvermögens, um diese Vermutungen treffsicher zu formulieren.

T: Und wenn er so erstaunt ist, sagt er dann irgendwas zu dir?

P: (schüttelt den Kopf)

T: Er guckt nur erstaunt?

P: (nickt)

T: Und wenn du ihn so erstaunt gucken siehst, dass er gar nicht wusste, dass du geglaubt hast, er vermisst dich nicht … wie geht's dir dann?

P: Kann man nicht beschreiben.

T: Kann man nicht beschreiben? Ist das eher erleichternd für dich, oder ist das eher belastend für dich, dass er so erstaunt ist?

P: Belastend.

T: Belastend? Was ist das für ein Gefühl, was dich da belastet?

P: Dass er einen Tag nach meinem Geburtstag verstorben ist.

T: Ist das das Gefühl von Trauer, dass du immer jetzt, wenn du Geburtstag hast, so stark an ihn denken musst?

P: (nickt)

T: Kannst du ihm das mal direkt sagen?

P: (schüttelt den Kopf)

T: Soll ich dir helfen?

P: (schüttelt den Kopf) Ich kann nicht.

T: Was macht es dir so schwer?

P: Weil es sich um meinen Geburtstag handelt, weil er einen Tag nach meinem Geburtstag verstorben ist. Deshalb ist das schwer für mich.

T: Deshalb ist es so schwer? Und kannst du ihm das mal direkt sagen?

P: *»Opa, das ist schwer für mich, dass es einen Tag nach meinem Geburtstag war.«*

T: *»Das ist so schwer für mich, dass du einen Tag nach meinem Geburtstag gestorben bist, weil ich jetzt immer an meinem Geburtstag so stark an dich denken muss.«* Wie reagiert er darauf?

P: Auch nicht gut.

T: Nicht gut?

P: Opa sagt: *»Man kann das nicht ändern, wann man stirbt.«*

T: *»Man kann das nicht ändern, wann man stirbt.«* Das heißt, Menschen können das nicht entscheiden?

P: (schüttelt den Kopf) *»Und meine ganzen Adern sind auch kaputt.«*

T: *»Meine ganzen Adern waren auch kaputt?«*

P: Weil er so viel geraucht hatte, pro Tag eine Zigarettenschachtel. Da waren einundzwanzig, zweiundzwanzig Stück drin.

T: Und wenn er sagt: *»Ich konnte das nicht entscheiden, wann ich sterbe. Menschen sterben, und die können das nicht beeinflussen …«*

P: Ganz oft auf jeden Fall nicht …

T: Ganz oft auf jeden Fall nicht, genau. Wie reagierst du darauf?

P: Ich versteh ihn ja. Also, dass er es nicht ändern konnte … Schlimm ist ja, dass es einen Tag nach meinem Geburtstag war. Ich hab mich über meinen Geburtstag gefreut, und dann hab ich noch gespielt, dann hab ich mich auch gefreut, und auf einmal … hab ich mitgekriegt, wo die geredet haben, wo ich in meinem Zimmer war.

T: Du sagst: Ich versteh ihn ja. Kannst du ihm das mal direkt sagen?

P: *»Ich versteh dich ja. Aber das Problem ist, dass es einen Tag nach meinem Geburtstag war.«*

T: *»Aber das Problem ist, dass es einen Tag nach meinem Geburtstag war.«*

P: Ja. *»An meinem Geburtstag habe ich mich so gefreut, aber seit diesem Tag nicht mehr.«*

T: *»An meinem Geburtstag hab ich mich so gefreut, und seitdem kann ich mich nicht mehr an meinem Geburtstag freuen.«* Wie reagiert er darauf?

P: Kann man nicht beschreiben. Das ist schwer für mich.

T: Das ist schwer für dich? Was siehst du denn in seinen Augen?

P: Kann ich nicht beschreiben.

T: Ist das was Lustiges oder eher was Trauriges?

Bei der offenen Frage »Was siehst du in seinen Augen?« scheint der junge Patient überfordert zu sein. Daraufhin benutzt die Therapeutin eine geschlossene Alternativfrage, um diese Blockade aufzulösen, eine häufige IRRT-Intervention, vor allem bei Kindern.

P: Was Trauriges.

T: Was Trauriges? Kann das sein, dass der das versteht, wie es dir geht?

P: Ja.

T: Und wie ist das für dich zu wissen, dass er dich versteht?

P: Gut.

T: Gut? Das macht ein gutes Gefühl?

P: (nickt)

T: Kannst du ihm das mal direkt sagen, …?

P: (schüttelt den Kopf)

T: … dass dir das guttut, wenn er dich versteht?

P: Ähm, ähm …

T: Kannst du es mal versuchen?

P: (schüttelt den Kopf) Geht nicht.

T: Mhm, soll ich dir helfen?

P: (nickt)

T: *»Opa, …«*

P: *»Opa, …«*

T: *»… das tut mir gut, …«*

P: *»… das tut mir gut, …«*

T: *»… wenn du mir sagst, dass du mich verstehst.«*

P: *»... wenn du mir sagst, dass du mich verstehst.«*

T: Und wie reagiert er darauf?

P: Normal.

T: Normal? Sagt er irgendwas?

P: (schüttelt den Kopf)

T: Und wenn du merkst, er versteht dich, und er reagiert gar nicht irgendwie sauer oder ärgerlich oder negativ, was möchtest du ihm dann noch sagen oder mit ihm machen?

P: Ich würde noch mal gern frühstücken fahren am Wochenende und mit Opa spielen.

T: Kannst du ihm das direkt sagen, was du alles noch mit ihm tun möchtest?

P: *»Ich will mit dir frühstücken und mit dir spielen.«*

T: *»Ich will mit dir frühstücken und mit dir spielen?«*

P: (nickt)

T: Und wie reagiert er darauf?

P: Dass er das auch wieder gern machen möchte.

T: Er sagt, er möchte das auch gern machen?

P: (nickt)

T: Und wenn ihr beide zusammen frühstücken wollt, wo könnte das denn stattfinden?

P: Viethmann.

T: Viethmann? Ist das ein Laden?

P: (schüttelt den Kopf)

T: Oder ein Café?

P: Café.

T: Ein Café. Kannst du dir vorstellen, wie ihr da jetzt beide sitzt bei Viethmann?

P: (schüttelt den Kopf)

T: Oder fahrt ihr woanders hin? Oder geht ihr woanders hin?

P: (schüttelt den Kopf)

T: Sondern ...?

P: Ich esse wieder Croissants, und Opa isst wieder Brötchen.

T: Du isst Croissants?

P: Die ganz kleinen, solche (zeigt die Größe).

T: Ah, diese Mini-Croissants?

P: Ja.

T: Und was isst dein Großvater?

P: Ein Brötchen mit Mett und Zwiebeln.

T: Der isst ein Brötchen mit Mett und Zwiebeln?

P: (nickt)

T: Und ihr lasst es euch schmecken?

P: (nickt) Der trinkt auch noch Kaffee, und ich trink einen Kakao.

T: Er trinkt einen Kaffee, und du trinkst einen Kakao?

P: Ja.

T: Und wie fühlt sich das an, mit deinem Großvater da noch mal zu sitzen und mit ihm Kaffee zu trinken und zu frühstücken?

P: Gut.

T: Gut? Kannst du ihm das mal direkt sagen?

P: Das fällt mir zu schwer.

T: Das kann aber manchmal erleichtern, wenn man das tut.

P: (schüttelt den Kopf)

T: Können wir es mal zusammen probieren?

P: (schüttelt den Kopf)

T: Okay. Gut. Also, ihr sitzt da, und er trinkt noch einen Kaffee, und du trinkst einen Kakao. Und wenn du ihm in seine Augen siehst, was siehst du da?

P: Oma.

T: Oma?

P: Ja.

T: Du siehst, dass er sich nach Oma sehnt, oder …?

P: Mhm …

T: Das heißt, er würde gerne wieder zurückgehen zu Oma?

P: (nickt)

T: Und wenn du das siehst und spürst, wie geht's dir damit?

P: Es geht.

T: Es geht? Könnte es sein, dass er hin- und hergerissen ist, ob er bei dir bleiben soll oder zu Oma zurückgehen soll?

P: (nickt) Mhm …

T: Hm, das ist ja eine richtig schwierige Entscheidung für ihn, oder?

P: (nickt)

T: Und wenn du das weißt, wie schwierig das im Moment für ihn ist, was möchtest du ihm dann sagen oder mit ihm machen?

P: Es wäre mir lieber, wenn er hiergeblieben wäre.

T: Du sagst ihm: *»Es wäre mir lieber, wenn du hiergeblieben wärst?«*

Die Therapeutin fragt den Patienten hier nicht, ob er das dem Opa direkt sagen könnte, sondern sie erledigt es sozusagen selber. Sie merkt, dass der Patient große Hemmungen hat, seinem Opa etwas Negatives direkt zu sagen, und möchte ihn in dieser Hinsicht nicht überfordern, den Prozess aber doch weiterlaufen lassen.

P: Ja.

T: Und wie reagiert er darauf?

P: Erstaunt.

T: Erstaunt? Erstaunt, weil …?

P: Weil, weil, weil, er ist ja auch nicht regelmäßig zum Arzt gefahren. Und er hat ja noch nicht mal Tabletten genommen.

T: Also, er hat nicht gut für sich gesorgt?

P: (nickt) Kann ich bitte Mama holen (öffnet die Augen)?

T: Ja, ich hole sie. Oder möchtest du?

P: (steht auf) Ich hole sie.

T: Okay.

P: (geht raus) … (eine Minute Pause)

T: (geht hinterher, trifft Mutter und Sohn in der Tür) Ah … wir brauchen Sie jetzt!

M: Kein Problem.

T: Möchtest du bei Mama auf den Schoß?

M: Ja, komm her.

T: Sie können sich gerne da hinsetzen.

M: Okay. (setzt sich, nimmt ihren Sohn auf den Schoß)

T: (zur Mutter) Kurz zur Information: Wir haben gerade eine Imagination gemacht. Das heißt, Philipp hat sich vorgestellt, er trifft seinen Opa noch mal, und er hat einen Dialog mit ihm geführt und hat ihm gesagt, dass er ihn sehr vermisst und dass er das so schade findet, dass sein Tod genau einen Tag nach seinem Geburtstag war, weil er jetzt immer an seinem Geburtstag so stark an ihn denken muss.

M: Mhm.

T: Und der Opa, der war erstaunt, weil er gar nicht wusste, dass Philipp ihn so sehr vermisst. Und dann haben die beiden beschlossen, sie möchten gerne noch was zusammen machen und sind zu Viethmann frühstücken gegangen. Und der Philipp hat Mini-Croissants gegessen und einen Kakao getrunken, und der Opa hat ein Mettbrötchen mit Zwiebeln gegessen und hat einen Kaffee getrunken. Und dann hat der Opa gesagt: *»Ich würde gerne wieder zu Oma gehen.«*

M: Mhm.

T: Und da wurde plötzlich deutlich, wie schwierig das für den Opa ist, sich zu entscheiden, ob er bei Philipp bleibt oder ob er zu Oma zurückgeht. Und an der Stelle sind wir jetzt gerade.

P: (weint stark)

Diese Zusammenfassung richtet sich zwar an die Mutter, aber sie ist auch eine Zusammenfassung für den kleinen Patienten, der beim Zuhören jetzt nicht gefordert ist, irgendwie zu reagieren, und damit viel heftiger mit seinen Emotionen konfrontiert wird.

T: Und Philipp hat gesagt, er kann das gut verstehen, dass der Opa gerne wieder zu Oma zurückgehen möchte, weil die Oma so wichtig für den Opa ist. Und das ist der Punkt, glaube ich, Philipp, an dem deine Trauer so stark ist, nicht? Und dein Verlust, den du spürst, dass der Opa sich entscheiden muss zwischen dir und der Oma, oder?

P: (weint stark)

T: Und du sagst: »Ich kann das verstehen, wie schwer das für den Opa ist. Und ich kann auch verstehen, dass er gerne zu Oma zurückgehen möchte.«

P: (weint)

T: Und das macht ganz, ganz traurig, weil das nämlich wieder den Verlust so deutlich macht, nicht? Dass du ihn einfach hergeben musstest.

P: Ja.

T: Was denkst du denn, wenn er so sagt: *»Ich würde gerne wieder zu Oma zurückgehen.«* Kannst du ihn gehen lassen?

P: Nein!

T: Nein? Und wenn du ihm das sagst, dass du das nicht möchtest, dass du dir das nicht vorstellen kannst, wie reagiert er darauf?

Die Therapeutin merkt, dass der Patient zunehmend erschöpft ist, und ahnt, dass er mit der Frage »Kannst du das dem Opa direkt sagen?« wahrscheinlich auch wieder überfordert wäre. Deshalb erleichtert sie ihm den Prozess, indem sie einfach beschreibt, er hätte es schon gemacht.

P: Er versteht mich nicht.

T: Er versteht dich nicht? Er versteht dich nicht, weil …?

P: Weil, weil, weil, weil ich …, weil Opa drei Jahre länger ausgehalten hat als Oma, weil er auch gerne zu Oma möchte.

T: Das habe ich nicht verstanden.

M: Ich auch nicht.

P: Weil Opa noch so drei Jahre ausgehalten hat, da wollte er doch nicht mehr! Er wollte unbedingt zu Oma! (weint und schluchzt)

T: Ah ja, mhm … Er versteht das nicht, weil er sagt: *»Ich hab drei Jahre noch ausgehalten für dich, um mit dir zusammen zu sein und mit dir was zu machen, und jetzt ist es Zeit, dass ich zu Oma gehe.«* Und das macht dich so traurig?

P: (nickt)

T: Wenn der Opa sieht, dass dich das so traurig macht und du so weinen musst, wie reagiert er dann?

P: (sehr leise) Das kann man nicht sagen. Das ist wirklich zu schwer.

M: (wiederholt) Das kann man nicht sagen. Das ist zu schwer.

T: Das kann man nicht sagen? Das ist zu schwer? Das ist so schwer, weil du weißt, dass er gehen muss?

P: Ja, weil er Oma so doll vermisst.

T: Das hab ich auch nicht verstanden.

M: Ich auch nicht.

P: Weil er Oma so doll vermisst. Weil Opa auch nicht wusste, wann Oma stirbt.

Dass Hinterbliebene eine manchmal ausgeprägte Empathiefähigkeit für den Verstorbenen in einer IRRT-Sitzung zeigen, ist bei Erwachsenen recht häufig. Offenbar ist das aber auch bei Kindern – wie hier bei diesem zehnjährigen Jungen – durchaus möglich. Er zeigt hier ein erstaunliches Verständnis für seinen verstorbenen Opa.

T: Also, der Opa ist auch überrascht worden von Omas Tod?
P: Ja.
T: Genauso, wie du überrascht worden bist von seinem Tod?
P: (nickt)
T: Kann es denn sein, dass der Opa dich besonders gut verstehen kann, weil es ihm genauso gegangen ist mit der Oma?
P: (nickt)
T: Und wenn du jetzt weißt, du kannst ihn in deinen inneren Bildern jederzeit wieder zurückholen zu dir, kannst dir vorstellen, wie du mit ihm zusammen was machst und Spaß hast, mit ihm frühstückst, mit ihm spielst, kannst du ihn dann besser gehen lassen?
P: (schüttelt den Kopf)
T: Das fällt dir ganz schwer, nicht?
P: (nickt)
T: Ja. … Hast du eigentlich in der Zeit, nachdem der Opa gestorben war, hast du da weinen können?
P: (nickt)
T: Hast du das gemacht, wenn du allein warst oder auch bei Mama und Papa?
P: Oder Oma.
M: Oma.
T: Ach, bei …, ach, ah ja, okay, bei der anderen Oma. Okay … So, ihr beiden sitzt da ja noch in diesem Café. Und der Opa sagt: *»Ich muss jetzt wieder zu Oma gehen.«* Wie möchtest du dich von ihm verabschieden?
P: Am liebsten gar nicht.

Eigentlich wäre hier die Frage der Therapeutin »Wie möchtest du darauf reagieren?« besser gewesen, aber sie kommt langsam unter Zeitdruck und merkt außerdem immer mehr die Erschöpfung des Patienten, sodass sie den Prozess zu beschleunigen versucht, indem sie ***direktiv*** *die Verabschiedung vorgibt (was man in einer IRRT-Trauersitzung nie machen sollte). Dieser* ***Fehler*** *rächt sich sofort, indem der Patient abwehrt: »Am liebsten gar nicht.« Sie kehrt aber umgehend zur sokratischen Haltung zurück: »Was möchtest du ihm jetzt sagen oder mit ihm tun?«*

T: Eigentlich gar nicht? Was möchtest du ihm jetzt sagen oder mit ihm tun?
P: Ich möchte mit ihm noch was Gutes unternehmen, was er auch mag.

T: Du möchtest noch irgendwas mit ihm unternehmen, was er auch mag? Was könnte das sein?

P: (leise) Ich habe keine Ahnung, was Opa noch gerne mag außer Fußball.

M: Keine Ahnung. Er weiß nicht, was Opa sonst noch mag außer Fußball.

T: Außer Fußball? Du magst keinen Fußball?

P: Nicht so gerne.

T: Nicht so gerne? Was habt ihr denn sonst immer zusammen gespielt?

P: Nichts. Meistens gar nichts. Meistens waren wir nur bei Fußballspielen.

T: Also, für euch war wichtig das gemeinsame Frühstücken?

P: (nickt)

T: Heißt das, es wäre gut, wenn es so was, wie wir das heute gemacht haben, häufiger geben würde? Dass du dir noch mal vorstellen kannst, du gehst mit ihm zusammen frühstücken? Wäre das gut?

P: (nickt, dann leise) Das ist schwer.

M: Das ist aber schwer.

T: Das ist schwer? Was ist denn schwerer: Sich das vorzustellen, dass du mit ihm noch mal zusammen was machst, oder immer nur an ihn zu denken und ihn nicht zu haben?

P: (leise) Beides.

M: Beides.

T: Beides ist schwer? Mhm … Okay. So, der Opa hat sich entschieden, er möchte zu Oma zurück. Und was möchtest du ihm, bevor er geht, noch sagen oder mit ihm machen?

P: Ich weiß nicht. Ich weiß nicht, was er gerne mag.

T: Du weißt nicht, was er gerne mag?

P: Außer Fußball natürlich.

T: Mhm. Und was möchtest du ihm jetzt noch sagen oder mit ihm machen?

P: Umarmen.

T: Du möchtest ihn umarmen? Kannst du dir jetzt vorstellen, wie du das tust?

P: (schüttelt den Kopf)

T: Nein? Kannst du es jetzt mal so spüren, als würdest du ihn jetzt umarmen? Ganz fest? Ihn noch mal riechen, ihn noch mal spüren …

P: (nickt)

Auch Kinder reagieren oft positiv auf den Einsatz der einfachen Konjunktiv-Frage bei Blockaden.

Abschlussfrage 1

T: Und bevor er geht, möchtest du ihm noch irgendetwas sagen oder mit ihm machen?

P: »*Ich werde dich vermissen.*«
T: »*Ich werde dich vermissen*«, sagst du? Und wie reagiert er darauf?
P: »*Ich dich auch*«.
T: »*Ich dich auch*«, sagt er.
P: Ja.

Abschlussfrage 2

T: Und bevor wir jetzt diese Begegnung ausklingen lassen … braucht dein Opa noch irgendetwas von dir?
P: (nickt) Ein Bild.
T: Ein Bild?
P: Vor ein, zwei Jahren, da hatte ich so ein Bild von mir, das haben wir zeichnen lassen auf dem Flohmarkt.
M: Es gibt eine Bleistiftzeichnung von Philipp.
T: Eine Bleistiftzeichnung?
M: Eine Portraitzeichnung.
T: Okay. Und was ist darauf zu sehen?
P: Ich.
T: Du bist da drauf zu sehen? Und das gibst du dem Opa mit?
P: (nickt) Das hab ich nämlich gedruckt.
T: Ah ja. Und wie reagiert er, als du ihm das gibst?
P: Gut.
T: Gut? Was siehst du denn in seinen Augen?
P: Fröhlich.
T: Freude?
P: (nickt)

Abschlussfrage 3

T: Wünschst du dir noch irgendetwas von deinem Opa?
P: (leise) Auch ein Bild.
T: Auch ein Bild?
P: (nickt)
T: Heißt das, du hättest gern ein Bild von ihm für dich?
P: (nickt, flüstert dann) Mama, ich kann nicht mehr.
M: Er kann nicht mehr.

Selbstverständlich entfallen unter diesen Umständen die restlichen Abschlussfragen. Der Patient ist erschöpft und gibt das deutlich zum Ausdruck, ohne dass es sich um eine gezielte Vermeidung handelt.

Abschlussfrage 6

T: Okay. Und mit welchem Bild möchtest du diese Begegnung jetzt ausklingen lassen?
P: Mit dem Bild.
T: Er hat dein Bild, und du hast sein Bild? Und das ist das Abschlussbild?
P: (nickt)
T: Okay. Gut. Dann kannst du das Abschlussbild noch etwas wirken lassen und dann die Augen wieder öffnen, wenn du so weit bist.

Philipp äußert in der nächsten Sitzung, er habe jetzt ein Bild von Opa in seinem Zimmer. Das Bild von sich habe er laminiert und wolle es in Begleitung der Therapeutin zum Grab seines Großvaters bringen. Eine Woche später geht er zusammen mit der Therapeutin zum Grab (sein erster Besuch auf dem Friedhof seit dem Tod des Großvaters) und verstaut dort das Bild wetterfest und diebstahlsicher. Er steht noch lange stumm am Grab und scheint innerlich Abschied zu nehmen. Anschließend verlässt er zufrieden den Friedhof.

Katamnestische Bemerkung (nach 3 Monaten)

Drei Monate später erscheint Philipp mit seiner Mutter zum Nachbesprechungstermin einen Tag vor seinem 11. Geburtstag. Er berichtet, es gehe ihm gut. Er fahre des Öfteren mit dem Fahrrad zum Friedhof, um Opa zu besuchen und mit ihm zu sprechen. Er schlafe jetzt auch ohne Probleme wieder allein in seinem Zimmer und habe keine Angst mehr. Auf seinen Geburtstag am nächsten Tag angesprochen, erklärt er, im Gegensatz zu seinem 10. Geburtstag werde er den 11. mit einigen Freunden feiern. Aber er habe seiner Lehrerin gesagt, dass er am Tag danach, dem Todestag seines Großvaters, nicht in die Schule kommen, sondern zum Friedhof fahren werde, um bei seinem Opa zu sein. Die Lehrerin habe dafür Verständnis gezeigt.

Es ist keinerlei Belastung bei Philipp mehr festzustellen. Auch seine schulischen Leistungen haben sich laut Aussage der Mutter wieder normalisiert.

5.7 Fallbeispiel Paul

»Ciao Papi!«

(Posttraumatische Belastungsstörung und anhaltende Trauer im Sinne einer traumatischen Trauer nach Suizid des Vaters vor 12 Jahren)

Paul hatte als 25-Jähriger mitbekommen, wie sich sein Vater mit dem Sturmgewehr selbst erschossen hatte. Er reagierte mit einer massiven Posttraumatischen Belastungsstörung, wurde arbeitsunfähig und bezog eine Invalidenrente. In zehn Jahren ambulanter und stationärer psychotherapeutischer Behandlung bekam er immer mehr Zugang zu seinen Emotionen, verblieb aber im depressiven Stimmungszustand, hatte regelmäßig Panikattacken und litt am üblichen Symptomenkomplex der PTBS mit intrusiven Erinnerungen (v. a. Geruchs-Flashbacks: eine Mischung aus Blut, Exkrementen und Schießpulver), Hypervigilanz, Schlafstörungen, Konzentrationsstörungen und spezifischem Vermeidungsverhalten. Als Komorbidität lagen eine Aufmerksamkeitsstörung (ADHS) und ein chronischer Cannabisabusus vor. Nach einem längeren stationären Aufenthalt in einer psychosomatischen Klinik wurde ihm eine ambulante Traumabehandlung empfohlen, wovor er zunächst zurückschreckte, für die er sich dann aber doch nach etwa eineinhalb Jahren Bedenkfrist anmeldete.

Nach sechs vorbereitenden Sitzungen wurde eine erste IRRT-Sitzung mit der Suizidszene durchgeführt. Allerdings dissoziierte der Patient währenddessen in einen emotional abgestumpften, tranceähnlichen Zustand, der einige Tage anhielt. Es wurde dann vereinbart, zunächst mit weniger belastenden Szenen aus seiner Kindheit und Jugend zu arbeiten und später noch einmal diese Suizidszene aufzugreifen. Im Verlauf der nächsten eineinhalb Jahre wurden sechs belastende Schlüsselerinnerungen aus der Beziehung zu seinen Eltern mit IRRT behandelt, wobei er jeweils sehr intensiv und konstruktiv mitarbeitete und merkte, dass sich seine Stimmungen und Ängste deutlich besserten. Einen Tag vor der hier vorgestellten Sitzung, seiner insgesamt fünfzigsten Sitzung, sendete er eine E-Mail an den Therapeuten mit dem Wunsch, das vorbereitete Thema zu verschieben und sich am vereinbarten Termin am Folgetag endlich der »Suizid-IRRT« stellen zu wollen.

Besonderheiten:

- Dass eine ausgeprägte Trauerproblematik beteiligt ist, wird erst im Verlauf der Sitzung deutlich, die Sitzung war ursprünglich als reine PTBS-Sitzung konzipiert worden.
- Phasenablauf 1a, 1b, 2.
- Beteiligte Trauerkategorien: fehlende Verabschiedung, Wut, Trauer nach Suizid, larvierte Trauer, PTBS und Trauer (traumatische Trauer).

VORBESPRECHUNG

T: Gut. Wir nehmen heute die Szene, die wir uns beim allerersten Mal vorgenommen haben, nämlich den Suizid des Vaters. Ich glaube, es ist sinnvoll, wenn wir wieder den gleichen Einstieg nehmen, oder wählen Sie eine andere Variante?

P: Nein, nein.

T: Okay. Sie wissen, wie der Ablauf geht. Wir gehen die Szene einmal durch, dann noch ein zweites Mal und verändern dann das Drehbuch. Gibt es dazu noch Fragen?

P: Nein.

T: Wo sind Sie jetzt auf der emotionalen Belastungsskala, bevor wir einsteigen?

P: Es ist ein bisschen speziell, im Moment einfach auf null.

T: Auf null? Okay. Gut. Wenn Sie dann bereit sind, können Sie Ihre Augen schließen und den Anfang dieser Erinnerungsszene vor Ihrem inneren Auge aufkommen lassen. Sobald Sie es haben, können Sie schildern, was in dem Bild ist und was sich abspielt, in der Gegenwart, so als ob es jetzt passieren würde.

PHASE 1A

P: (lange Pause) Ich sitze im Auto, fahre in Richtung S., und ab K. fahre ich hinter einem Lastwagen her. Den hätte ich an einem anderen Tag überholt, aber heute habe ich mich entschlossen, hinterherzuschleichen.

T: Jetzt schleichen Sie hinterher.

P: Ich fahre die Ausfahrt raus und zu den Eltern nach Hause, und wo ich dann beim Parkplatz bin, geparkt habe und den Motor abgestellt habe, schlägt mir ein großer Hammer ins Gesicht und drückt mir den Kopf nach hinten.

T: Jetzt spüren Sie den Hammerschlag, der Ihnen das Gesicht nach hinten schlägt. Wo sind Sie jetzt auf der Belastungsskala?

P: 2.

T: Und wie geht es weiter?

P: Ich denke mir in diesem Augenblick nichts weiter dabei, steige aus und laufe zum Hauseingang vom Block, mache dort unten die Tür auf und laufe ins Treppenhaus, …

T: Sie laufen ins Treppenhaus und …?

P: … drücke dann den Liftknopf und höre dann im Treppenhaus ein Weinen.

T: Jetzt hören Sie ein Weinen?

P: Der Lift kommt, und ich steige ein, und beim Hochfahren wird das Weinen immer lauter. Und in diesem Augenblick weiß ich auch, dass es mich betrifft und meine Familie.

T: Jetzt wissen Sie, dass es Sie und Ihre Familie betrifft. Wo sind Sie jetzt auf der Skala, im Lift, wo Sie merken, es betrifft Sie und Ihre Familie?

P: Auf 7.

T: Wie geht es weiter?

P: Als ich ganz oben ankomme, öffne ich die Lifttür und höre aus der Wohnungstür das Weinen meiner Schwester und Mutter ganz deutlich. Ich weiß dann instinktiv, dass etwas ganz Schlimmes passiert ist.

T: Jetzt wissen Sie, es ist was ganz Schlimmes passiert.

P: Ich öffne die Tür und sehe dann bei der Polstergruppe meine Mutter und Nadine, wie sie auf dem Boden knien, beide halten sich und weinen.

T: Sie sitzen auf dem Boden?

P: Die Mutter jammert nur und schreit, dass der Vater tot ist.

T: Der Vater ist tot. Wo sind Sie jetzt auf der Skala, als die Mutter schreit: der Vater ist tot?

P: Auf der 10 oben.

T: Mhm … Und wie geht es weiter?

P: In diesem Augenblick habe ich das Gefühl, er hätte vielleicht einen Schlaganfall oder eine unverheilte Narbe oder irgendsoetwas, dass da irgendetwas passiert sei und man irgendwie noch nachschauen sollte, ob … und vielleicht hat die Mutter ja die Situation falsch eingeschätzt. Sie warnt mich, nicht ins Zimmer zu gehen, ich gehe aber trotzdem hin, öffne die Tür, sehe dann den Vater am Boden liegen, die Augen verdreht, in einer Blutlache.

T: Jetzt sehen Sie das Gesicht des Vaters in der Blutlache mit den verdrehten Augen?

P: Und es stinkt nach Schießpulver und Scheiße und Blut.

T: Schießpulver, Scheiße und Blut. Wo sind Sie jetzt auf der Skala?

P: Auf 10.

T: Wie geht es weiter?

P: Im ersten Augenblick packt mich eine gewaltige Wut, ich gehe ein paar Schritte zurück und schlage mit einem Faustschlag in die WC-Tür hinein, bis sie eingedrückt ist.

T: Eine gewaltige Wut, und Sie schlagen mit der Faust in die WC-Tür?

P: Nach diesem Schlag bin ich dann absolut leer.

T: Jetzt sind Sie leer … und sind jetzt wo auf der Skala?

P: Auf null.

Hier findet eine plötzliche Dissoziation, ein Abkoppeln vom emotionalen Erleben statt. Der Therapeut entscheidet sich, den Prozess einfach weiterlaufen zu lassen. Und es zeigt sich dann im weiteren Verlauf, dass der Patient sehr schnell wieder in Kontakt mit seinen Emotionen kommt. Außerdem zeigt sich mit dem Auftreten der Wut, die hier das erste Mal deutlich wird, dass möglicherweise eine Trauerproblematik vorliegen könnte.

T: Mhm, wie geht es weiter in der Szene?

P: Naja, es geht dann eine endlose Zeit vorbei, bis der Arzt kommt und den Tod bestätigt, die Polizei steht in der Wohnung herum, ich sitze am Küchentisch und höre jede Sekunde ticken, und ich bin total leer.

T: Sie sind weiter total leer?

P: Irgendwann wird dann der Vater im Sarg herausgetragen, die Polizei und der Arzt gehen dann.

T: Ja.

P: Wir sind dann allein. Mutter möchte die Spuren so schnell wie möglich beseitigt haben. Der Plan ist dann, dass wir die Matratze packen, und ich bin noch hinten im Zimmer am Aufräumen, räume Knochenteile und Hirnreste vom Vater zusammen.

T: Knochenteile und Hirnreste? Wo sind Sie da jetzt auf der Skala?

P: Auf 10. Wir bringen dann das Ganze schlussendlich vor das Haus, wo die Müll-Container stehen. Vor dem Container kippt die blutige Matratze noch um, und dort liegt dann alles offen.

T: Jetzt liegt da alles offen?

P: Jetzt muss ich es vor dem Container noch mal neu zubinden. (Pause)

T: Was empfinden Sie jetzt, in diesem Moment?

P: Angst und Scham.

T: Angst und Scham? Und wo ist das auf der Skala?

P: Um die 8.

T: Ist die Szene damit abgeschlossen oder geht es noch weiter?

P: Das Wesentliche ist durch.

An dieser Stelle plant der Therapeut, in Phase 1b kurz vor der Dissoziation, also kurz nachdem der Patient den Vater erblickt hatte, die Phase 2 und damit eine fiktive Begegnung mit dem verstorbenen Vater einzuleiten.

PHASE 1B

T: Mhm. Dann können Sie Ihre Augen geschlossen halten, wieder zum Anfang dieser Szene zurückgehen und genau den gleichen Ablauf noch einmal schildern.

P: Ich fahre in K. auf die Autobahn, vor mir ist ein Lastwagen.

T: Mhm.

P: An jedem anderen Tag hätte ich diesen Lastwagen überholt, aber an diesem Tag schleiche ich hinterher.

T: Mhm.

P: Verlasse dann in S. die Autobahn und fahre ins Wohnquartier, wo die Eltern im Block gewohnt haben.

T: Mhm.

P: Wo ich dann auf dem Parkplatz ankomme, in dem Augenblick, als ich den Motor abstelle, schlägt mir irgendeine Macht einen gewaltigen Hammer ins Gesicht, sodass es mir den Kopf nach hinten haut.

T: Jetzt schlägt's ins Gesicht, und das haut den Kopf nach hinten?

P: Ich denke mir in diesem Augenblick nichts weiter dabei. Es ist mir zwar schon sehr seltsam vorgekommen, aber …

T: Mhm.

P: Dann laufe ich nach hinten zum Wohnblock, mache die Haustür auf, bestell den Lift und höre das Weinen im Treppenhaus.

T: Sie hören das Weinen im Treppenhaus und holen den Lift.

P: Dann steige ich in den Lift.

T: Ja.

P: Ich fahre dann nach oben, und beim Hinauffahren höre ich das Weinen immer stärker und erkenne dann, dass da etwas Schlimmes passiert sein muss im Zusammenhang mit der Familie.

T: Jetzt merken Sie, es geht um Ihre Familie.

P: Als ich oben ankomme, höre ich das Weinen hinter der Tür noch deutlicher, mache die Tür auf und sehe da Nadine und die Mutter, wie sie am Boden knien, sich gegenseitig umarmen, weinen und schluchzen.

T: Mhm.

P: Die Mutter schreit: »*Der Vater ist tot.*«

T: »*Der Vater ist tot.*«

P: »*Er ist gestorben.*«

T: »*Er ist gestorben.*« Wo sind Sie jetzt auf der Skala?

P: Auf 10.

T: Mhm.

P: Und mit seiner ganzen gesundheitlichen Geschichte, mit dem Hirnschlag, den er hatte, traue ich dem Urteil der Mutter nicht so ganz und will mich selbst überzeugen, dass es auch wirklich stimmt und dass nicht irgendetwas sonst passiert ist, gehe dann nach hinten ins Schlafzimmer, um zu schauen. Und die Mutter warnt mich noch, ich soll nicht gehen, aber ich ignoriere das.

T: Sie ignorieren das.

P: Ich öffne die Schlafzimmertür und sehe, wie er dort liegt, in einer Blutlache, mit verdrehten Augen.

T: Mit verdrehten Augen.

P: Es stinkt nach Blut, Kacke und Schießpulver.

T: Blut, Exkremente und Schießpulver.

P: In dem Augenblick kommt der Klick, es wird mir klar, dass er tot ist.

T: Und wo sind Sie jetzt auf der Skala?

P: 10.

T: 10 … Und wenn Sie jetzt in diesem Bild nochmals mit dem Vater reden könnten, was würden Sie dem Vater gern sagen oder ihn fragen wollen?

P: Ich sage ihm: »*Jetzt gehst du!*«

T: »*Jetzt gehst du!*« Wenn der Vater antworten könnte, wie würde er jetzt darauf reagieren?

P: Er ist dankbar.

Überraschenderweise antwortet der Patient spontan im Indikativ, obwohl der Therapeut im Konjunktiv gefragt hatte.

T: Er ist dankbar …?

P: Dass er jetzt gehen darf.

T: Dass er gehen darf? Was möchten Sie dem Vater noch sagen oder mit ihm machen?

P: (mit erstickter Stimme) Ich umarme ihn ein letztes Mal.

T: Sie umarmen ihn ein letztes Mal?

P: (fängt heftig an zu weinen)

T: Sie spüren, wie Sie ihn jetzt umarmen?

Dass es an dieser Stelle zu einer massiven Trauerreaktion mit heftigem Weinen kommt, etwas, was im gesamten bisherigen Therapieverlauf noch nie aufgetreten war, bestätigt den Verdacht des Therapeuten auf eine unverarbeitete Trauer, und er kann ganz im »Vertrauen in den Prozess« das weitere Geschehen ablaufen lassen.

P: (weint weiter)

T: (reicht ihm ein Taschentuch) Wie reagiert der Vater jetzt, wenn Sie ihn ein letztes Mal umarmen?

P: (weint weiter) Er ist traurig.

T: Er ist traurig? An was merken Sie, dass er traurig ist?

P: Ich spüre es.

T: Sie spüren es? Und was möchten Sie ihm noch gerne sagen?

P: Ich sage ihm: »*Geh jetzt und sei nicht traurig.*«

T: »*Geh jetzt und sei nicht traurig.*« Und wie reagiert er?

P: (lange Pause, schluchzt heftig) Er geht.

T: Er geht. Und wenn er jetzt geht, was sehen Sie jetzt in seinen Augen?

P: Erlösung.

T: Erlösung? Mhm. Und eine Erlösung, weil …?

P: Er hat es 12 Jahre gesehen und schwer bereut, schwer bereut.

Hier wird wieder deutlich, dass der Patient dem Vater gegenüber noch große Wut empfindet, weil der Vater durch den Suizid ein langjähriges psychisches Leiden bei seinem Sohn ausgelöst hat. Aber der Vater zeigt in der Imagination Einsicht, Reue und Trauer, sodass ihm der Sohn verzeihen kann und damit seine innere Ruhe findet.

T: Er hat es 12 Jahre gesehen und schwer bereut. Und wie fühlen Sie sich jetzt, wenn Sie die Erlösung in seinen Augen sehen und seine Reue?
P: Dass Ruhe eingekehrt ist.
T: Dass Ruhe eingekehrt ist? Gibt es noch etwas, das Sie ihm sagen oder mit ihm machen möchten?
P: Ich sage ihm: »*Ich verzeihe dir*«, und lasse ihn gehen.
T: »*Ich verzeihe dir*«, und Sie lassen ihn gehen. Und wie reagiert er darauf?
P: Er verschwindet.
T: Er verschwindet. Mit was für einem Blick in den Augen?
P: Dankbarkeit, dass er jetzt gehen darf.
T: Dankbarkeit, dass er jetzt gehen darf. Und was möchten Sie ihm noch sagen oder mit ihm machen, bevor er geht?
P: (weint wieder heftig und lange) Ich sage: »*Ciao, Papi!*«
T: »*Ciao, Papi!*« Und wie reagiert er?
P: Er verabschiedet sich und geht.
T: Er verabschiedet sich und geht?
P: Ja.

Abschlussfrage 1

T: Gibt es noch etwas, das Sie ihm sagen oder mit ihm machen möchten, bevor wir die Begegnung ausklingen lassen?
P: (schüttelt den Kopf)
T: Wie fühlt er sich jetzt?
P: Befreit. (schnäuzt sich die Nase)
T: Befreit. Und wie fühlen Sie sich jetzt?
P: Auch befreit.
T: Auch befreit.

Hier verzichtet der Therapeut bewusst auf die Abschlussfragen 2 bis 4, weil er den Eindruck hat, dass nach dem bisherigen Ablauf nicht noch mit weiteren Aussagen oder Handlungen zu rechnen ist.

Abschlussfrage 5

T: Gibt es sonst noch etwas, das jetzt in diesem Bild passieren sollte, bevor wir die Begegnung ausklingen lassen?

P: Nein, es ist alles gesagt.

Abschlussfrage 6

T: Mit welchem Bild möchten Sie die Begegnung jetzt gern ausklingen lassen?

P: Dass mein Licht anfängt zu leuchten und ich die Szene verlasse.

T: Dass Ihr Licht anfängt zu leuchten und Sie die Szene verlassen. Dann können Sie das Abschlussbild, wo das Licht anfängt zu leuchten und Sie die Szene verlassen, noch eine Zeit lang wirken lassen. Sie können es in sich aufnehmen, wenn Sie möchten. … Und wenn Sie so weit sind, können Sie das Abschlussbild langsam verblassen lassen, wieder hier ins Zimmer zurückkommen und die Augen wieder öffnen.

NACHBESPRECHUNG

P: (sehr lange Pause, öffnet dann die Augen)

T: Sind Sie wieder da?

P: (nochmals lange Pause)

T: Wie war das für Sie?

P: Im Moment fehlen mir die Worte … anstrengend.

T: Anstrengend, hm? Was haben Sie vor allem als anstrengend empfunden?

P: Sich dem zu stellen und nicht einzuknicken.

T: Sich dem zu stellen und nicht einzuknicken? Ja, ich glaube, das ist Ihnen gelungen, hm?

P: Ja. Ja. Im Moment bin ich ziemlich durcheinander. (schnieft)

T: War etwas in diesem Ablauf unerwartet für Sie?

P: Es ist ein bisschen komisch, aber eigentlich nichts. (starrt ins Leere)

T: Mhm … Okay. (lange Pause) Was passiert jetzt da, jetzt im Moment vor Ihrem inneren Auge?

P: Im Moment bin ich völlig ausgelaugt, komplett leer.

T: Mhm.

P: Es war irgendwie ein enormer Kraftakt.

T: Es war ein enormer Kraftakt, ja. Diesen Eindruck habe ich auch. Hochachtung! … Ist es gut, wenn wir es einfach für den Moment so stehen lassen?

P: (seufzt) Ja.

T: Oder gibt es noch Fragen, Kommentare oder Bemerkungen?

P: Nein, im Moment ist … (Pause)

T: Ja, ja …

P: Ich bin komplett weg, und die Gedanken sind leer.

T: Es war sehr anstrengend. Nein, wirklich, Hochachtung und Hut ab! Dann mache ich Ihnen eine Kopie der Aufnahme, und Sie bearbeiten es nach, so wie immer, so, wie Ihnen danach ist.

Katamnese nach 1,5 Jahren

Für Paul war diese harte und sehr belastende Sitzung der entscheidende Durchbruch in seiner Therapie. Die PTBS-Symptomatik verschwand völlig. Auf der IES (Impact of Event Scale, einer Skala zur Einschätzung des Schweregrades einer PTBS) hatte er zu Beginn der IRRT-Therapie 50 von 75 möglichen Punkten (schwere Störung), einige Wochen nach dieser Sitzung null Punkte. Es gab noch Stimmungsschwankungen und Unsicherheiten in verschiedenen Fragen, außerdem fiel es ihm nicht leicht, nach über einem Jahrzehnt mit der Symptomatik sein Leben neu zu entwerfen. Aber das Trauma ist verarbeitet, die Trauer ist verarbeitet, und Paul ist weiterhin dabei, sich mithilfe seines Therapeuten neu im Leben zu orientieren. Die Konsultationen finden noch alle ein bis zwei Monate statt.

5.8 Fallbeispiel Moritz

»Ne, das musst du selber machen«

(Anhaltende Trauer nach Suizid des Bruders vor 35 Jahren)

Moritz war 53 Jahre alt und wurde nach längerer ambulanter und stationärer Behandlung zur IRRT-Therapie zugewiesen. Er befand sich in einer mehrmonatigen depressiven Episode infolge einer chronischen Burn-out- bzw. Erschöpfungsproblematik. Zwei IRRT-Sitzungen zu Belastungssituationen aus Kindheit und Jugend hatten bereits erfolgreich die Symptomatik lindern können, als eine unverarbeitete Trauerreaktion deutlich wurde. Als Moritz 18 Jahre alt war, suizidierte sich sein wenige Jahre älterer Lieblingsbruder Karl-Heinz, der nicht über den wenige Jahre vorher geschehenen Unfalltod eines weiteren Bruders (Fritz) hinweggekommen war. Moritz war damals über mehrere Wochen selbst suizidal und hatte in den folgenden 35 Jahren jedes Jahr um das Todesdatum des Bruders herum eine mehrwöchige depressive Verstimmung mit Freudlosigkeit und Antriebsarmut erlebt. Zur Behandlung wurde eine Trauer-IRRT-Sitzung vereinbart, welche zufällig einen Tag nach Karl-Heinz' Todestag stattfand. Als Einstiegsszene wurde ein Besuch am Grab des verstorbenen Bruders gewählt.

Besonderheiten:

- Ausnahmsweise wird das AKTUELLE ICH eingeführt
- Phasenablauf 1b, 2, 3, 2, 3
- Beteiligte Trauerkategorien: fehlende Verabschiedung, Wut, Trauer nach Suizid, persistierende Verlassenheit.

PHASE 1B

(Moritz beschreibt zunächst ausführlich, wie er zum Friedhof fährt, schildert den Weg zum Grab des Bruders und ergeht sich in Erinnerungen an seine früheren Grabbesuche, an die Anordnung der Gräber seiner Familienmitglieder, bevor er dann vor dem Grab seines Bruders Karl-Heinz steht.)

…

T: Jetzt stehen Sie vor seinem Grab?

P: Mhm.

T: Wie fühlen Sie sich jetzt?

P: Sehr traurig.

T: Sehr traurig? Wo sind Sie jetzt auf einer emotionalen Belastungsskala von 0 bis 10?

P: 9.

T: 9. Wenn Sie jetzt, wo Sie an diesem Grab stehen, wenn Sie jetzt noch einmal den Karl-Heinz vor Augen haben und Sie könnten mit ihm sprechen, was würden Sie ihm gerne sagen oder ihn fragen wollen?

P: *»Geht's dir jetzt besser?«*

T: *»Geht's dir jetzt besser?«*

P: *»Ist es das, was du wolltest?«*

T: *»Ist es das, was du wolltest?«* Wie reagiert der Karl-Heinz jetzt darauf?

P: Ich weiß nicht …

T: Sehen Sie ihn vor sich?

P: Nur das Foto.

T: Wenn Sie sich das Foto jetzt vorstellen und Sie könnten mit ihm sprechen und Sie fragen ihn: *»Geht es dir jetzt besser, ist es das, was du wolltest?«* Wie reagiert er jetzt darauf?

P: Ich denke, er sagt Ja.

T: Er sagt Ja?

P: Es geht ihm besser, weil er jetzt einfach nicht mehr mit diesem Schmerz leben muss, dass er den Fritz so vermisst.

T: Weil er jetzt nicht mehr leben muss mit diesem Schmerz, dass er den Fritz so vermisst.

P: Und es ist das, was er auch wirklich wollte. Er hat sich das gut überlegt. Und er hat ja immer wieder darüber nachgedacht. Manchmal hat er auch laut darüber nachgedacht und hat das auch zu anderen gesagt, wie zum Beispiel zu mir. Ich glaube schon, dass er sagt, es geht ihm besser, und es ist das, was er wollte. Dann frage ich: *»Warst du dir bewusst, dass das nicht mehr rückgängig zu machen ist?«*

T: *»War dir das bewusst, dass das nicht mehr rückgängig zu machen ist?«*

P: *»Dass das endgültig ist und dass du auch andere damit zurücklässt und denen dann genauso den Schmerz zufügst, den du gehabt hast beim Tod von Fritz?«*

T: *»War dir das bewusst, dass du den anderen den Schmerz zufügst damit, wie du selber beim Tod vom Fritz empfunden hast?«* Wie reagiert der Karl-Heinz jetzt darauf?

P: Er sagt: *»Da habe ich auch oft darüber nachgedacht«*, aber er sei zum Schluss gekommen, er müsse es einfach für sich so machen, wie es für ihn richtig ist, und sei sich schon bewusst gewesen, dass das auch sicher für die Eltern schlimm ist. Aber für ihn ist es schon das Richtige.

T: *»Ich bin mir bewusst gewesen, habe viel darüber nachgedacht, aber für mich war es das Richtige.«* Was wollen Sie ihm weiter sagen oder mit ihm tun?

P: *»Ja, dafür sitze ich jetzt da mit meinem Schmerz, und jetzt bin ich einfach so allein und habe niemanden mehr, wo ich alles besprechen kann.«*

T: *»Jetzt sitze ich da mit meinem Schmerz, habe niemanden mehr, mit dem ich alles besprechen kann, ganz allein.«* Wie reagiert der Karl-Heinz jetzt darauf?

P: Irgendwie weiß er nicht genau, was er sagen soll.

T: Er weiß nicht, was er sagen soll. Was sehen Sie jetzt in seinen Augen?

P: Ich sehe eigentlich ein Strahlen in seinen Augen. Er hatte so besondere Augen, sie waren so wie Sternchen, die leuchteten.

T: Mhm.

P: Ich habe den Eindruck, ich komme gar nicht so richtig bei ihm an, dass er mich verstehen kann. Ich sehe eigentlich nur, dass er für sich … für ihn ist das in Ordnung.

T: Für ihn ist das in Ordnung. Sie kommen gar nicht so richtig an ihn heran. Wenn Sie diesen Blick von ihm sehen, wie möchten Sie jetzt darauf reagieren?

P: Ich bin einfach hin- und hergerissen zwischen einerseits zu sagen, ich mache das auch, dann habe ich das auch vorbei, und andererseits bin ich auch noch neugierig auf das Leben und was das alles bringt. Da bin ich auch so hin- und hergerissen.

Der Patient scheint sich in den folgenden Minuten in seiner Stimmungslage und momentanen Identität immer mehr zum ratlosen, verzweifelten, suizidalen, hoffnungslosen 18-jährigen Jugendlichen zu entwickeln.

T: Können Sie das jetzt dem Karl-Heinz direkt so sagen, wie Sie sich fühlen?

P: (weint) *»Ich bin einfach sehr traurig, dass ich dich nicht mehr habe, und ich vermisse dich unheimlich. Manchmal möchte ich am liebsten auch Schluss machen.«*

T: Mhm.

P: *»Weil ich all diese Traurigkeit gar nicht mehr mitmachen will, allein. Aber eigentlich bin ich auch noch richtig neugierig aufs Leben und was es sonst noch alles bringt vielleicht.«*

T: *»Ich bin sehr traurig, und ich vermisse dich wahnsinnig, und manchmal möchte ich den gleichen Schritt machen wie du, und andererseits bin ich immer wieder sehr neugierig auf das Leben und was es noch alles bringt.«* Wie reagiert der Karl-Heinz jetzt darauf?

P: Er sagt: *»Irgendwie kann ich dich gut verstehen, diesen Zwiespalt, dieses Hin-und-her-gerissen-Sein.«* Das kennt er ja auch sehr gut. Er hat das ja auch die letzten Jahre mitgemacht. Dann sagt er aber zu mir, dass er diesen Weg gewählt hat, sei seine Entscheidung gewesen, und er sagt zu mir: *»Du musst selber für dich entscheiden und für dich herausfinden, was der richtige Weg ist.«* Und nicht irgendwie, dass ich es nur mache, um es ihm quasi nachzumachen.

T: *»Es ist meine Entscheidung, und du musst deine Entscheidung selber treffen, nicht es mir einfach nachmachen.«* Wie reagieren Sie jetzt darauf?

P: *»Es ist so schwer. Wer hilft mir denn, wen habe ich jetzt überhaupt noch?«*

T: *»Es ist so schwer. Wer hilft mir denn, wen habe ich jetzt überhaupt noch?«*

P: Die Eltern, also der Vater, den hasse ich manchmal richtig. Obwohl ich es eigentlich nicht sagen darf, aber das ist so schlimm, auch wieder mit ihm in Frankreich unter einem Dach zu leben. Die Mutter ist ja eigentlich so gut, aber die ist ja auch so unfrei und so gefangen, und mit dem Vater zusammen habe ich ja niemanden. Die Einzige wäre noch die Elke [Schwester], aber die ist so weit weg in der Schweiz.

T: *»Den Vater hasse ich, die Mutter ist unfrei, und die Elke ist auch weit weg.«* Wie reagiert der Karl-Heinz darauf?

P: *»Das kann ich verstehen, kenne ich ja, diese Situation. Der Vater – sehr schwierig, eine Belastung fürs ganze Leben, nimmt einem die Freude, stellt noch Ansprüche. Mutter – allein kann man sie ja nicht haben.«*

T: Mhm.

P: Und Elke, das ist ja auch die Schwester, die ihm immer wieder Lebensfreude und Lust gegeben hat. Obwohl sie eine ganz kleine und zierliche Person ist, aber sie ist so eine Persönlichkeit, was sie aus sich macht.

T: Der Karl-Heinz versteht es. Was möchten Sie dem Karl-Heinz jetzt noch gern sagen oder ihn fragen oder mit ihm machen?

P: Ich würde ihn jetzt gerne fragen: *»Wenn du jetzt alles das weißt, was du weißt, und wenn es eine Möglichkeit gäbe, würdest du zurückkommen?«* Aber das macht er nie.

T: Können Sie ihn das noch mal direkt fragen?

P: *»Wenn du alles weißt, was du jetzt weißt, vom Tod, vom Jenseits, gibt's was oder gibt es nichts? Trifft man den Fritz wieder? Und wenn du das jetzt alles weißt, wenn es eine Möglichkeit gäbe zurückzukommen, würdest du zurückkommen?«*

T: *»Würdest du zurückkommen?«* Und wie reagiert er jetzt?

P: Schüttelt den Kopf.

T: Schüttelt den Kopf? Was sehen Sie jetzt in seinen Augen, wenn er so den Kopf schüttelt?

P: Zufriedenheit.

T: Zufriedenheit? Und wie geht es Ihnen, wenn Sie jetzt diese Zufriedenheit in seinen Augen sehen?

P: Es tut mir schon sehr weh.

T: Es tut Ihnen sehr weh. Können Sie ihm das direkt sagen?

P: *»Du hast mir sehr wehgetan, und mir tut es immer noch sehr weh.«*

T: *»Mir hast du sehr wehgetan, es tut mir immer noch sehr weh.«*

P: *»Und du fehlst mir einfach, immer wieder.«*

T: *»Und du fehlst mir einfach, immer wieder.«* Und wie reagiert er jetzt darauf?

P: Betroffen.

T: Betroffen?

P: (weint) Er sagt: *»Da musst du durch. Kann ich dir nicht ersparen.«*

T: *»Da musst du durch, das kann ich dir nicht ersparen.«* Wie reagieren Sie darauf?

P: Ich muss fest weinen (weint).
T: Sie müssen fest weinen?
P: Traurig.
T: Sie sind sehr traurig?
P: Fühle mich sehr allein.
T: Sie fühlen sich sehr allein. Und was möchten Sie weiter dem Karl-Heinz sagen, ihn fragen oder mit ihm machen?
P: Ich möchte, dass er mir hilft.
T: Was sagen Sie ihm direkt?
P: *»Kannst du mir nicht irgendwie helfen?«*
T: *»Kannst du mir nicht irgendwie helfen?«* Wie reagiert er?
P: Er geht ein bisschen zurück und sagt: *»Ne, das musst du selber machen.«* Er hat sich ja entschieden, weil er mit dem Alten nichts mehr zu tun haben will. Und drum muss ich jetzt auch selber gucken.
T: *»Du musst selber gucken, musst dir selber helfen.«* Wie reagieren Sie weiter?

Die einzige Hoffnung, die sich für Moritz erfüllt, ist, dass Karl-Heinz Verständnis für ihn zeigt. All die anderen offensichtlichen Hoffnungen von Moritz, dass der Bruder seinen Suizid bereut, dass er ihm bei der Bewältigung des Verlusts behilflich ist, dass er ihm Handlungsanweisungen gibt, werden – eine nach der anderen – vom Verstorbenen enttäuscht. Der Patient ist gewissermaßen gezwungen, dieser harten Wahrheit ins Gesicht zu sehen. Das hat er bis jetzt wohl vermieden, und wahrscheinlich ist das der Grund dafür, dass er bis jetzt nicht in der Lage war, den Suizid des Bruders zu verarbeiten.

P: Ich merke, dass er immer weiter zurückgeht, immer weiter geht …
T: Mhm.
P: Ich kann aber gar nicht irgendwie handeln, oder so.
T: Wie weit entfernt ist er jetzt, ungefähr?
P: 7 oder 8 Meter.
T: Was möchten Sie ihm noch sagen, ihn fragen oder mit ihm machen?
P: (Pause) Er ist schon so weit weg …
T: Er ist schon so weit weg …
P: Mhm.
T: Und wie geht es Ihnen jetzt?
P: Nicht so gut.
T: Mhm.
P: Ich fühle mich sehr … verlassen.

Hier wird für den Therapeuten sehr deutlich, dass der Patient nicht mehr als FUSIONIERTES ICH fungiert, sondern ganz im ohnmächtigen, hilflosen, verlassenen Gefühlszustand des DAMALIGEN ACHTZEHNJÄHRIGEN versunken ist. Darum entschließt er sich hier, aus-

nahmsweise in einer IRRT-Trauersitzung das AKTUELLE ICH als zusätzlichen Persönlichkeitsanteil in die Imagination einzuführen, weil damit zu rechnen ist, dass dieses mehr Ressourcen zur Verfügung hat.

Einführung des AKTUELLEN ICHS, PHASE 3

T: Mhm. Können Sie sich jetzt vorstellen, dass Sie als MORITZ VON HEUTE in Ihrer aktuellen Gestalt zusätzlich in die Szene dazukommen?
P: Ich sehe mich, wie ich mit 18 ausgesehen habe …
T: Sie sehen den 18-JÄHRIGEN MORITZ?
P: … spindeldürr.
T: Spindeldürr. Mhm.
P: Immer mit Jeans und kariertem Hemd.
T: Jeans und kariertem Hemd …
P: Und lange Haare.
T: Mhm. Ist der Karl-Heinz noch im Bild?
P: Irgendwie sehen tue ich ihn nicht, aber doch, ist er noch …
T: Irgendwie ist er noch da?
P: Ja.

Der Therapeut ist jetzt nicht sicher, ob das HEUTIGE ICH besser mit dem DAMALIGEN ICH oder mit dem Verstorbenen in Kontakt treten solle. Deshalb stellt er die folgende halboffene Frage ohne implizite Aufforderung. Damit überlässt er dem Patienten die Wahl, mit welchem der Protagonisten auf der INNEREN BÜHNE er jetzt kommunizieren möchte.

T: Was möchten Sie als MORITZ VON HEUTE in dieser Szene jetzt gerne machen?
P: … (leise) Ich nehme den MORITZ VON FRÜHER so an die Schulter, und dann stellen wir uns zusammen noch mal genau vor das Grab, und dann sage ich zu ihm: »*Du musst den Karl-Heinz loslassen. Da ist der Karl-Heinz beerdigt, und er ist dein Lieblingsbruder gewesen. Du hättest so gerne irgendwie mit ihm die Welt entdeckt. Und jetzt ist es einfach so, er hat sich einfach anders entschieden, und das ist hart, und das ist eben … irgendwie … den musst du auch gehen lassen, und jetzt werde ich weitermachen.*«
T: »*Der Karl-Heinz hat sich so entschieden, und das ist das Leben, und den musst du auch gehen lassen, und ich werde weitermachen.*« Wie reagiert der 18-JÄHRIGE MORITZ jetzt darauf?
P: Er hält sich fest …
T: Er hält sich an Ihnen fest? …
P: Mhm, … und sagt aber: »*Auf 'ne Art bin ich so wütend, dass er das gemacht hat.*« [DAMALIGES ICH zum AKTUELLEN ICH]

T: *»Auf 'ne Art bin ich so wütend, dass er das gemacht hat.«*

P: *»Ich kann gar nicht glauben, dass er das wirklich wollte.«*

T: *»Ich kann gar nicht glauben, dass er das wirklich wollte.«* Und wie reagieren Sie, der MORITZ VON HEUTE, jetzt darauf?

P: Ich sage: *»Guck mal, der hat einen Brief geschrieben, und da steht es doch drin, dass er das entschieden hat, dass das für ihn der richtige Weg ist.«* [AKTUELLES ICH zum DAMALIGEN ICH]

T: Mhm.

P: Und die Wut ... ja. Ich weiß auch nicht genau, was ich mit der machen soll. [AKTUELLES ICH zum Therapeut]

T: Ist der Karl-Heinz noch im Bild?

P: ... Spürbar ist er da, aber nicht, dass ich ihn sehe ...

Der Therapeut erkennt hier Folgendes: Das AKTUELLE ICH versucht dem DAMALIGEN ICH zu erklären, dass es Karl-Heinz' Entscheid zum Suizid akzeptieren muss. Das DAMALIGE ICH hat damit Schwierigkeiten, und das AKTUELLE ICH läuft Gefahr, ebenfalls in den hilflosen Gefühlszustand des 18-Jährigen zu geraten, aber immerhin äußert das DAMALIGE ICH Wut. Der Therapeut hat den Eindruck, dass die Wut aufgegriffen und gegen den richtigen Adressaten gerichtet werden muss.

PHASE 2

T: Spürbar ... Können Sie dem spürbaren Karl-Heinz nochmals diese Wut direkt zum Ausdruck bringen?

P: *»Mich macht das einfach wütend, was du mit mir gemacht, was du mir angetan hast, dass du nicht mehr vorbeigekommen bist, obwohl du es versprochen hattest. Ich bin einfach enttäuscht auch, dass du dein Versprechen nicht eingehalten hast.«*

T: *»Ich bin wütend, dass du mir das angetan hast, ich bin wütend und enttäuscht, dass du dein Versprechen nicht gehalten hast und nicht mehr vorbeigekommen bist.«* Wie reagiert der Karl-Heinz jetzt darauf?

P: ... Er sagt: *»Es war für mich in dem Moment einfach nicht mehr so wichtig.«*

T: *»Es war für mich in dem Moment nicht mehr so wichtig.«* Und wie reagieren Sie wieder darauf?

P: *»Ich habe den Eindruck, du hast mich einfach vergessen gehabt, du wusstest doch, dass ich mich so freue, wenn du kommst.«*

T. *»Ich hatte den Eindruck, du hättest mich einfach vergessen gehabt, du wusstest doch, dass ich mich so freue, wenn du kommst.«* Und der Karl-Heinz, wie reagiert er?

P: Er sagt jetzt: *»Jetzt habe ich einfach mal nur an mich gedacht.«*

T: *»Jetzt habe ich einfach nur mal an mich gedacht.«*

Die folgende Bemerkung des Verstorbenen zeigt, dass er trotz aller Distanzierung seinem Bruder doch noch einen wichtigen Hinweis gibt, den dieser allerdings nicht sofort versteht. Es handelt sich um eine Umwertung von: »Ich habe nur an mich gedacht und lasse dich damit im Stich« (eine Entwertung) zu: »Ich habe nur an mich gedacht, und das könntest du auch mal machen« (eine Unterstützung).

P: Und dann sagt er zu mir: *»Das solltest du auch mal machen.«*

T: *»Das solltest du auch mal machen.«* Und wie reagieren Sie wieder darauf?

P: ... Jetzt brauche ich irgendwie den MORITZ VON HEUTE, der mir da hilft, das zu verstehen.

Offensichtlich versteht der Patient selbst nicht ganz, was er hier in der Imagination entworfen hat. Er scheint wohl auch wieder in die Stimmung des DAMALIGEN ICHS hineingerutscht zu sein. Aber er weiß, dass er Hilfe braucht und diese von seinem HEUTIGEN ICH bekommen kann.

PHASE 3

T: Und wie möchten Sie als MORITZ VON HEUTE dem MORITZ VON DAMALS jetzt gern helfen, das zu verstehen?

P: *»Ja, das hast du noch viel zu wenig gemacht, und das hast du auch nicht gelernt, mal an dich zu denken, was du möchtest und was dir Freude macht, aber irgendwie ... Da haben sie dir immer gesagt, das darf man nicht, an sich selber denken, immer nur an die anderen, aber das ist einfach Quatsch. Du musst mal was machen, was dir Freude macht und wo du nur an dich denkst, und dann siehst du mal, wie gut das tut. Und das kann nichts Falsches sein, wenn es einem so guttut.«*

T: *»Und es kann nichts Falsches sein, wenn es einem so guttut.«* Wie reagiert der MORITZ VON DAMALS jetzt darauf?

P: Er kann sich nicht viel darunter vorstellen.

T: Mhm. Was sehen Sie in seinen Augen?

P: Verwunderung. Ratlosigkeit.

T: Und was möchten Sie, der MORITZ VON HEUTE, dem MORITZ VON DAMALS jetzt noch gerne sagen, fragen oder mit ihm machen?

P: *»Am Tod von Karl-Heinz kannst du nichts mehr ändern.«*

T: Mhm.

P: *»Aber vielleicht können wir mal überlegen, woran du was ändern kannst und was für Möglichkeiten es geben würde.«*

T: *»Am Tod von Karl-Heinz kannst du nichts mehr ändern, aber wir können ja mal überlegen, was du ändern könntest in deinem Leben.«* Wie reagiert er?

P: Hilflos.

T: Hilflos. Was möchten Sie weiter ihm sagen oder mit ihm machen?

P: Ich weiß nicht, ICH HEUTE, ich würde am liebsten jetzt da weggehen, aber ICH DAMALS, der MORITZ DAMALS … noch irgendwas … ich kann da noch nicht weg.

T: Was ist es, was den MORITZ VON DAMALS da noch hält?

P: Erinnerungen, schöne Erinnerungen. Irgendwie … Es ist so, wie wenn ich da ein Stück von mir zurücklassen würde. Es fällt mir noch schwer, davon wirklich Abschied zu nehmen.

T: Wie reagieren Sie als MORITZ VON HEUTE auf diese Schwierigkeit?

P: *»Komm, wenn es Erinnerungen sind, schöne Erinnerungen, dann kannst du sie ja mitnehmen.«*

T: *»Schöne Erinnerungen kannst du ja mitnehmen.«* Wie reagiert er?

P: Er steht immer noch da und kommt nicht weg.

T: Er kommt nicht weg. Und was sehen Sie in seinen Augen?

P: Traurigkeit.

T: Traurigkeit?

P: Der MORITZ VON DAMALS will auf 'ne Art immer weg, und doch dableiben … und weg … und doch dableiben, und wenn er wegwill, bleibe ich immer da und ziehe ihn wie zurück.

Das DAMALIGE ICH ist weiterhin in einem hilflosen und ohnmächtigen Gefühlszustand, sodass die Ressourcen des AKTUELLEN ICHS zur Fortsetzung des Prozesses immer noch notwendig sind, sodass Phase 3 weitergeführt werden muss.

T: Wenn der MORITZ VON DAMALS wegwill, halten Sie ihn zurück? Und Sie halten ihn zurück, weil …?

P: Ich habe den Eindruck, der rennt jetzt einfach davon und hat noch nicht wirklich da Abschied genommen.

T: Können Sie ihm das jetzt direkt sagen?

P: *»Ich habe den Eindruck, wenn du jetzt hier immer wegwillst, dann ist das mehr eine Art einfach Davonrennen, und hier hast du noch nicht wirklich Abschied genommen. Hier musst du noch irgendwie loslassen können. Weil der Karl-Heinz, der ist immer weiter weg, und trotzdem, der ist noch da, und den musst du einfach noch auch wirklich loslassen. Und nicht denken, den kannst du jetzt immer noch mal mitnehmen. Und das musst du jetzt erst machen.«*

T: *»Du musst den Karl-Heinz jetzt erst richtig loslassen.«* Wie reagiert der MORITZ VON DAMALS darauf?

P: Er geht zurück zum Grab. Er liest den Spruch immer wieder: »Jede dunkle Nacht hat ein helles Ende.«

T: »Jede dunkle Nacht hat ein helles Ende.« Wie reagiert er?

P: Irgendwie geht mir durch den Kopf, wenn meine Mutter den Spruch ausgewählt hat, dann heißt das doch auch, sie hat ihn ins Helle gehen lassen.

T: Sie hat ihn ins Helle gehen lassen?

P: Mhm. Ja. Auf eine Art hat sie ihn ja auch losgelassen. Ich glaube, ich habe den Spruch immer anders verstanden.

T: Mhm.

P: Ich habe ihn immer als Trostspender verstanden, aber ich lese den jetzt und denke plötzlich, das helle Ende, das ist ja gar nicht auf mich bezogen, sondern auf den Karl-Heinz, und …

T: Mhm. Und was passiert jetzt weiter am Grab?

P: Bis jetzt war das Grab immer so ganz dunkel, so grau in grau, alles, und jetzt wird es da, wo der Karl-Heinz ist, immer heller.

Wenn in einer IRRT-Sitzung der Bearbeitungsprozess von solchen optischen Effekten begleitet wird wie: Dunkelheit wird Helligkeit, kleine (hilflose) Protagonisten werden groß, große (bedrohliche) Protagonisten werden klein, weist das immer auf eine tiefe Erkenntnis und eine wirksame Um-Schreibung hin.

T: Da, wo der Karl-Heinz liegt, wird es immer heller?

P: Mhm. Ja.

T: Und weiter?

P: Ich habe den Eindruck, der MORITZ VON HEUTE wird immer größer.

T: Mhm.

P: Und der andere wird immer kleiner.

T: Mhm.

P: Ganz komisch.

T: Also, der MORITZ VON DAMALS wird immer kleiner?

P: Mhm.

T: Sie werden immer größer? Da, wo der Karl-Heinz ist, wird es immer heller?

P: Jetzt gehe ich so in die andere Richtung weg.

T: Sie, der MORITZ VON HEUTE, oder beide?

P: Das ist jetzt wie … das ist jetzt wie ineinander geschrumpft, gewachsen.

Dass im Verlauf der IRRT-Sitzung hier wieder spontan ein FUSIONIERTES ICH entsteht, ist ein sehr gutes Zeichen und gibt dem Therapeuten die Zuversicht, die Sitzung bald beenden zu können.

T: Mhm. Jawohl.

P: Ja, ich gehe jetzt … und ich gehe vor allem in die Richtung, wo der Karl-Heinz ist, so … und ich gehe in die Richtung.

T: Mhm.

P: Irgendwie kann ich jetzt weggehen, ohne dass es mich dahin direkt wieder zurückzieht.

T: Mhm.

P: Ich kann mich an ganz viele Friedhofsbesuche erinnern, da bin ich vom Grab weggegangen und nach ein paar Metern wieder zurück, und jetzt irgendwie, jetzt gehe ich weg.

T: Und Sie können jetzt ganz frei weggehen, weil …?

P: Weil ich das irgendwie einfach akzeptiere, es ist seine Entscheidung, und ich muss das machen, was für mich gut ist, und vielleicht der einzige Rat, den ich ja noch mitgekriegt habe, ich soll mal was machen, was mir Freude macht, und da muss ich jetzt in die Richtung gehen.

Der Therapeut hat den Eindruck, die Sitzung jetzt langsam abschließen zu können. Allerdings kann er nicht die üblichen Abschlussfragen 1–4 stellen, da der Verstorbene nicht mehr dort ist und AKTUELLES und DAMALIGES ICH fusioniert sind.

Abschlussfrage 5

T: Mhm. Und gibt es jetzt noch etwas, was in diesem Bild passieren sollte, bevor wir das ausklingen lassen?

P: Nein, es ist gut.

Variante Abschlussfrage 6

T: Und wie möchten Sie das Bild jetzt ausklingen lassen?

P: ICH HEUTE gehe zum Friedhof raus, weg.

T: Das können Sie sich jetzt vorstellen in dem Bild, Sie gehen jetzt einfach aus dem Friedhof raus?

P: Mhm.

T: Dann können Sie dieses Bild noch einen Moment wirken lassen und in sich aufnehmen … und wenn Sie so weit sind, können Sie es verblassen lassen, wieder hier ins Sprechzimmer zurückkommen und die Augen öffnen.

Nachbesprechung

Moritz schildert in der Nachbesprechung sein Erstaunen über die ungekannte Intensität seiner Trauergefühle. Er fühle sich sehr erschöpft. Nach dieser IRRT-Sitzung sei ihm klar, dass Karl-Heinz den Suizid ernsthaft gewollt habe und dass er, Moritz, diesen einfach akzeptieren müsse. Sein eigener Suizid als Reaktion auf den Suizid des Bruders sei jetzt überhaupt keine Option mehr, aber die Alternative, wie er denn sein Leben gestalten solle im Umgang mit seines Bruders Suizid, sei noch ganz offen und unklar. Lediglich Karl-Heinz' Hinweis »*Jetzt habe ich einfach mal nur an mich gedacht, das solltest du auch mal machen«* sei eine Richtschnur, die er vielleicht beherzigen könnte.

Katamnestische Bemerkung (nach drei Jahren)

Moritz hörte sich die Sitzung in den Tagen nach der Sitzung mehrfach an und merkte, dass sich sein Trauergefühl deutlich auflöste. In den Monaten und Jahren danach stellte er zu seinem Erstaunen eher zufällig fest, dass die depressiven Verstimmungen zur Zeit des Todestages von Karl-Heinz einfach nicht mehr auftraten und er insgesamt eine große Erleichterung bemerkte. Er berichtete, nach seinem Eindruck habe er den Suizid seines Bruders nach 35 Jahren endlich verarbeiten können. Die Bearbeitung weiterer Belastungen dauerte noch einige Monate an bis zur vollständigen Remission.

5.9 Fallbeispiel Antonia

»Doch, Vertrauen ist machbar!«

(Anhaltende Trauer, Misstrauen, anamnestisch PTBS)

Nachdem diese Patientin eine PTBS aufgrund verschiedener Traumatisierungen (Raubüberfall, sexueller Missbrauch durch die eigenen Brüder im Jugend- und Erwachsenenalter, unerwartete Konfrontation mit einem Verbrechen ihres Ex-Mannes) erfolgreich mit fünf IRRT-Sitzungen bewältigen konnte, schlug sie für eine weitere IRRT-Sitzung den wohl noch unverarbeiteten Verlust ihrer Pflegemutter vor. Ihr grundsätzliches Misstrauen im Zwischenmenschlichen habe sicher damit zu tun; sie könne sich von Bildern der Pflegemutter auch 19 Jahre nach deren Tod durch eine Krankheit nicht lösen, und sie fühle sich dadurch sehr eingeschränkt im alltäglichen Leben. Eigentliche Trauergefühle beschrieb sie nicht, was auf eine larvierte Trauer hinwies.

Besonderheiten:

- Ausnahmsweise wird in diesem Trauerfall das AKTUELLE ICH eingeführt, sodass eine Phase 3 eingeschoben wird
- Phasenablauf 2, 3, 2
- Beteiligte Trauerkategorien: Nicht-loslassen-Können, mangelnde Verabschiedung, persistierende Verlassenheit, larvierte Trauer
- Der Prozess, in dem die verstorbene Pflegemutter letztlich in Frieden verabschiedet werden kann, ist komplex und durch das Misstrauen des KINDES geprägt, was aber in der Dreierkonstellation zwischen AKTUELLEM ICH, KIND und Pflegemutter bewältigt wird.

VORBESPRECHUNG

T: Also, wenn Sie jetzt Ihrer verstorbenen Pflegemutter noch einmal begegnen könnten, wo könnte diese Begegnung stattfinden und wie sieht das Bild aus?

P: Also ich nehme das Bild, welches ich eigentlich immer habe.

T: Nämlich?

P: Sie trägt immer dasselbe Kleid und steht vor mir.

T: Ja. Also, Sie sehen sie einfach vor sich in ihrem Kleid, das wäre das Bild?

Wenn die Patientin keinen bestimmten Ort beschreibt, an dem die Begegnung stattfindet, oder gar nicht auf die Frage nach dem Ort eingeht, dann ist der Ort der Begegnung offenbar unbedeutend. Der Therapeut lässt es dabei bewenden, muss nicht näher auf den Ort eingehen und kann die fiktive Begegnung ohne Weiteres ablaufen lassen.

P: Mhm.

T: Gut. Dann können Sie, wenn Sie bereit sind, die Augen schließen und dann das Bild vor Ihrem inneren Auge entstehen lassen und es ein wenig beschreiben. Ja?

P: Mhm. Okay.

T: Bevor wir beginnen, wo sind Sie jetzt auf der Belastungsskala von 0 bis 10?

P: Ich empfinde es nicht als belastend, es ist unruhig, also …

T: Auch eine Unruhe kann belastend sein. Skala 0 bis 10, 0 ist gar nicht und 10 maximal belastend.

P: 8.

T: 8, okay. Dann können wir beginnen. Sie können die Augen schließen und das übliche Bild von der Pflegemutter vor Ihrem inneren Auge entstehen lassen. Wenn Sie es haben, können Sie es beschreiben.

PHASE 2

P: Sie steht vor mir mit einem lila geblümten Kleid.

T: Ein lila geblümtes Kleid, ja?

P: Ihre Haare sind weiß, und sie lächelt, zufrieden.

T: Sie lächelt, sie ist zufrieden?

P: Und schaut mich an.

T: Und schaut Sie an? Wie weit entfernt vor Ihnen steht sie etwa?

P: Sehr nah.

T: Sehr nah? Mhm. Wie geht es Ihnen jetzt?

P: Scheiße!

T: Ihnen, der ANTONIA, geht es Scheiße? Und zwar in welchem Sinne?

P: Es macht mich traurig, es … hm, ich weiß nicht mehr, soll ich rechts, soll ich links?

T: Sie sind traurig?

P: Ich merke, dass ich ihr nicht in die Augen schauen kann.

T: Mhm. Und Sie können ihr nicht in die Augen schauen, weil …?

P: Vielleicht weil ich Schuldgefühle habe.

T: Weil Sie Schuldgefühle haben? Mhm. Wenn Sie jetzt mit der Pflegemutter nochmals sprechen könnten, was würden Sie sie gerne fragen oder ihr sagen wollen?

P: Warum sie so schnell gegangen ist.

T: Können Sie sie das direkt fragen?

P: *»Warum hast du mich so schnell verlassen?«*

T: *»Warum hast du mich so schnell verlassen?«* Wie reagiert sie jetzt in dem Bild?

P: Das Gesicht bleibt gleich, also die Mimik, sie streckt ihre linke Hand mir gegenüber aus, und ich spüre, dass ich gerne möchte, und trotzdem ziehe ich mich aber zurück.

T: Dass Sie was gerne möchten?

P: Ihr die Hand geben möchte, mich aber zurückziehe.

T: Einerseits möchten Sie ihr gerne die Hand geben, und andererseits möchten Sie sich zurückziehen?
P: Das verunsichert mich eben so.
T: Mhm. Können Sie ihr das jetzt direkt sagen?
P: *»Ich traue mich nicht, dir die Hand zu geben.«*
T: *»Ich traue mich nicht, dir die Hand zu geben.«* Wie reagiert sie darauf?
P: Sie bleibt ruhig und wartet.
T: Sie bleibt ruhig und wartet? Und wie reagieren Sie weiter?
P: Ich habe das Gefühl, ich sei wie erstarrt.
T: Sie seien wie erstarrt? Und Sie sind wie erstarrt, weil …?

Mit der »Weil-Frage« geht man ganz kurz auf die sekundäre Verarbeitungsebene, um die emotionale Reaktion »Erstarrung« besser zu verstehen und mehr Material für die primäre Erlebnis-Ebene zu gewinnen.

P: Ich weiß nicht warum.
T: Können Sie ihr das nochmals direkt sagen, wie Sie sich fühlen?
P: *»Ich fühle mich traurig, einsam und erstarre vor dir.«*
T: *»Ich fühle mich traurig, einsam und erstarre vor dir.«* Wie reagiert die Pflegemutter?
P: Mit der Ruhe, die sie immer hatte.
T: Mit der Ruhe, die sie immer hatte? Was möchten Sie ihr jetzt sagen oder mit ihr machen?
P: Gar nichts.
T: Was bräuchten Sie jetzt von ihr?
P: Von ihr nichts, weil ich spüre, was da kommt, das ist eher meine Seite.
T: Mhm. Und was ist genau Ihre Seite?
P: Ähm, das Gefühl, dass ich wie von den, ähm, also von hinten, also einfach von der Rückenseite, ähm, Stütze, Begleitung, es ist leer, es ist einfach leer hinten.

Da diese häufig somatisierende Patientin hier einen Mangel an Unterstützung auf eine bildhaft körperliche Weise beschreibt, empfindet der Therapeut, dass sie sich ohne Unterstützung nicht mehr in der Lage sieht, die Kommunikation mit der Verstorbenen weiterzuführen. Die Ich-Fusion wird aufgegeben. Der Gefühlszustand der Patientin scheint eher einem früheren Zustand zu entsprechen, deshalb schlägt der Therapeut die Einführung des AKTUELLEN ICHS vor. Die Patientin weiß, was gemeint ist, da sie bereits IRRT-Erfahrung hat.

T: Mhm. Haben Sie das Gefühl, dass Ihnen die ANTONIA VON HEUTE in dem Bild eine Unterstützung geben könnte?
P: Möglich, ich weiß es nicht.

PHASE 3, Einführung des AKTUELLEN ICHS

T: Können Sie sich vorstellen, dass Sie als ANTONIA VON HEUTE jetzt zusätzlich in das Bild kommen?

P: Mhm.

T: Wo sind Sie, die ANTONIA VON HEUTE, im Verhältnis zu den anderen zweien?

P: Auf der linken Seite.

T: Mhm. Wie weit entfernt ungefähr?

P: Auch sehr nah.

T: Sehr nah? Wenn Sie jetzt der ANTONIA VON DAMALS in die Augen schauen, was sehen Sie?

P: Nichts.

T: Nichts? Sie sehen die Augen der ANTONIA VON DAMALS?

P: Ich sehe es nicht.

Wenn das AKTUELLE ICH die Augen oder das Gesicht des DAMALIGEN ICHS auf der INNEREN BÜHNE nicht sieht, vermeidet das AKTUELLE ICH in der Regel, den seelischen Schmerz des DAMALIGEN ICHS nachzuempfinden.

T: Wie?

P: Ich sehe es gar nicht.

T: Sie sehen es gar nicht? Sie sehen es nicht, weil …?

P: Weil ich merke, ich kann den Kopf nicht bewegen, weder nach links noch nach rechts noch überhaupt irgendwie.

T: Sie als ANTONIA VON HEUTE?

P: Ja. Also ich stehe da … hm … ich versuche, es zu beschreiben, ich sehe zwar die KLEINE ANTONIA und die Pflegemutter, aber irgendwie ist es wie schwarz.

T: Sie sehen die zwei?

P: Also ich habe das Gefühl, ich kann da gar nicht wirklich helfen dabei. Das ist mein Gefühl.

T: Können Sie das der ANTONIA VON DAMALS jetzt sagen?

P: *»Ich kann dir im Moment gar nicht helfen.«*

T: *»Ich kann dir im Moment gar nicht helfen.«* Und wie reagiert sie darauf?

P: Sie schaut mich an.

T: Jetzt schaut sie Sie an? Und was sehen Sie in diesem Blick?

P: Also ein hilfloses, einsames KIND.

T: Ein hilfloses, einsames KIND? Was möchten Sie ihr jetzt gerne sagen oder mit ihr tun?

P: Ihr sagen, dass ich da bin.

T: Können Sie es ihr direkt sagen?

P: *»Ich bin da für dich.«*

T: *»Ich bin da für dich.«* Und wie reagiert sie darauf?

P: Ich habe das Gefühl, gut, weil sie es angenommen hat.

T: Sie hat es angenommen? Woran merken Sie, dass sie es angenommen hat?

P: An der Reaktion, der Mimik.

T: An der Mimik? Mhm. Und was möchten Sie ihr jetzt gerne noch sagen oder mit ihr tun?

P: *»Ich bin da, ich begleite dich.«*

T: *»Ich bin da, ich begleite dich.«* Wie reagiert sie?

P: Sie hat es aufgenommen.

T: Sie hat es aufgenommen? Und was möchten Sie ihr weiter sagen oder mit ihr machen?

P: Ich strecke ihr die Hand entgegen und gebe ihr ein Zeichen, dass ich da bin, dass sie sich halten kann.

T: Mhm. Wie reagiert sie?

P: (lange Pause) Unsicher.

T: Noch unsicher? Wie reagieren Sie wieder darauf?

P: Ich habe Augenkontakt mit der Pflegemutter.

T: Und dann?

P: Dann bleiben beide mit ausgestreckten Armen und offenen Händen.

T: Sowohl die Pflegemutter als auch Sie strecken der KLEINEN ANTONIA die Hände entgegen? Und wie reagiert die KLEINE?

P: Ihre Hände sind beide hinten, ich habe das Gefühl, da ist gar kein Vertrauen.

T: Da ist gar kein Vertrauen? Können Sie ihr das jetzt direkt sagen?

P: *»Ich habe das Gefühl, du traust uns nicht.«*

T: *»Ich habe das Gefühl, du traust uns nicht.«* Und wie reagiert sie darauf?

P: Geschockt, mit großen Augen.

T: Geschockt, mit großen Augen? Und geschockt, weil …?

P: Weil es die Wahrheit ist.

T: Weil es die Wahrheit ist? Was möchten Sie ihr weiter sagen oder mit ihr tun?

P: Ihr zu spüren geben, dass sie mir vertrauen kann, dass ihr nichts passieren kann.

T: Können Sie es ihr direkt sagen?

P: *»Du kannst mir, uns, vertrauen, es kann dir gar nichts passieren.«*

T: *»Du kannst mir oder uns vertrauen, es kann dir gar nichts passieren.«* Wie reagiert sie?

Die Patientin ist als AKTUELLES ICH jetzt gefordert, in einer längeren Phase in mehreren Anläufen das Vertrauen des KINDES zu gewinnen und dabei nicht aufzugeben. Deshalb wiederholt der Therapeut jede Äußerung des AKTUELLEN ICHS in diese Richtung wörtlich, um die Wirkung zu verstärken. Es ist aber sehr wichtig, dass der Therapeut hier keine Vorgaben macht, nicht drängt, sondern sich von seinem Empfinden für den IRRT-Prozess und sein Vertrauen in den IRRT-Prozess leiten lässt.

P: Schüttelt den Kopf.
T: Sie schüttelt den Kopf, und das heißt …?
P: Das glaubt sie nicht.
T: Das glaubt sie nicht? Und wie reagieren Sie jetzt darauf?
P: Ich gehe auf die Knie hinunter, um Augenkontakt zu haben. Und jetzt verändert sich auch die Mimik der KLEINEN ANTONIA.
T: Jetzt verändert sich die Mimik, nämlich wie …?
P: Sie wird lockerer.
T: Sie wird lockerer? Und was machen Sie oder sagen Sie ihr?
P: Ich setze mich vor sie hin, auf den Boden, und strecke meine Hand nochmals aus.
T: Mhm. Und wie reagiert sie?
P: Sie ist nicht mehr so versteift, ruhiger.
T: Nicht mehr so versteift und ruhiger? Was machen oder sagen Sie weiter?
P: Dass sie kommen kann.
T: Was sagen Sie direkt?
P: Dass sie vertrauen darf.
T: Wie sagen Sie es ihr direkt?
P: *»Du darfst in meine Arme kommen und darfst vertrauen.«*
T: *»Du darfst in meine Arme kommen und darfst vertrauen.«* Wie reagiert sie jetzt darauf?
P: Es ist eine Mischung aus Glauben und Unsicherheit: *»Ist es wirklich so?«*
T: Einerseits glaubt und hofft sie, und andererseits ist sie noch unsicher? Und was machen oder sagen Sie weiter?
P: Ich lasse meine Arme ausgestreckt und versuche, ihre Hand zu berühren.
T: Sie strecken die Arme aus und versuchen, die Hand zu berühren? Wie reagiert sie?
P: Ruhig.
T: Ruhig?
P: Mhm.
T: Was möchten Sie weiter mit ihr machen, ihr sagen oder sie fragen?
P: Dass ich da bin für sie, wenn sie mich braucht, jederzeit.
T: Können Sie es ihr nochmals direkt sagen?
P: *»Ich bin da für dich, wenn du mich brauchst.«*
T: Mhm. Wie reagiert sie?
P: Nichts Spezielles.
T: Was sehen Sie nun in ihren Augen, wenn Sie ihr in die Augen schauen?

P: Sie glänzen, und es sind Tränen darin.

T: Glänzend und mit Tränen? Was bedeuten diese Tränen?

P: Eine Mischung aus Trauer, Freude, es ist alles ein wenig durcheinander.

T: Eine Mischung vor allem aus Trauer und Freude? Wie möchten Sie nun weiter darauf reagieren, auf die glänzenden Augen mit Tränen aus Trauer und Freude?

P: Ich lasse sie sein, das darf jetzt sein, sie braucht noch etwas Zeit.

T: Sie geben sie frei, sie braucht ihre Zeit? Wie können Sie ihr das direkt zum Ausdruck bringen?

Mit der Frage »Wie können Sie ihr das direkt zum Ausdruck bringen?« (statt »Können Sie ihr das direkt sagen?«) erweitert der Therapeut die Ausdrucksmöglichkeiten über die Sprache hinaus auf Mimik und Gestik, was gerade bei dieser Patientin sehr sinnvoll ist. Sie winkt dem KIND nämlich zunächst nur zu.

P: Ich winke ihr zu und sage ganz still: *»Es ist okay, es darf sein.«*

T: *»Es darf sein, es ist okay.«* Wie reagiert sie?

P: Gut.

T: Sie findet es gut? Was passiert jetzt weiter in dem Bild?

P: Ich sitze im Schneidersitz am Boden und halte die Hand der KLEINEN ANTONIA, die vor mir steht, die mich anschaut, und ich habe schon länger gespürt, dass sich die Pflegemutter distanziert und auf die Seite geht und die Sache von weiter weg beobachtet. Das hat irgendwie bei beiden, der JETZIGEN UND DAMALIGEN ANTONIA, … also mir als JETZIGER ANTONIA wurde total übel.

T: Ihnen wurde total übel, weil die Pflegemutter sich etwas abgewendet hat?

P: Weil ich gemerkt habe, sie geht. Sie ist weg. Und bei der KLEINEN habe ich das Gefühl gehabt, *»doch, sie bleibt bei mir, fühlt sich wohl in meiner Hand«*, und doch streckt sie die Hand nach der Pflegemutter aus.

Hier scheint der »Einschub« der Phase 3 abgeschlossen werden zu können, da die KLEINE die Hand jetzt wieder nach der Pflegemutter ausstreckt. Allerdings haben wir jetzt kein »FUSIONIERTES ICH« (wie sonst bei den Trauerfällen), sondern immer noch ein AKTUELLES und ein DAMALIGES ICH, und es stellt sich für den Therapeuten die Frage, welcher dieser beiden Anteile jetzt den Kontakt mit der Pflegemutter aufnehmen soll. Er entscheidet sich für den hier kompetenteren Anteil, das AKTUELLE ICH.

PHASE 2, erneute Kommunikation mit der Verstorbenen

T: Was möchten jetzt Sie als ANTONIA VON HEUTE der Pflegemutter sagen oder sie fragen, bevor sie geht?

P: Mich bedanken für die wunderschönen Jahre.

T: Mhm. Können Sie es ihr direkt sagen?

P: *»Ich danke dir für die wunderschönen Kinderjahre.«*

T: *»Ich danke dir für die wunderschönen Kinderjahre.«*

P: *»Das, was ich von dir lernen konnte, gebe ich meinen Kindern mit.«*

T: *»Das, was ich von dir gelernt habe, gebe ich meinen Kindern mit.«*

P: Und dass es schwer ist, sie gehen zu lassen.

T: *»Und es ist schwer, dich gehen zu lassen.«* Wie reagiert sie darauf?

P: Sie sagt: *»Ich habe mein Möglichstes gemacht, ich möchte jetzt in Ruhe gehen dürfen.«*

T: *»Ich habe mein Möglichstes gemacht, und ich möchte in Ruhe gehen dürfen.«* Wie reagieren Sie wieder darauf?

P: Ich verstehe es.

T: Mhm. Was sagen Sie ihr direkt?

P: Dass ich das verstehe, dass es für mich okay ist, ich weiß, wo sie ist, ich trage sie im Herzen und ich brauche meine Zeit.

T: *»Ich verstehe das, ich weiß ja, wo du bist, ich trage dich in meinem Herzen, und ich brauche meine Zeit.«* Wie reagiert sie darauf?

P: Mit Verständnis, denn ich kenne die Frau gar nicht anders.

T: Mit Verständnis, so wie immer?

P: Ja.

T: Was möchten Sie ihr noch gerne sagen, sie fragen oder noch mit ihr tun?

P: Zusammen mit der KLEINEN ANTONIA ihr die Hand geben zu dürfen.

T: Wie sagen Sie ihr das direkt?

P: *»Bevor du ganz von uns gehst, dich zurückziehst, möchten wir dir gerne noch die Hand geben dürfen, dich spüren.«*

T: *»Bevor du ganz gehst, möchten wir dir gerne noch die Hand geben dürfen, um dich zu spüren.«* Wie reagiert sie?

P: Oh, puh, die Hände sind ausgestreckt, beide Hände von ihr.

T: Mhm. Und dann …?

P: … gebe ich ihr meine und die KLEINE ANTONIA ihr ihre Hand.

T: Jede von Ihnen beiden nimmt eine Hand? Sie spüren jetzt die Hand?

P: Ja.

T: Und dann …?

P: Aber sie selber ist eigentlich in einer Wolke, man sieht nur noch ein wenig vom Kopf, man spürt die Hand.

T: Man spürt die Hand, aber sie ist schon wie in einer Wolke, man sieht nur noch den Kopf?

P: Mhm.

Abschlussfrage 1

T: Gibt es noch etwas, das Sie ihr sagen möchten, sie fragen oder machen möchten, bevor wir diese Begegnung ausklingen lassen?

P: Nein, es ist gut.

Die Konstellation ist ungewöhnlich für eine Trauersitzung: Es sind drei Protagonisten auf der INNEREN BÜHNE, das AKTUELLE ICH, das KIND und die verstorbene Pflegemutter. Ob im Empfinden der Patientin noch weitere Interaktionen stattfinden sollen und zwischen welchen Protagonisten, ist dem Therapeuten unklar, so dass er die Abschlussfragen 2–4 in einer Variante zusammenfasst und die Entscheidung ganz der Patientin überlässt.

Variante der Abschlussfragen 2–4

T: Gibt es sonst noch etwas in dem Bild, was Sie einander sagen, miteinander tun oder voneinander brauchen, bevor Sie diese Begegnung ausklingen lassen?

P: Ich nehme die KLEINE ANTONIA zu mir auf den Schoß, wir sitzen beide am Boden und lassen die Hand der Mutter los. Wir sitzen jetzt beide im Schneidersitz einfach da und genießen den Moment und die Ruhe.

T: Jetzt sitzen nur noch Sie zwei da im Schneidersitz und genießen die Ruhe? Wo ist die Pflegemutter?

P: Links von mir, so in einem ganz hellen Licht.

T: Links von Ihnen im Licht? Und …?

P: Wir winken ihr beide und sagen Tschüss.

T: Ihr winkt beide und sagt Tschüss? Wie reagiert sie?

P: Das Licht wird heller. Es ist gut.

T: Und so ist es gut?

P: Ja, so ist es gut.

Abschlussfrage 5

T: Gibt es sonst noch etwas, das in dem Bild passieren sollte, bevor wir es ausklingen lassen?

P: (flüstert) Es ist gut.

T: Wie geht es jetzt der KLEINEN ANTONIA?

P: Müde, aber gut.

T: Müde, aber gut? Wie geht es Ihnen jetzt, der ANTONIA VON HEUTE?

P: Gleich.

Abschlussfrage 6

T: Mit welchem Bild möchten Sie die Begegnung jetzt ausklingen lassen?

P: Es ist gut so.

T: Dann können Sie das Bild, wie Sie beide da sitzen und Tschüss gesagt haben, und alles ist gut, jetzt können Sie das noch einen Moment wirken lassen, … es dann langsam verblassen lassen und hier ins Sprechzimmer zurückkehren, … und, wenn Sie so weit sind, die Augen wieder öffnen.

NACHBESPRECHUNG

P: Puh, Gott im Himmel!

T: Ja, wie war das für Sie?

P: Heavy!

T: Heavy? Was haben Sie vor allem als heavy empfunden?

P: Dass sich eigentlich mein Verdacht von Misstrauen und Nicht-loslassen-Können schon bestätigt hat.

T: Misstrauen und Nicht-loslassen-Können?

P: Das wurde mir eigentlich erst bewusst in dieser Zeit seit unserer letzten Sitzung. Ich wusste, dass das heute mit meiner Pflegemutter kommt, aber nicht, was mich eigentlich daran so beschäftigt. Das musste ich einfach mal so wirken lassen. Weil Misstrauen und Trennungsängste, … also, wenn nur schon mein Partner um 14 Uhr sagt, er gehe jetzt, statt wie sonst um 17 Uhr, habe ich Panik pur. Obwohl ich weiß, er ist ja da. Oder auch wenn die Kinder nicht wie abgemacht nach Hause kommen.

T: Ja. Das heißt, als die Pflegemutter gestorben ist, das war für Sie damals …

P: Das war ein Horror, ja.

T: Das war so ein Horror, dass Sie dann daraus ein Misstrauen entwickelt haben in dem Sinn, es könnte jederzeit wieder passieren?

P: Ich denke, das hatte ich sicher vorher schon gehabt, das Misstrauen, aber es hat sich damit noch verstärkt.

T: Nochmals verstärkt, mhm. Gab es heute Aspekte, die für Sie unerwartet oder überraschend waren?

P: Der Moment mit der JETZIGEN ANTONIA, die zwar etwas sieht, und doch sind einfach nur Löcher im Gesicht, da sind gar keine Augen. Und auch zu merken, wie die KLEINE die GRÖSSE anschaut, sie zwar kennt, aber nicht genau weiß, was mit der ist.

T: Das heißt, es hat lange Zeit gebraucht, bis sie in eine Beziehung gekommen sind im Bild, sich gegenseitig gespürt haben?

P: Ja, der Blickkontakt. Das andere hat schon gestimmt, das Gefühl.

T: Ja. Wie haben Sie es denn hingekriegt, dass es dann doch ging?

P: Also ich habe lange das Gefühl gehabt, ich kann mit dem gar nichts anfangen, es ist nicht meine Aufgabe. Was hat es ermöglicht? Es ist alles über die Pflegemutter gegangen, da ist so viel Vertrauen, so viel Wärme, die da fließt, so viel … das kann man gar nicht beschreiben so etwas.

T: Also, verstehe ich das richtig? Dass Sie mit der ANTONIA VON DAMALS in

Kontakt kommen konnten, ist vor allem durch die Vermittlung der Pflegemutter möglich gewesen, weil sie da war? Und nachdem Sie dann mit der KLEINEN zusammengekommen waren, war es möglich, die Pflegemutter gehen zu lassen?

P: Ja. Also erst, als eigentlich wirklich der Kontakt dagewesen ist, als ich runterging in den Schneidersitz und die KLEINE auf mich runterschauen konnte. Und dann hat die Pflegemutter die Aufgabe gehabt zu gehen. Also ich habe auch gespürt, dass sie geht. Am liebsten wäre ich da rüber gegangen, es ist mir einfach extrem übel geworden.

T: Als die Pflegemutter ging?

P: Ja, als ich gemerkt habe, sie geht, es wird immer dünner da neben mir, jetzt ist es ernst. Also ich war zwei-, dreimal kurz davor, die Sitzung abzubrechen, muss ich ganz ehrlich sagen.

T: Aber Sie sind dabeigeblieben?

P: Mhm.

T: Was heißt das nun alles für Sie? Was nehmen Sie mit aus dieser Sitzung?

P: Ich nehme ganz sicher einen Haufen Wärme mit. Vom Gefühl her empfinde ich: Doch, Vertrauen ist machbar!

T: Vertrauen ist machbar? (beide lachen) Schön!

Katamnestische Anmerkung (ein Jahr später)

Als erste Reaktion auf diese Sitzung schilderte die Patientin, sie sei signifikant ruhiger geworden. Grundsätzlich habe diese Sitzung einen längerfristigen Veränderungsprozess bei ihr eingeleitet, den sie nur schwer beschreiben könne, der aber damit zu tun habe, dass sie jetzt selbständiger, unabhängiger, vertrauensvoller und souveräner durchs Leben gehen könne. Sie könne ihre Partnerschaft selbstsicherer führen, souveräner mit ihren Kindern umgehen und sich auch viel selbstsicherer im Beruf gegenüber ihren Mitarbeitern und Vorgesetzten zeigen. Die Therapie wurde wenige Monate nach dieser Sitzung abgeschlossen.

5.10 Fallbeispiel Sissi

»Jetzt bringt mich wieder zurück!«

(Trauerreaktion mit persistierenden Schuldgefühlen, den Vater allein gelassen zu haben)

Sissi ist eine 36-jährige Psychologin, es handelt sich um eine IRRT-Selbsterfahrungssitzung im Gruppensetting.

Besonderheiten:

- Die hier vorgestellte Problematik ist eine sehr häufige Situation heutzutage. Viele alte Menschen verbringen ihre letzten Jahre im Altenheim, zum Teil auch pflegebedürftig, und die erwachsenen Kinder können oder wollen sich oft nicht in dem Ausmaß um ihre Eltern kümmern, wie sie es eigentlich als notwendig oder ihrem Pflichtgefühl entsprechend empfinden.
- Phasenablauf 1a*, 2
- Beteiligte Trauerkategorien: Unerledigtes mit dem Verstorbenen, Schuld, Wut.

T = Therapeut/Supervisor P = Patientin/Supervisandin

VORBESPRECHUNG (PHASE 1A*)

*In einer sogenannten **Phase 1a*** schildert die Patientin im Unterschied zu einer Phase 1a die belastende Erinnerung mit offenen Augen. Eigentlich befindet sie sich noch in der Vorbesprechung und schildert einfach die Szene, um die es gehen wird. Wenn der Therapeut merkt, dass die Patientin während dieser Schilderung der belastenden Szene mit offenen Augen, also vor der eigentlichen Imagination auf der INNEREN BÜHNE, bereits in der inneren Vorstellung und vor allem den damit verknüpften Emotionen »voll drin ist«, kann er entscheiden, dass eine Wiederholung im Sinne einer Phase 1a und/oder 1b nicht notwendig ist, und er kann dann direkt in die Phase 2 einsteigen. Die Entscheidung trifft der Therapeut allerdings erst am Ende dieser Vorbesprechung.*

P: Mein Vater war im Altenheim, als er 2014 starb. In dem Zusammenhang habe ich sehr viele Schuldgefühle, weil er sich auch ein Stück verlassen gefühlt hat.

T: Wie lange war er in dem Heim?

P: Seit 2006.

T: Seit 2006, und dann also 8 Jahre. Und du hast dann ein schlechtes Gewissen, Schuldgefühle …?

P: Ja.

T: Weil du ihn nicht mehr besucht hattest?

P: Doch, doch, doch. Dass er im Heim war, dass ich ihn nicht zu Hause gepflegt habe.

T: Ach so, dass er im Heim war und nicht zu Hause gepflegt wurde.

P: Ja. Ich war schon sehr, sehr oft da.

T: Okay, wer hat die Entscheidung getroffen, ihn ins Heim zu verlegen?

P: Ja, das war zuerst meine Mutter.

T: Okay.

P: Und danach war ich dann Betreuerin. (weint)

T: (gibt ihr ein Taschentuch)

P: Ja. Er hat da dann auch Vorstöße gemacht. Am Anfang hat er selbst sehr viel Abstand gehalten.

T: Aha.

P: Also 2006 im Frühjahr kam er ins Heim. Dann ist im Oktober meine Mutter gestorben.

T: 2006?

P: 2006, ja.

T: Aha.

P: Und ich habe ihn dann 2006 Weihnachten zum ersten Mal nach Hause geholt.

T: Aha.

P: Das war auch gut, da hat er immer etwas Abstand gehalten, hat quasi den Abschiedsschmerz von zu Hause für sich und für uns verringert, indem er immer sehr schnell gesagt hat: *»Jetzt bringt mich wieder zurück.«* Aber dann gab es halt später auch immer wieder Situationen, wo er dann beim Besuch zu Hause nicht mehr ins Heim zurückwollte.

T: Er wollte nicht mehr zurück, und du hast ihn denn dazu …

P: Gebracht, ja.

T: … gezwungen sozusagen.

P: Ja, ja, wo er gesagt hatte: *»Es wird so lange hin und her geschoben, bis es stirbt. Ihr nehmt mir alles, was ich habe.«*

T: Und du hättest ihn zu Hause nicht pflegen können?

P: Können, das ist eine schwierige Frage. Das wäre sehr schwierig gewesen.

T: Hast du Geschwister?

P: Mhm, ja, ein Zwilling, der war teilweise da in den Jahren.

T: Aha.

P: Zum Schluss auch sehr, sehr viel für meinen Vater da, und zwei Halbbrüder, die waren manchmal gar nicht da. Sporadisch einmal im Jahr.

T: Ja, okay. Aber die Brüder haben nicht viel damit zu tun gehabt?

P: Die musste man eher schon … musste ich eher schon ein bisschen stupsen, dass sie überhaupt kommen.

T: Ja, und die Schwester?

P: Mhm. War in dem Jahr 2007 mit einer Unterbrechung von 1½ Jahren schon mit im Boot. Aber auch … ihre eigene Situation ist halt schwierig, es wäre nicht so gewesen, dass sie alles hätte machen können.

T: Also, die ganze Verantwortung lag bei dir?

P: Ja. Lediglich am Schluss wurde er so krank, dass es nicht mehr gegangen wäre zu Hause.

T: Ja.

P: Auf keinen Fall gegangen. Wo man ihn ja nur zu zweit aus dem Bett hat nehmen können.

T: Seit wie lange war es so schlimm, dass er nicht mehr zu Hause hätte sein können?

P: Es war erst das letzte oder die letzten beiden Jahre.

T: Okay.

P: Ansonsten wäre es schon … Das Haus ist am Berg, man hätte vorher noch einen Umbau machen müssen, also da waren schon viele Probleme.

T: Mhm.

T: Einfach sehr viel, was ich mir als 21-jährige Studentin nicht wirklich zugetraut habe.

T: Ja. Okay. Und du hast jetzt Schuldgefühle?

P: Mhm.

T: Und was sind deine schuldbezogenen Gedanken?

P: Dass es für ihn ganz ganz schrecklich war, verlassen zu sein, es ist das, was er im Leben am wenigsten wollte.

T: Okay, und deine Schuldgedanken sind …?

P: Naja, ich hätte es ja doch irgendwie schaffen können, ihn zu Hause zu pflegen. Ich wollte einfach mein eigenes Leben aufbauen.

T: Okay, okay. Und wie alt war er, als er starb?

P: 85.

T: 85. Okay.

P: Das ist sicher auch noch mal eine schwierige Geschichte. Er hat mit meiner Mutter eine Frau geheiratet, die viel jünger war als er selbst. Sie war seine Schülerin gewesen. Darum ist in der Familie auch noch einiges kompliziert.

T: Sie war seine Schülerin gewesen?

P: Ja.

T: Okay. Und wie viel älter war er, als …

P: 25, als meine Mutter, 25 Jahre.

T: Er war 25 Jahre älter als die Mutter?

P: Ja.

T: Dann hätte er zuerst sterben sollen.

P: Genau, ja. Er wollte auch eigentlich mit meiner Mutter zusammen sterben. Hat sich das so vorgestellt. Für ihn war eine Familie ein Körper, er wollte nie verlassen sein, hat geklammert, und am besten wäre es gewesen, wenn wir alle auf einmal gestorben wären.

T: Ja.

P: (Vaters Vorstellung) »*Eure Mutter stirbt, und dann sterbe ich und mein Zwilling, und ja, du hältst es denn allein auch nicht mehr aus und stirbst dann mit.*« Was in mir sehr viel Trotz damals geweckt hat. Ich dachte mir: »*Na, das denkst du!*«

T: Und woran ist die Mutter gestorben?

P: An Krebs.

T: An Krebs, wie alt war sie?

P: 52.

T: Aha. Okay. Und warst du dann bei deinem Vater, als er starb, warst du da bei ihm?

P: Ja.

T: Und wie war das für dich, dabei zu sein, als er starb?

P: Gut, dass ich da war.

T: Und was war gut daran?

P: Ja, ihn da nicht allein zu lassen.

T: Mhm. Und als er dann seinen letzten Atemzug getan hat, wie war das für dich?

P: Eigentlich okay. Er hat es geschafft.

T: Er hat es geschafft, endlich, jetzt hat er seine Ruhe, und so …

P: Ja, weil die letzten Jahre für ihn kein wirkliches Leben waren.

T: Das war kein wirkliches Leben, ja, okay.

P: Mhm, ich dachte, als er dann den letzten Atemzug getan hatte und das Gesicht unbewegt war, er wäre jetzt tot und habe zu meinem Zwilling noch gesagt, der war auch da, »*Wir können ihn jetzt auch loslassen*«, wir haben die Hand von ihm gehalten. Dann kam halt noch so der, das letzte Zucken von … was halt kommt, wenn es, wenn der Tod eintritt.

T: Mhm.

P: Das stand da noch aus.

T: Okay, aber dann …

P: Da war ich erst mal noch erschrocken. Ich war erstmal erschrocken, »*au shit*« sag ich schon so, »*der lebt nicht mehr*«, und dabei ist er noch da.

T: Und dann bewegt er sich, ja. Aber dann …?

P: Als könnte er mich jetzt noch hören, wenn ich das so sage.

T: Aha. Aber dann war es eine Erleichterung, als er gestorben ist?

P: Ja. Schon.

T: Okay.

Der Therapeut entscheidet hier, dass ein erneutes Wiedererleben nicht nötig sei, sodass die Patientin direkt in Phase 2 einsteigen und mit der fiktiven Begegnung mit ihrem verstorbenen Vater auf der INNEREN BÜHNE beginnen könne.

T: Wenn du bereit bist, kannst du deine Augen schließen und dir vor deinem inneren Auge eine Szene vorstellen, eine Begegnung auf der INNEREN BÜHNE mit deinem verstorbenen Vater?

P: Mhm.

T: Kannst du das dir vorstellen?

P: Ja.

T: Du bist mit ihm zusammen. Wo seid ihr jetzt?

P: Wir sind im Wohnzimmer vom Haus. Das Haus ist schon leergeräumt. Mein Vater sitzt auf seinem Stuhl, der für ihn noch da ist an seinem Stammplatz, und ich sitze am Boden an der Heizung. Ich sitze hier, er sitzt da (zeigt mit der Hand) … so in einem rechten Winkel zu mir.

T: Okay. Und wenn du jetzt mit deinem verstorbenen Vater noch mal reden könntest, was würdest du ihm sagen oder mit ihm machen wollen?

P: Ich würde ihm sagen: »*Mann, das ist alles ganz schön Scheiße*« …

T: Kannst du ihm das direkt sagen?

P: »*Du Papa, das ist schon ganz schön Scheiße, oder?*«

T: »*Das ist schon ganz schön Scheiße, oder?*«

P: Mhm.

T: Und wenn der Papa darauf reagieren könnte, wie stellst du dir vor, wie er darauf reagieren würde?

P: Ein bisschen irritiert.

T: Ein bisschen irritiert?

P: Ja, schon wegen des Wortes *Scheiße*, das ist nicht so seine Ausdrucksweise … aber auch, weil ich ihm so Kummer zeige oder Schwäche, das irritiert ihn ein bisschen.

T: Aha, und woran merkst du, dass er ein wenig irritiert ist?

P: Er stutzt und guckt erst mal so.

T: Wie möchtest du darauf reagieren? … Was möchtest du ihm weiter sagen und mit ihm tun?

P: »*Papa, ich weiß nicht, ob du mir böse bist.*«

T: »*Papa, ich weiß nicht, ob du mir böse bist.*«

P: Ja.

T: Und …?

P: »*Das kannst du mir jetzt sagen.*«

T: Und wie reagiert der Papa?

P: (Pause) … Ja (seufzt), nicht direkt böse, aber: »*Das war sehr … das war sehr, das war ganz schrecklich für mich.*«

T: Nicht sehr böse, aber: »*Das war ganz schrecklich für mich*«, sagt der Papa?

P: Mhm.

T: Und wie kommt das bei dir an?

P: Ich glaube ihm das.

T: Kannst du das ihm direkt sagen?

P: *»Papa, das kann ich nachfühlen, ich glaube dir das.«*

T: *»Ich glaube dir das, Papa.«* Und was siehst du jetzt, wenn du deinem Papa direkt in die Augen schaust?

P: Er schaut ernst. Er ist auch nicht wütend, nicht verzweifelt.

T: Nicht wütend, nicht verzweifelt. Und was möchtest du jetzt dem Papa sagen oder mit ihm tun?

P: *»Ja, Papa, du hast mal viel früher zu meiner Schwester gesagt, du glaubst, dass Kinder ihre Eltern nie so lieben können wie Eltern ihre Kinder, weil Kinder sich nicht so aufopfern würden oder auch leben wollen ohne die Eltern.«*

T: Mhm. Und …?

P: *»Aber glaubst du mir eigentlich schon, Papa, dass ich dich lieb habe?«*

T: *»Glaubst du mir schon, dass ich dich lieb habe, Papa?«* Und wie reagiert der Papa?

P: *»Doch, das glaube ich dir, aber es ist anders als … da bist du so anders als ich«*, sagt er.

T: *»Doch, das glaube ich dir, aber du bist anders als ich.«*

P: Ja.

T: Und inwiefern anders?

P: Ich glaube, anders … Für ihn ist die Familie ein Körper. Für mich ist das ein Zusammenspiel; man darf Grenzen zwischen den einzelnen Menschen ziehen, sollte die auch ziehen, sonst geht man daran kaputt, denke ich.

T: Kannst du das ihm direkt sagen?

P: *»Ja, Papa, das glaube ich auch, dass wir anders sind. Für dich ist eine Familie eins, hast du mir oft erklärt … von den Vorfahren bis zu den Nachfahren ist alles eins; für mich ist das ein Zusammenspiel aus einzelnen Menschen. Ich glaube, dass es auch gut ist, wenn man Grenzen ziehen kann, dann geht es den Einzelnen auch besser, dann macht man sich nicht unbedingt gegenseitig krank und kaputt.«*

T: Mhm.

P: *»Ja, ich glaube, dass es viel leichter ist, wenn man das so sieht, aber dann … das ist aber gar nicht schön, dann ist der Einzelne alleine* (brüchige Stimme, weint fast), *und wenn das nicht so wäre, dass die Familie eine Einheit ist … Als Einzelner, dann wäre ich ganz tot und könnte gar nicht weiterleben in meiner Familie.«*

T: Mhm … und wie kommt das beim Papa an?

P: Das sagt er.

T: Ah, das sagt er?

P: Ja.

Solche Missverständnisse, dass der Therapeut z. B. falsch versteht, wer jetzt gesprochen hat, können problemlos von der Patientin korrigiert werden und stören den Prozess überhaupt nicht.

T: Und wie kommt es bei dir an?
P: Äh … ja, ich sage gar nichts, ich nicke einfach nur …
T: Mhm … Und wie reagiert der Papa darauf?
P: Der sagt (seufzt, brüchige Stimme): … *»Ich, ich weiß ja, dass irgendwie, ich finde es gar nicht so schlecht, dass du dich ein bisschen leichter damit tust, dass du nicht so schwermütig bist wie ich, aber da habe ich mich auch allein gefühlt.«*
T: *»Und da habe ich mich auch allein gefühlt.«*
P: Mhm.
T: Und wie reagierst du darauf?
P: *»Du hast dich auch allein gefühlt, weil ich dich nicht immer verstehen konnte, und umgekehrt konntest du mich auch nicht immer verstehen – auch nicht, wenn ich jetzt Kummer hatte, wusstest du das auch oft nicht.«*
T: Mhm. Und wie reagiert der Vater darauf?
P: (seufzt) Der schaut mich fragend an.
T: Er schaut dich fragend an?

Der Therapeut hätte hier auch fragen können: »Und welche Frage siehst du in seinen Augen?«, eine Frage, die den Prozess intensivieren kann. Aber hier lief der Prozess auch ohne diese Frage von sich aus spontan konstruktiv weiter.

P: Ich sage ihm: *»Ja, ich habe das auch oft nicht gezeigt, wollte dich nicht belasten.«*
T: Mhm.
P: Er sagt: *»Ja, das war auch gut so.«*
T: *»Das war auch gut so«*, sagt er.
P: *»Das hätte ich gar nicht so ertragen, das war alles sowieso ja schon schrecklich für mich.«*
T: Was möchtest du ihm noch sagen oder mit ihm noch machen?
P: Hm. (*seufzt*) … *»Papa, ich möchte dir sagen, ich glaube, ich habe dich schon auch allein gelassen, als du im Altenheim warst, aber wirklich allein warst du auch als Kind, und da kann ich nichts dafür.«*

An dieser Stelle wird deutlich, dass die Patientin eine Erklärung für das Einsamkeitsgefühl des Vaters findet, welches den psychodynamischen Hintergrund dieses Gefühls des Vaters beleuchtet. Damit findet sie selbst eine weitere Möglichkeit, ihr Schuldgefühl ihm gegenüber aufzulösen.

T: Hm. »*Und da kann ich nichts dafür, dass du als Kind so allein gelassen warst.*«

P: Ja.

T: Und wie reagiert der Papa darauf?

P: »*Ja, da kannst du nichts dafür, und das kannst du auch nicht verstehen – du hast den Krieg ja auch nicht erlebt und die Zeit.*«

T: Hm. »*Du hast ja auch den Krieg nicht erlebt und die Zeit damals. Das kannst du auch nicht verstehen.*«

P: Mhm.

T: Und wie reagierst du darauf?

P: »*Ja, ich hätte mir gewünscht, dass du mir auch noch mehr aus der Zeit hättest erzählen können, du hast schon viel mehr erzählt als meine Mutter. Ich wünschte, wir könnten auch noch über vieles reden von deinem Leben.*«

T: Mhm.

P: »*Ich habe das, was du aufgeschrieben hast, gelesen, und es ist gut, dass wir das haben. Aber ich habe noch viele Fragen eigentlich.*«

T: »*Ich hätte gerne noch viel mehr gehört, von dir, von deinen Erfahrungen … aber ich bin froh, dass wir etwas davon haben.*«

P: Ja.

T: Und wie reagiert der Papa?

P: Er sagt: »*Ja, aber über alles kann ich da auch nicht reden … als die Liebe angefangen hat in meinem Leben, das ist viel zu schlimm, da kann man nicht drüber reden.*«

T: Hm. »*Das war zu schlimm, darüber kann man nicht gut reden*«, sagt er.

Dadurch, dass diese empathischen Erkenntnisse über den Vater auf der INNEREN BÜHNE der Patientin auftauchen, wird ein Wissen, das bisher bei ihr nur intellektuell oder unbewusst vorhanden war, jetzt auch emotional wirksam wahrgenommen.

P: Mhm.

T: Und wie reagierst du darauf?

P: »*Ja, das ist auch in Ordnung, wenn du darüber nicht reden magst.*« Er hätte aber schon mit uns mehr sprechen können … »*über euch, über unsere Mutter und dich, Papa.*«

T: Wie weit bist du jetzt von deinem Papa entfernt?

P: Wir sitzen immer noch an dieser Heizung, wir sind vielleicht 1 Meter voneinander entfernt.

T: Und was siehst du jetzt, wenn du deinem Vater wieder direkt ins Gesicht schaust?

P: Er schaut nachdenklich aus.

T: Nachdenklich?

P: Mhm.

T: Und er ist nachdenklich, weil …?

P: (seufzt) Weil es für ihn ungewohnt ist …

T: Ungewohnt …?

P: Ja, zumindest für die letzten Jahre, da konnte er nicht mehr so sprechen.

T: Mhm.

P: In den letzten 8 Jahren konnte er nicht so sprechen wie davor.

T: Mhm. Und was möchtest du ihm noch sagen oder mit ihm noch machen an dieser Stelle?

P: Ich möchte ihn fragen, wie es für ihn war, ob ich zumindest etwas da war für ihn.

T: Kannst du ihn das direkt fragen?

P: *»Hast du dich dann ein bisschen unterstützt gefühlt? Ich war zumindest … wo ich noch in der Gegend wohnte, war ich ja doch fast jeden Tag oder jeden zweiten Tag noch irgendwie da, und später zumindest am Wochenende. Hast du dich zumindest ein bisschen unterstützt gefühlt?«*

T: Und wie reagiert der Papa?

P: Er nickt und sagt: *»Schon, ja.«*

T: Er nickt und sagt: *»Schon.«*

P: *»Ich habe schon gewusst, dass ihr da seid. Und ich glaube auch, dass ihr mich noch gebraucht habt«*, sagt er.

T: Mhm. Und wie reagierst du daraufhin?

P: Er hat ein bisschen Tränen in den Augen, und ich auch. Ich gehe hin zu ihm.

T: Du gehst zu ihm hin und … ?

P: Ja, ich fasse ihn noch nicht an, weil er lieber anfasst … ich würde ihn aber, glaube ich, gerne anfassen, seine Hand nehmen.

Es macht den Eindruck, als ob die Schuldgefühle jetzt langsam abgebaut und verarbeitet sind, sodass ein Schritt in Richtung Versöhnung auf den Vater möglich wird, was sich oft als körperliche Annäherung und Berührung äußert.

T: Kannst du ihm das direkt sagen?

P: *»Kannst du mich jetzt mal nehmen, irgendwie … können wir uns jetzt mal anfassen?«*

T: Mhm.

P: Dann nimmt er den Arm so, zieht mich noch ein Stückchen …

T: Mhm.

P: … und fragt: *»Ich möchte gerne wissen … ich habe so eine Angst, dass ich euch auch eine Last war.«*

Interessanterweise kommen jetzt, wo die Schuldgefühle der Patientin aufgelöst sind, Schuldgefühle des Vaters seinen Kindern gegenüber ans Licht.

T: Das sagt der Papa?

P: »*Ja, das wollte ich nie sein*«, sagt er. (schluchzt)

T: »*Ich habe Angst, dass ich euch so eine Last war. Das wollte ich nie sein*«, sagt er. Und wie reagierst du darauf?

P: Ich sage: »*Papa, das war natürlich nicht einfach,* (schluchzt) *ich hoffe, dass ich irgendwie dich das nicht habe spüren lassen.*«

T: Hm.

P: Er sagt: »*Naja, aber ich habe das ja gewusst. Du hast mich das nicht spüren lassen, was habe ich denn noch können? Ich hätte gerne (schluchzt) … ich wäre gerne noch anders für euch da gewesen. Ich habe mir Sorgen gemacht, ob ihr das hinkriegt.*«

T: Mhm.

P: Ich sage: »*Papa, wir haben das hingekriegt, und du hast mir vorher alles gegeben, was ich dafür gebraucht habe, das hinzukriegen. Ich glaube, ich hätte nicht noch mehr hinkriegen können in der Zeit … das war dann nur ganz schwer.*«

T: Und wie reagiert der Papa darauf?

P: Er fragt: »*Habe ich dir wirklich alles gegeben, was du dazu gebraucht hast?*«

T: Mhm.

P: Ich sage: »*Ja, das hast du wirklich. Ich wollte dir dafür auch danken, aber ich glaube, du hast mich nicht mehr gehört, wo wir da waren bei dir, wo du gestorben bist … das hast du gar nicht wahrgenommen.*«

T: Hm.

P: »*Danke, Papa.*« (schluchzt)

T: Hm. »*Danke, Papa*«, sagst du ihm direkt. »*Danke, Papa.*«

P: Mhm.

T: Wie kommt das bei ihm an?

P: Er freut sich.

T: Er freut sich?

P: Ja.

T: Woran merkst du das?

P: Er lächelt.

T: Er lächelt?

P: Ja. Er drückt ein bisschen fester.

T: Er drückt ein bisschen fester. Und er freut sich jetzt, weil …?

P: Weil es für ihn ganz wichtig ist, dass seine Kinder in Sicherheit sind und seine Enkel in Sicherheit sind.

T: Mhm.

P: … und weil er auch Sorge hatte, weil er schon ziemlich alt war, als er uns bekommen hat.

T: Und jetzt freut er sich, und das merkst du?

P: Ja.

T: Und wie reagierst du darauf?

P: Ich bin erleichtert.

T: Du bist erleichtert.

P: Dass ich ihm das noch sagen konnte, sodass er das auch gehört hat.

T: Kannst du ihm das direkt sagen?

P: »*Papa, ich bin so erleichtert, dass ich dir Danke sagen konnte und dass du das auch verstehen, noch hören konntest.*«

T: Mhm. »*Ich bin sehr erleichtert, dass ich dir das jetzt sagen kann und dass du das auch hören kannst.*«

P: Mhm.

T: Und wie reagiert der Papa?

P: Er sagt: »*Es ist okay.*«

T: »*Es ist okay?*«

P: »*Und du musst jetzt unbedingt gut auf deine Schwester aufpassen.*«

T: »*Du musst jetzt unbedingt gut auf deine Schwester aufpassen*«, sagt er?

P: Ja … und ich sage: »*Ja, du, ich lasse sie bestimmt nicht im Stich, aber sie ist erwachsen, und aufpassen kann ich auch nicht. Das ist wieder das Problem, dass es ja Grenzen zwischen Menschen gibt.*«

T: Mhm.

P: »*Aber ich werde immer für sie da sein, wenn es irgendwie Probleme gibt und auch sonst. Du hast ja – ich weiß nicht, vielleicht kriegt man das ja mit, wenn man tot ist – auch gesehen, wie gut wir jetzt zusammenhalten und immer zusammengehalten haben.*«

Die Patientin ist sich in der imaginativen Begegnung mit ihrem verstorbenen Vater offenbar ganz bewusst, dass sie mit dem Bild des Verstorbenen spricht, ein faszinierendes Phänomen.

T: Und wie reagiert der Papa darauf?

P: Er sagt: »*Aber ich kann das nicht mehr machen, das musst du machen.*«

T: »*Ich kann das aber nicht mehr machen, das musst du jetzt machen.*«

P: Ich sage: »*Ja, vor allem kann sie das selber machen.*«

T: Hm … und seine Reaktion …?

P: (seufzt) »*Ich traue ihr das aber nicht zu.*«

T: »*Ich traue ihr das aber nicht zu*«, sagt er.

P: Mhm.

T: … »*Du musst das machen, weil ich ihr das nicht zutraue*«, sagt er?

P: Mhm.

T: Das ist die Botschaft?

P: Ich sage: »*Na ja, man weiß nicht … das ist sicher nicht einfach, ich traue es ihr aber mehr zu als dir und mir.*«

T: Hm … und was möchtest du ihm noch sagen zu diesem Thema oder mit ihm noch machen?

P: Ich sehe gerade, dass er sauer ist, weil ich ihm gesagt habe, dass ich ihr das mehr zutraue als ihm.

T: Aha. Du siehst, dass er sauer ist, weil du das so ausgesprochen hast?

P: Ja.

T: Und wie reagierst du jetzt auf seine Reaktion?

P: *»Könnt ihr das vielleicht noch mal, ihr beide, meine Schwester und du miteinander klären?«*

T: Mhm.

P: Ich möchte (seufzt) …

T: Was möchtest du ihm noch sagen oder mit ihm noch machen?

Der Therapeut merkt, dass die Patientin versucht, dem Vater noch etwas zu sagen, und er möchte ihr mit dieser Frage behilflich sein. Aber sie schwenkt zum nächsten Aspekt über, was der Therapeut weiter unterstützt; d. h., der Therapeut setzt sie nicht unter Druck, diesen angefangenen Impuls von vorher noch zu Ende zu führen, da das offenbar für den Prozess nicht wichtig war.

P: Ich möchte ihn noch in den Arm nehmen.

T: Kannst du dir vorstellen, das zu tun?

P: Ja.

T: Und wie machst du das ganz genau?

P: So mache ich das (zeigt mit den Armen). Nehme den Arm da weg, mach das so.

T: Du nimmst ihn in den Arm … Und wie fühlt sich das an?

P: Beruhigend.

T: Beruhigend?

P: Mhm.

T: Beruhigend, weil …?

P: Es gibt mir Sicherheit, er ist da.

T: Und wie kommt es beim Papa an?

P: Es ist okay für ihn.

T: Es ist okay für ihn?

P: Für ihn war das Festhalten wahrscheinlich noch wichtiger. Er hält so gern fest, er klammert gern.

T: Aha. Und was passiert jetzt weiter in diesem Bild?

P: Es passiert gar nichts, ich glaube, wir bleiben im Moment so.

T: Ihr bleibt im Moment so?

P: Mhm.

T: Und wie ist es für dich, so zusammen mit deinem Papa zu sein?

P: Gut. Ich möchte ihm sagen: *»Weißt du, Papa, ich glaube, dass wir uns erst in den* *letzten Jahren auch noch mal nähergekommen sind. Ich glaube schon, ich war eigentlich das Kind, das am meisten Abstand zu dir hatte.«*

T: Hm.

P: *»Ich habe auch immer geglaubt, ich habe viel mehr mit meiner Mutter gemeinsam, als ich von dir habe. Ich weiß aber jetzt, dass ich ganz, ganz viel auch von dir habe.«*

T: Hm.

P: Das Spielen … den Humor … Musik.

T: *»Ich weiß, dass ich ganz, ganz viel von dir habe, das Spielen, Humor, Musik«* … solche Sachen?

P: Ja.

T: *»Ich habe viel von dir, Papa.«*

P: *»Auch wenn ich ein bisschen mehr Zuversicht und Sicherheit, das Happy-Go-Lucky auch habe – das für dich ziemlich befremdlich ist.«*

T: Und wie kommt das beim Papa an, wenn du ihm das so sagst?

P: (seufzt) Er sagt: *»Du, das waren aber immer deine Zweifel. Für mich sind meine Kinder immer meine Kinder, waren auch schon immer meine Kinder … das warst du, der sich so ein bisschen …«* (seufzt) …

T: Und wie reagierst du daraufhin?

P: *»Ja«*, sage ich, *»ich konnte als Kind nicht verstehen, dass du mich nicht verstehen konntest … Aber das habe ich längst verstanden, das war für mich geklärt, auch schon, als du krank warst, das war klar, das ist jetzt beendet.«*

T: *»Das war für mich dann geklärt, als du krank warst, das ist dann für mich beendet.«*

P: *»Ja, es schien mir auch jetzt die ganzen Jahre so, so lächerlich … vielleicht auch dadurch … du hattest immer schon sehr viel Schweres erlebt, und in dem Moment, wo halt ich auch Schweres erlebt habe, dann wurden die Dinge ja erst so nichtig. Ich denke, für dich waren die das immer schon.«* (seufzt)

T: Und wie reagiert der Papa darauf?

P: Hm, er nickt. Und er sagt, dass (seufzt) … er nicht wollte, dass es so schwer ist. Und es hätte alles anders sein sollen. *»Unsere Mutter hätte einfach nicht sterben dürfen«*, sagt er.

T: *»Unsere Mutter hätte nicht sterben dürfen.«* Und wie reagierst du darauf?

P: Ich sage: *»Das war so.«*

T: *»Das war so.«*

P: *»Und dafür kannst du nichts. Dafür kannst du wirklich nichts.«*

T: Hm.

Die Empathie der Patientin ihrem Vater gegenüber wird im Verlauf der imaginativen Begegnung immer intensiver und differenzierter. Dieses Phänomen ist während einer visuellen Begegnung mit einem Verstorbenen auf der INNEREN BÜHNE recht typisch.

P: Er zittert so ein bisschen. Ich glaube, dass er sich Vorwürfe gemacht hat. »*Papa, du hast dir Vorwürfe gemacht, weil du dann selber krank wurdest und sie zum Schluss nicht mehr begleiten konntest. Du hast dich aber schon aufgeopfert für sie, wurdest ja dann auch krank, weil sie krank war, und sonst noch wegen anderer Dinge.*«

T: Mhm, und wie reagiert der Papa?

P: Na, er ist erleichtert.

T: Er ist erleichtert, weil ...?

P: Weil er sich wirklich Vorwürfe gemacht hat. Er sagt: »*Das wollte ich nicht dir überlassen und schon gar nicht ihren Eltern.*« (schluchzt)

T: Aha.

P: Da sage ich: »*Ja, zu ihren Eltern: das war aber auch wichtig für meine Mutter, sie musste sich auch noch aussöhnen mit ihren Eltern ... und ich bin vollkommen deiner Meinung – ihr Vater hatte einfach einen so ungerechten Vorwurf seiner Tochter gegenüber gemacht, und ich bin ihm auch dafür böse. Ich habe mit ihm inzwischen gesprochen, und ich bin da sehr auf deiner Seite in eurem Streit.*«

T: Mhm.

P: »*Ich kann's zwar verstehen, dass er böse war, weil er seine Tochter schützen wollte, aber dass er seiner Tochter Vorwürfe macht bis jetzt, wo sie schon längst tot ist, für die Beziehung mit dir ...*« (schluchzt). »*Du hast immer zu den Kindern gehalten, egal was war.*«

T: Und seine Reaktion?

P: Er fragt mich, warum ich weine.

T: Er fragt jetzt, warum du weinst? ... Und ...?

P: »*Ich weine, weil ich mich so einig mit dir fühle.*«

T: »*Ich weine, weil ich mich so einig mit dir fühle*«, sagst du ihm?

P: Mhm. Ja.

T: Und wie kommt das bei ihm an?

P: Neu. (schluchzt) ... Er weiß nicht, was er darauf sagen soll.

T: Es ist für ihn neu?

P: Ja, dass ich mich einig mit ihm fühle.

T: Aha. Und wie reagiert er darauf?

P: ... Hm (seufzt) ... Er sagt auf jeden Fall nichts.

T: Und was siehst du jetzt wieder in seinen Augen, in seinem Gesicht?

P: Aufmerksamkeit.

T: Aufmerksamkeit?

P: Ja.

T: Und wie reagierst du darauf, was du in seinen Augen siehst, in seinem Gesicht?

P: Ich sage: »*Aber du brauchst dir jetzt keine Sorgen zu machen. Das ist ja ein gutes Gefühl, diese Einigkeit.*«

T: »*Das ist ein gutes Gefühl, diese Einigkeit, die ich mit dir spüre.*«

P: Ja.

T: Wie reagiert der Papa?

P: Er wundert sich, warum es so kompliziert bei mir ist. (lacht) … Für ihn ist das so normal, die Einigkeit, seine Familie ist ja bei ihm, ganz einfach. Er sagt: *»Ich war ja immer eins mit dir, mit euch.«*

T: *»Ich war immer eins mit dir, mit euch«*, sagt er.

P: Ja.

T: Und er wundert sich, warum es bei dir so kompliziert ist?

P: Ja.

T: Und wie reagierst du darauf?

P: Ach, ich umarme ihn einfach.

T: Du umarmst ihn einfach.

P: *»Da bin ich halt mal komplizierter als du.«*

T: Und wie fühlt es sich an, ihn so zu umarmen?

P: Gut.

T: Gut?

P: Gut, erleichternd.

T: Kannst du ihm das direkt sagen?

P: *»Das ist sehr erleichternd, ein ganz gutes Gefühl, so bei dir zu sein. Ich habe das vermisst.«*

T: Mhm. Und wie reagiert der Papa?

P: Er sagt: *»Ich war aber noch ganz lange da, obwohl es wirklich nicht leicht war. Ihr habt mir schon das Gefühl gegeben, als brauchtet ihr mich noch.«*

T: Hm.

P: Ich sage: *»Ja, schon, aber du brauchtest das Gefühl, gebraucht zu werden, und ich wusste, dass du das auch brauchst.«*

T: Hm. *»Du brauchst auch das Gefühl, gebraucht zu werden.«*

P: *»Ich wusste, das wäre ganz schlimm für dich, wenn du denkst, du bist jetzt total überflüssig, und keiner braucht dich mehr, und du bist nur eine Last.«*

T: Hm.

P: *»Aber irgendwie haben wir das auch geschafft, ganz lange noch geschafft, das waren acht Jahre, schau mal … es ist wirklich sehr, sehr lange. Ich weiß, Papa, dass es für dich ganz, ganz schwer war. Ich weiß, dass du das auch unseretwegen gemacht hast.«*

T: Und seine Reaktion?

P: Er nickt und sagt: *»Ja.«*

T: Er nickt und sagt: *»Ja.«*

P: Er weint mit, also nicht so richtig, aber er hat Tränen in den Augen.

T: Er hat jetzt Tränen in den Augen?

P: Ja.

T: Und Tränen in den Augen, weil …?

P: Weil es für ihn sehr schwer war, weil er mir das sagen kann, dass er das ja auch für uns gemacht hat, noch so lange zu leben.

Abschlussfrage 1

T: Ja … Gibt es noch etwas, das du ihm sagen oder mit ihm machen möchtest, bevor wir diese Begegnung ausklingen lassen?

P: Ich danke noch mal, »*Danke*«. Und er bedankt sich auch.

T: Du sagst »*Danke*« zu ihm, und er bedankt sich auch. Und was für ein Gefühl ist das?

P: Ein gutes. Ich sage ihm auch: »*Ich weiß schon, dass du dich auch in der Zwischenzeit, wo du noch nicht ganz so krank warst, schon auch bedankt hast – das ist bei mir schon angekommen gewesen.*« (schluchzt)

T: Mhm. Und wie reagiert er?

P: »*Mhm*«, sagt er. Und ich umarme ihn noch mal fester.

T: Und du umarmst ihn noch mal fester.

P: Und dann steht er auf und nimmt mich so und geht ein Stück ins Wohnzimmer, wo er sonst auch immer so auf und ab gegangen ist, mit mir so eingehakt, und er hält mich so am Arm fest.

T: Mhm. Und wie fühlt das sich an?

P: Gut. Und er sagt: »*Ich weiß jetzt, dass ich euch jetzt gehen lassen kann, dass ihr das auch allein hinkriegt.*«

T: »*Ich weiß jetzt, dass ich euch jetzt gehen lassen kann, dass Ihr das auch alleine hinkriegt.*« … Hm.

P: Und ich sage: »*Ja, ich kann dich auch gehen lassen.*«

T: »*Und ich kann dich auch gehen lassen*«, sagst du ihm?

P: (nickt)

Abschlussfrage 2

T: Gibt es noch etwas, das Papa von dir braucht, bevor wir diese Begegnung ausklingen lassen?

P: Nein.

Abschlussfrage 3

T: Gibt es sonst etwas, das du dir von ihm wünschst?

P: Nein, auch nicht.

Abschlussfrage 4

T: Gibt es sonst noch etwas, das Papa dir sagen möchte oder dir vielleicht geben möchte?

P: Nein.

Abschlussfrage 5

T: Gibt es sonst noch etwas, das zu erledigen ist in dieser Begegnung?

P: Nein. Ich glaube, dass er dann jetzt langsam loslässt und geht. (weint)

Abschlussfrage 6

T: Mit welchem Bild möchtest du diese Begegnung ausklingen lassen?

P: Ich denke, mit dem, dass er sich daraus löst [aus ihrem Arm] und quasi aus dem Wohnzimmer so verblassend verschwindet.

T: Und was für ein Gefühl ist das für dich?

P: Ein friedliches, aber auch ein Stück trauriges, weil er dann wieder weg ist.

T: Mhm. Dann kannst du das Bild noch eine Weile wirken lassen und es in dich aufnehmen, wenn du möchtest, und dann kannst du auch langsam das Bild verblassen lassen und in deinem eigenen Tempo dann wieder hierherkommen und die Augen wieder aufmachen, wenn du so weit bist.

NACHBESPRECHUNG

T: So, wie war das für dich?

P: (schluchzt) Ich habe mehr geweint, als ich gedacht hätte.

T: Mehr geweint, als du gedacht hättest?

P: Mhm, ja.

T: Mehr geweint, weil …?

P: Hm, ich glaube, dass ich viel schon praktisch in den Hintergrund geschoben habe.

T: Aha, von dem, was jetzt da rausgekommen ist?

P: Ja.

T: Ah ja … Wie fühlst du dich jetzt?

P: Hm, so wie die (schluchzt) … so wie einmal durchgewürfelt (lacht) und dann wieder gesetzt.

T: Aha … und das heißt …?

P: Es war ganz aufwühlend und dann wieder ganz erleichternd. (lacht)

T: Aufwühlend und dann wieder ganz erleichternd?

P: Ja.

T: Also, das war schon ziemlich heftig für dich, oder?

P: Ja.

T: Hat dich etwas dabei überrascht?

P: Ja, das war … ich habe schon manchmal mit dem Vater so für mich gesprochen, aber das war nicht so intensiv.

T: Mhm, aber das war ein Meinungsaustausch, was ihr miteinander gehabt habt, oder? Ihr wart nicht miteinander einverstanden, aber trotzdem …

P: Das waren wir auch nicht. (lacht)

T: Ich hatte auch den Eindruck, dass es damals auch so war mit euch.

P: Na ja, damals, also, wo wir wirklich noch Konflikte hatten, da war ich noch Kind, da hatte er mich nicht unbedingt ernst genommen. Nur, ich würde mich heute auch nicht in allem so ernst nehmen. Ich habe mir einfach noch Sorgen über Dinge gemacht (seufzt) … wo ich als Erwachsene sage: *»Das ist doch überhaupt kein Problem.«*

T: Mhm. Das Gefühl von Einigkeit, das du hattest … wie war das für dich?

P: Gut. Sehr stark.

T: Ich hatte auch den Eindruck, dass es sehr, sehr stark war bei dir.

P: Ich glaube, dass ich selber für mich immer nur betont habe, wo ich meinen eigenen Weg gehe.

T: Ja.

P: Es war ganz leicht zu sehen auch für andere, die dann feststellten: *»Ah, da bist du ja genauso wie deine Mutter, und da und da, im Guten wie im Schlechten, da bist du so wie deine Mutter.«* Ähnlichkeiten zu meinem Vater habe ich dagegen nie herausgestellt … und … Ich habe schon für mich auf der ÄUSSEREN BÜHNE ja mit meinem Großvater gestritten und ihn wirklich live konfrontiert … mein Großvater sollte nicht denken, ich wäre seiner Meinung oder ich hätte gar keine eigene Meinung.

T: Hast du andere Bemerkungen, Erkenntnisse, Empfindungen?

P: Hm … Ich glaube, ich habe ihm noch ein bisschen was zu sagen, aber nicht für heute. Für heute war das in Ordnung. (seufzt)

T: Ja, und wie war meine Begleitung?

P: Ja … es hat mir einen Energieschub gegeben.

T: Wie meinst du das?

P: Hm … ja, ich glaube, das ist, was es intensiver gemacht hat.

T: Meine Begleitung hat es intensiver gemacht?

P: Ja, ich versuche ein Gefühl zu beschreiben, was das alles so dämpft – ich habe so ein Gefühl … *»Es ist halt so, wenn es so ist, dann ist es so, das Leben geht weiter.«* Ich glaube, dass dieses Gefühl sich ein bisschen reinmogeln kann, wenn ich damit allein bin, dann werde ich ein bisschen geschützt, und es ist alles gar nicht so intensiv und nicht so emotional … und, genau, er ist ein wahnsinnig emotionaler Mensch.

T: Der Vater?

P: Ja. Also, er kann sich total reinsteigern, und das hat Sachen ermöglicht … ich konnte ihm sagen, dass es Scheiße war. (seufzt) Indem ich es ausgesprochen habe, habe ich meinen Vater nicht mehr mit dem Gefühl allein gelassen, dass es Scheiße war.

T: Ja, und was hast du heute gelernt? Was nimmst du mit?

P: Auf jeden Fall dieses Einigkeitsgefühl.

T: Mhm. Das nimmst du mit?

P: Ja, … ich denke, er stand immer da … etwas von ihm war immer da.

T: Mhm.

P: Ich hatte eigentlich nur diese Sicherheit von meiner Mutter, … ich hatte immer das Gefühl gehabt, die ist immer mit mir da. Ich denke, es war auch, es ist auch etwas von ihm immer da.

T: Aha, und was für ein Gefühl ist das?

P: Es gibt mir einen Schub, und es ist interessant, (lacht) es ist wahnsinnig interessant.

T: Wahnsinnig interessant?

P: Ja.

T: Wahnsinnig interessant, weil …?

P: Er ist eigentlich einer, der betont, was schwierig ist, der sich Sorgen macht, und das habe ich immer mehr als bremsend empfunden. Aber er hatte auch eine Macherseite, Dinge in die Hand zu nehmen, sich zu kümmern. Wenn ich jetzt für ihn da war oder ein bisschen so die Dinge überhaupt gemanagt habe, auch jetzt zwischen uns Geschwistern. Es ist ja doch ein Anteil von ihm, das Management.

T: Das hast du auch von ihm?

P: Ja, du bist für die Familie da, für alles, und da muss man sich unbedingt darum kümmern.

T: Aha. Ist das eine neue Einsicht jetzt heute, oder wusstest du das schon?

P: Also, teilweise neu … also, dass ich meine Familie schon wichtig nehme, dass ich das von ihm habe, das wusste ich schon, aber das mit diesem Konstruktiven, mit diesem Macher, das Leben hinkriegen, das war eigentlich eine Opposition zu ihm. (lacht) Dass ich das sogar von ihm habe, das ist wirklich neu.

T: Okay, das ist neu?

P: Ja.

T: Okay, und zum Abschluss sonst etwas?

P: Es ist schön, gerade habe ich keine Schuldgefühle, gerade bin ich auch nicht so trotzig. (seufzt) …

T: Die Schuldgefühle sind nicht da, und du bist nicht so trotzig?

P: Ja.

T: Was für ein Gefühl ist das?

P: Gut. (lacht)

T: Das geht um deine Identität hier? (lacht)

P: Ein Stück, ja. (lacht)

T: Aber das ist okay so, oder?

P: Das ist gut jetzt.

T: Das ist so eine Entlastung quasi, oder?

P: Ja. Es ist wirklich so, ein Vorwärtsgefühl, eine Vorwärtswelle.

Selbstkatamnese

Es ist nun fast ein Jahr her, dass ich die IRRT-Selbsterfahrung mit M. S. machen durfte und dabei meinem Vater so intensiv auf der INNEREN BÜHNE begegnen konnte. Die stärkste Wirkung hatte die Sitzung wohl auf meine inneren Bilder und Gefühle. Vor meiner IRRT-Sitzung dominierten die Erinnerungen an meinen Vater, die mit Krankheit und Pflegeheim verknüpft waren. Ich versuchte mir vor Augen zu führen, dass es auch bessere Zeiten gegeben hatte, schaute mir alte Fotos an. Ich versuchte mir klarzumachen, dass mein Vater mir die guten Erinnerungen erlaubte. Schließlich hatte er mehrfach betont, er wolle uns nicht als krank und gebrechlich im Gedächtnis bleiben, sondern so, wie er vorher war. Es half nichts, meine Schuldgefühle versperrten mir den Weg.

Wir jüngsten Geschwister räumten das Elternhaus leer, ich übernachtete im Wohnzimmer, dem Lieblingsraum unseres Vaters. Da sah ich ihn zum ersten Mal wieder in seinem Zimmer. Aber die Gefühle, die ich empfand, waren Schmerz, Traurigkeit, Verlust, Distanz bei uns beiden und natürlich meine Schuldgefühle. Immer wieder drängten sich die Schuldgefühle in den Vordergrund.

Mit diesem Bild begann die IRRT-Selbsterfahrung. Durch die Hilfe von M. S. konnte ich dieses Bild emotional komplett umschreiben – in einer einzigen Sitzung! Die Überschrift »Bringt mich wieder zurück!« passt im doppelten Sinne. Eigentlich hatte mein Vater diesen Satz auf »zurück ins Pflegeheim« bezogen. Aber dank IRRT konnte ich meinen Vater auf der INNEREN BÜHNE endlich nach Hause zurückbringen und mich dort von ihm verabschieden.

Wenn ich heute an meinen Vater denke, dann sehe ich ihn im Wohnzimmer meines Elternhauses, genau da, wo die IRRT-Szene spielte. Dieses Bild ist eingefärbt mit einem Gefühl von Liebe und Verbundenheit. Was die Schuldgefühle und -gedanken betrifft, so kommen sie immer wieder mal hoch, aber sie sind viel seltener und nicht mehr so stark und anhaltend. Dass ich auch etwas von meinem Vater in mir trage, ist inzwischen völlig selbstverständlich für mich geworden. Erstaunlich, dass mir dies erst die IRRT-Sitzung richtig ins Bewusstsein gerufen hat. Vielen Dank für diese großartige Erfahrung und Unterstützung!!

5.11 Fallbeispiel Anna[15]

»Gebrochene Frau, stiller Schrei, Entsetzen«

(Anhaltende Trauerreaktion 10 Jahre nach Brustamputation)

IRRT und Kunsttherapie

In der IRRT und in der Kunsttherapie geht es um die Bearbeitung von inneren Bildern. Beide Therapieformen können sich gegenseitig sehr fruchtbar ergänzen. Gerade in der Kombination können sie häufig wirkungsvolle Heilungsprozesse ermöglichen. In der Kunsttherapie können unbewusste und bewusste Seelenanteile nach außen gebracht werden, das gemalte Bild ist eine Darstellung der INNEREN BÜHNE. IRRT kann als kreative Darstellung auf der INNEREN BÜHNE gesehen werden, ein Drehbuch, das der Patient selbst erschafft. Kreativität ist ein vitales Bedürfnis zur Selbstwerdung und dient unter anderem dazu, konflikthafte Selbstanteile zu integrieren. Das, was erschaffen wird (Bild oder Drehbuch), hat einen Selbst-Wert, dient als Übergangsobjekt im Sinne von Winnicott und hilft, Ablösungs-, Autonomie- und Individuationsprozesse zu katalysieren. Die Symbolik auf der INNEREN BÜHNE spiegelt die individuelle seelische Befindlichkeit wider und verbindet die unbewussten und bewussten Bereiche miteinander – so entsteht ein neues Bewusstsein.

Einer der bedeutenden Wirkfaktoren der tiefenpsychologisch orientierten Kunst- und Gestaltungstherapie liegt in der Möglichkeit, Verdrängtes und Vergessenes wieder zu erinnern und einen Zugang zu inneren Bildern aus dem Unbewussten zu schaffen. Psychische Blockaden können dadurch gelöst werden, und die damit verbundenen Emotionen können einen heilsamen therapeutischen Prozess in Bewegung setzen. Die Gefahr, welche mit dem Auftauchen unbewusster Bilder einhergeht, liegt bei Patienten mit einer traumatisierenden Erfahrung darin, dass es zu einer unerwünschten affektiven Überflutung kommt, und dazu, dass die Patienten durch die Aktualisierung traumatischer Erinnerungen destabilisiert werden. In dieser Situation hat sich die IRRT als wertvolle Struktur erwiesen, durch die der kunsttherapeutische Prozess des Bearbeitens dosiert und in Abstimmung mit den Klienten gesteuert werden kann. Die Bilder dienen dann als sicherer Anker, als Verstärker und als Erinnerungshilfe, als Brücke zwischen Gegenwart und Vergangenheit in der weiteren imaginativen Arbeit an der Bewältigung der inneren belastenden Bilder mit IRRT.

[15] Dieser Fall wurde uns dankenswerterweise von Monika von Ancken, Kunsttherapeutin aus Hamburg, zur Verfügung gestellt. Die Bilder können von der Webseite des Klett-Cotta Verlags in Farbe heruntergeladen werden (s. Anmerkung S. 8).

Konkretes Vorgehen

Ein übliches Kunsttherapiesetting von einer bis anderthalb Zeitstunden pro Woche kann optimal durch IRRT ergänzt werden. IRRT weist viele Parallelen zum kunsttherapeutischen Prozess auf:

- Aktivierung von inneren Bildern und emotionalem Erleben
- Wechselwirkung von primärer Erlebnisebene und sekundärer Verarbeitungsebene
- Gestaltung und Bewältigung belastender Bilder und Affekte
- Aktivierung von Ressourcen und Selbstwirksamkeit
- Integration von konflikthaften inneren Selbstanteilen.

Die Traumakonfrontation erfolgt in der IRRT auf schonende Weise, die sich gemäß der psychischen Belastbarkeit des Patienten gut dosieren lässt. Die Vorgehensweise im klassischen Ablauf der drei IRRT-Phasen kann auf das kunsttherapeutische Setting übertragen und problemlos zeitlich geteilt werden:

- Phase 1 in einer ersten Sitzung – Aktivierung des traumatischen Introjekts bzw. Sichtbarwerdung eines traumatischen Erlebnisses im Bild.
- Phase 2 möglichst in der gleichen Sitzung – Konfrontation und Entmachtung des Täters durch das AKTUELLE ICH.
- Phase 3 in der darauffolgenden Sitzung – die Entwicklung von Bildern der Beruhigung, Tröstung und Versöhnung zwischen AKTUELLEM ICH und TRAUMATISIERTEM ICH bzw. dem KIND (Schmucker u. Köster 2014a).

Dabei ist in der Kunst- und Gestaltungstherapie in einer nächsten Sitzung problemlos ein Wiedereinstieg möglich, da konkrete Bilder vorhanden sind, an die emotional sofort angeknüpft werden kann. Die Bilder »halten« das Geschehen von einer bis zur nächsten Stunde. Die Bilder können dann als Anker, als Verstärker und als Erinnerungshilfe dienen, als Brücke zwischen Gegenwart und Vergangenheit in der weiteren IRRT-Arbeit.

Fallbeschreibung

Die Patientin, 37 Jahre alt, verheiratet, übergewichtig, wurde in einer Tagesklinik für Psychiatrie und Psychotherapie behandelt. Ihre Zielsetzung waren die Behandlung ihrer depressiven Symptomatik und ihrer Essattacken, ihren überhöhten Leistungsanspruch zu mildern, ihrem sozialen Rückzug entgegenzuwirken und ihren Selbstwert zu stabilisieren.

Sie konnte sich gut auf die Kunsttherapie einlassen. Sie fertigte Bilder an, die stets einen Selbstbezug zeigten, sie thematisierte ihre Depression, ihr hohes Kontrollbedürfnis und stellte in den zwei hier abgebildeten Bildern einerseits ihr Über-

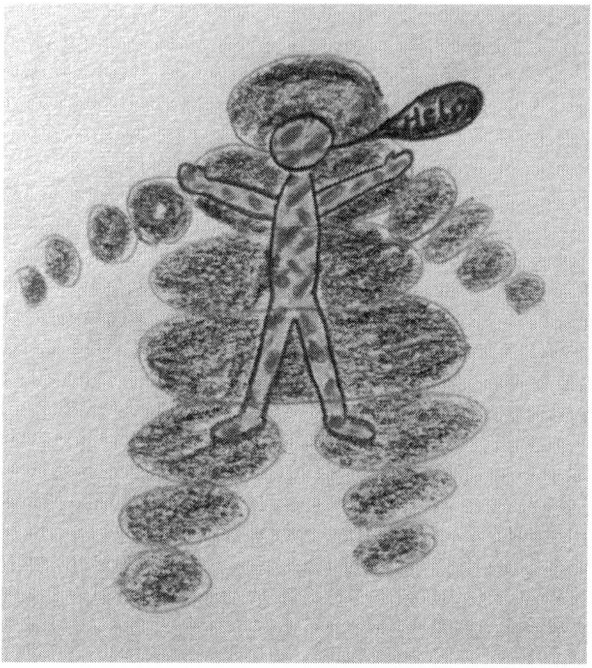

Bild 1: Das Übergewicht als Schutzpanzer

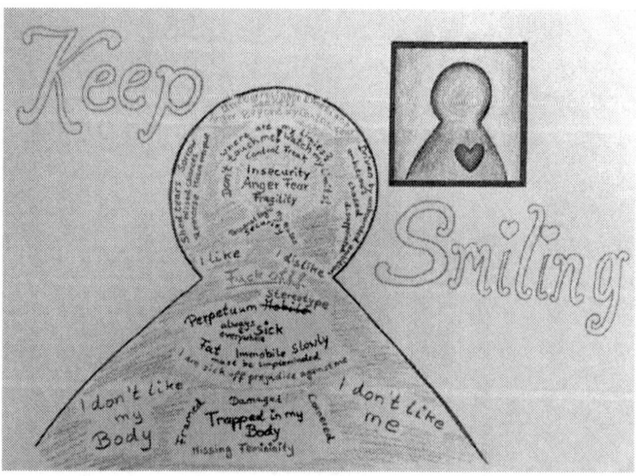

Bild 2: Hohe Leistungsorientierung, Angst vor Ablehnung, Isolation, Gefangensein

gewicht als »Schutzpanzer« dar und andererseits ihre hohe Leistungsorientierung; Angst vor Ablehnung, Isolation und Gefangensein wurden deutlich.

Anna setzte sich intensiv mit Abgrenzungs- und Selbstregulationsthemen auseinander. In den zweimal wöchentlich stattfindenden kunsttherapeutischen Sitzungen wurde dann eine Missbrauchserfahrung bearbeitet (Bild 3 und 4), die durch eine dreiphasige IRRT-Sitzung (mit geschlossenen Augen) verstärkt und vertieft wurde. In der Folge konnte Anna dann mehr Selbstfürsorge umsetzen, nachdem sie sich mit dem Unterschied zwischen Selbstfürsorge und Selbstmitleid auseinandergesetzt hatte (Bild 5).

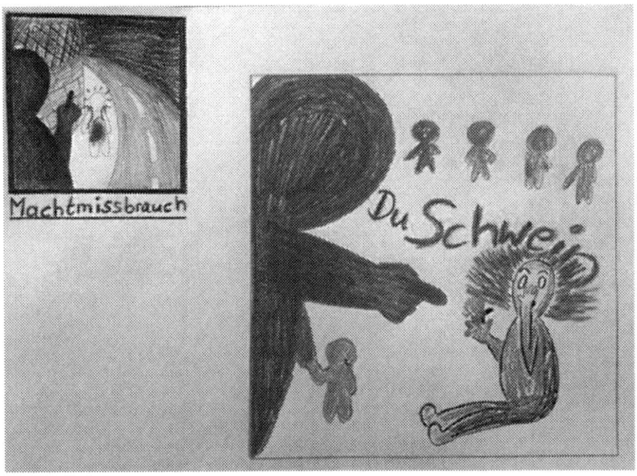

Bild 3: Missbrauchserfahrung

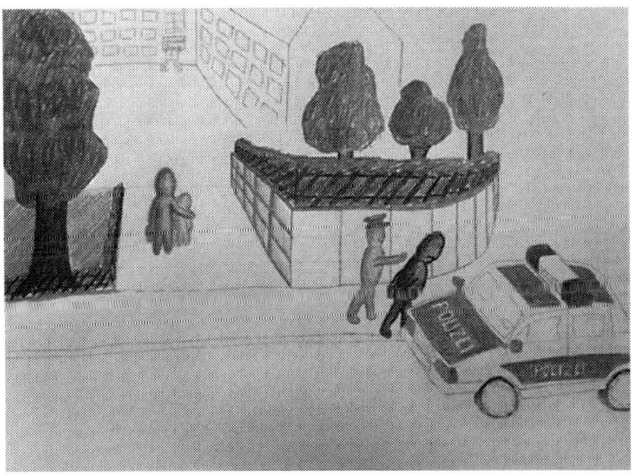

Bild 4: Täterentmachtung in »Phase 2«

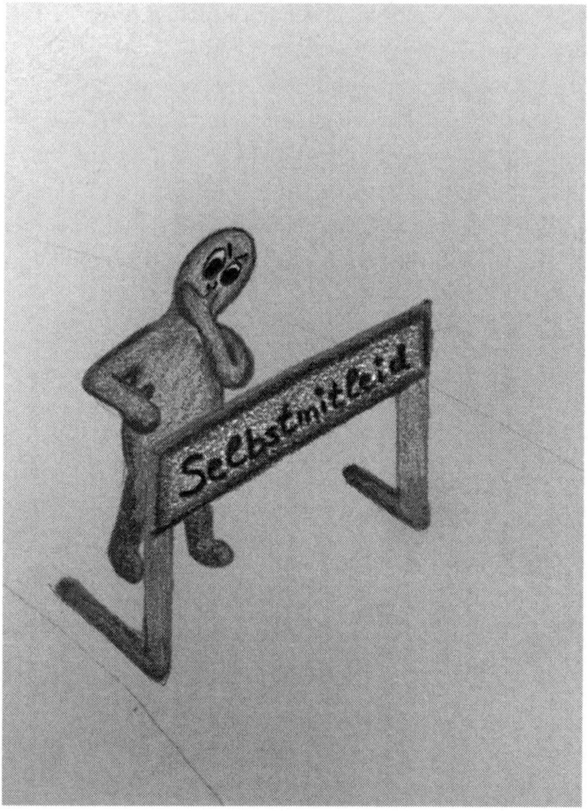

Bild 5: Anna erkennt, dass sie ihr Selbstmitleid überwinden müsste

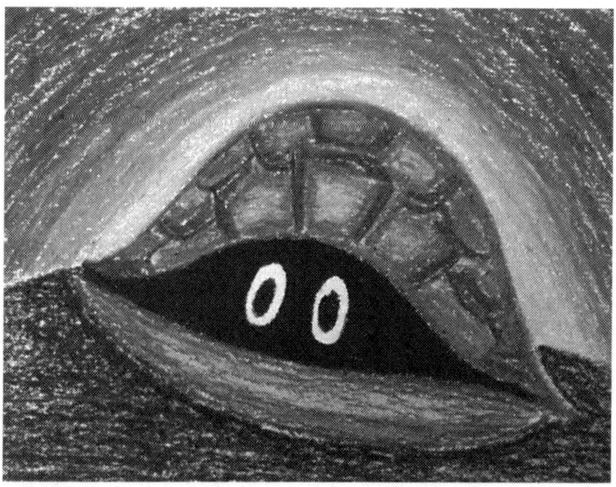

Bild 6: Der Blick aus dem Schutzpanzer auf die bevorstehenden Therapieziele

Weitere Therapieziele

Anna fokussierte ihre weiteren Therapieziele, die sie bearbeiten wollte:

- Entwicklung von Selbst-Mitgefühl und Selbst-Fürsorge
- Wiedererlangen der Körperwahrnehmung
- Loslassen des physischen und psychischen Schutzpanzers
- Bearbeitung der Folgen ihrer Krebserkrankung vor 10 Jahren

Sie erarbeitete sich durch kunsttherapeutische Interventionen und Aufgabenstellungen (z. B. Erstellen des Körperumrisses) eine beginnende Akzeptanz ihrer Körperdimensionen und ein vertieftes Verständnis für ihre Essstörung. In ihren Bildern wurde deutlich, wie sehr sie sich selbst entwertete und diesen niedrigen Selbstwert durch Überaktivität und Leistungsstreben zu kompensieren suchte. Zunehmend gelang es ihr, ihre empfundenen Unzulänglichkeiten wahrzunehmen, zu verbalisieren und ihre selbstschädigenden Kompensationsmechanismen (Hyperphagie, schädliche, überfordernde Leistungsansprüche an sich selbst) infrage zu stellen (Bild 7).

Sie stellte sich der emotional schwierigen Aufgabe, mit geschlossenen Augen eine Körperskulptur aus Ton von sich zu erstellen. Damit zeigten sich für sie sehr deutlich ihre Schmerz- und Problemzonen (Bild 8). Ihr Kommentar zu dieser Skulptur: *»Gebrochene Frau, stiller Schrei, Entsetzen«.*

Nach der Anfertigung dieser Tonskulptur thematisierte die Patientin erstmals ihre starken Trauergefühle, die nach der zehn Jahre zurückliegenden Amputation ihrer linken Brust wegen eines Mammakarzinoms geblieben waren und die sie bisher zu vermeiden versucht hatte. Sie habe sich nach der Operation nicht ihrer Trauer zuwenden können, da ihre Zeit von Terminen der krebstherapeutischen Nach-

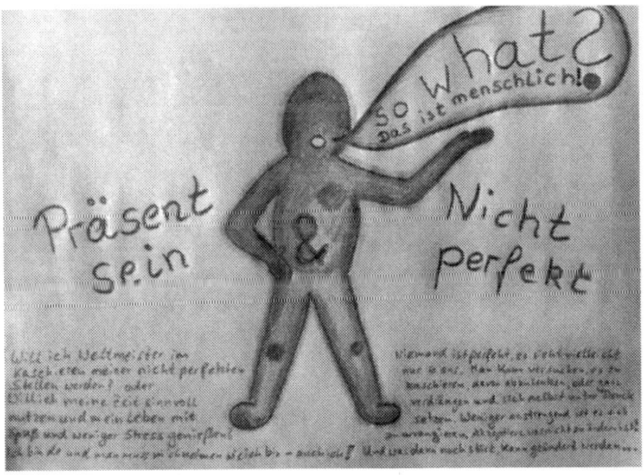

Bild 7: Anna erkennt immer klarer, um was es therapeutisch bei ihr ginge

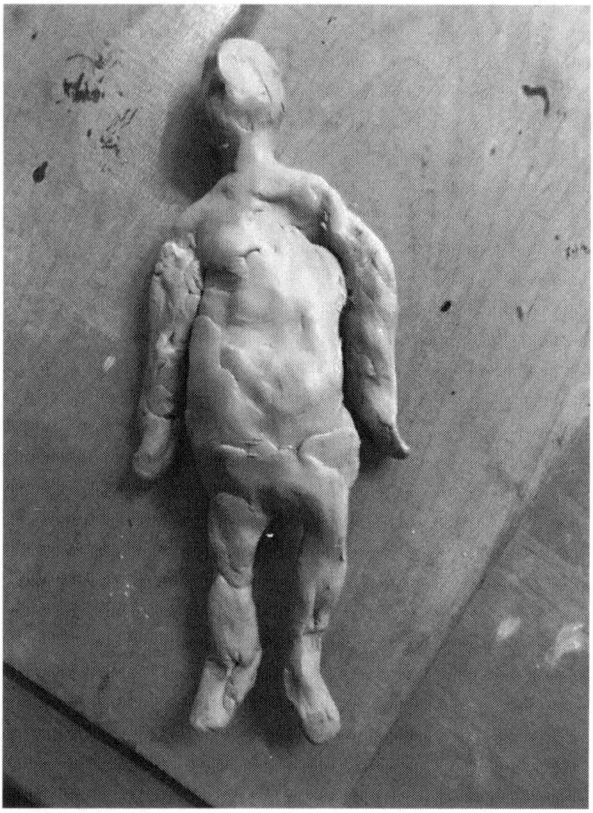

Bild 8: Skulptur des eigenen Körpers, erstellt aus Ton mit geschlossenen Augen

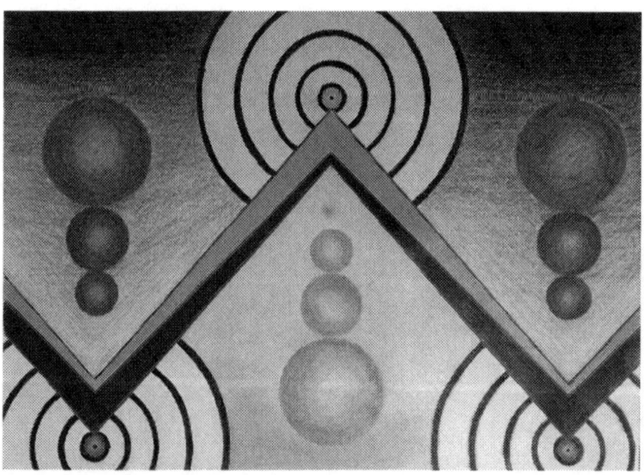

Bild 9: Die Symmetrie, das Maß aller Dinge für Anna

behandlungen und von ihrer beruflichen Tätigkeit eingenommen gewesen sei, da sie ständig fürchtete, ihren Job zu verlieren. Bisher habe sie lediglich gespürt, dass die fehlende Brust die Regeln der Symmetrie verletze und dass sie irgendwann eine Wiederherstellung der fehlenden Brust durch eine kosmetische Operation wünsche – *»Es muss seine Ordnung haben«*.

Da die Patientin die IRRT bereits kennengelernt hatte und bereit war, sich der Thematik zu stellen, ließ sie sich auf den Vorschlag der Kunsttherapeutin ein, IRRT zur Bearbeitung ihrer Trauergefühle einzusetzen.

Besonderheiten:

- Auch die Trauer über ein verlorenes Organ oder einen (durch Unfall, Operation oder Krankheit) verlorenen Körperteil kann effektiv mit IRRT bearbeitet werden, indem mit dem verlorenen Organ (analog zum Verstorbenen) ein Dialog auf der INNEREN BÜHNE geführt wird.
- Phasenablauf: reine Phase 2.
- Beteiligte Trauerkategorien: Larvierte Trauer, unzureichender Ausdruck von Trauer, Schuld, Wut.

PHASE 2

T: Wenn Sie bereit sind, können Sie die Augen schließen. Ich möchte Sie bitten, sich ein Bild zu machen von Ihrer linken Brust, vielleicht kurz vor Ihrer OP, als sie noch ein Teil von Ihnen war.

P: Mhm.

Die Therapeutin hatte sich im Vorfeld überlegt, dass dieser Einstieg wohl der geeignetste wäre, da die Patientin die Brust nach der Amputation nicht mehr gesehen hatte und mit der hier vorgeschlagenen Einstiegsszene wohl am wenigstens Probleme hätte.

T: Und wenn Sie jetzt mit dieser Brust reden könnten, was würden Sie ihr gerne sagen oder mit ihr machen wollen?

P: (lacht) Im ersten Moment hätte ich gedacht, ich würde sie gerne trösten, weil sie bald weg muss. (lacht)

T: Ja. Sie möchten sie gerne trösten, weil sie bald weg muss. Ist es das, was Sie ihr sagen möchten?

P: Ja, dass ich sie gerne behalten hätte.

T: Können Sie das der Brust jetzt direkt sagen?

P: Ja. *»Ich möchte dich gerne behalten, und ich möchte dich auch trösten, weil du bald weg musst.«*

T: *»Ich möchte dich gerne behalten, und ich möchte dich auch trösten, weil du bald weg musst.«* Wenn die Brust antworten könnte, was würde sie dann sagen?

P: Ich weiß nicht. Wenn sie vernünftig wäre, würde sie sagen: *»Ich bin sehr krank und schon kaputt.«*

T: Mhm.

P: Aber das sind so vernünftige Gedanken.

T: Mhm.

P: Weil ich insgeheim immer denke: *»Warum haben die bei mir so eine radikale Variante gemacht? Es hätte auch andere Möglichkeiten gegeben.«* (weint)

Indem die Patientin hier auch einmal ihren »nicht vernünftigen« Teil zu Wort kommen lässt, wird sofort das beherrschende Trauergefühl deutlich. Und auch eine gewisse Wut auf die behandelnden Ärzte zeigt sich hier. Die Therapeutin geht in der Folge zunächst auf den »vernünftigen« Teil ein, sie hätte genauso gut auf den »nichtvernünftigen« Teil eingehen können. Von beiden Vorgehensweisen kann eine Annäherung an das Trauergefühl erwartet werden.

T: Ich gebe Ihnen ein Taschentuch … Also der vernünftige Gedanke, wenn sie darauf antworten würde, wäre: *»Ich bin so krank, ich muss jetzt gehen.«* Was möchten Sie ihr gerne darauf antworten?

P: Dass ich nicht will, dass sie geht.

T: Mhm.

P: Dass ich auf Teufel komm raus nicht will, dass sie geht.

T: Können Sie ihr das direkt sagen?

P: *»Ich will, dass du bei mir bleibst!«*

T: Mhm.

P: *»Ich will nicht ohne dich sein!«*

T: Und wie antwortet sie darauf?

P: (atmet schwer) Der nichtlogische Teil sagt halt: *»Ich will nicht weg.«*

T: Mhm.

P: Und so ein bisschen auch: *»Warum hast du nicht besser auf mich aufgepasst?«*

An dieser Stelle wird das Schuldgefühl deutlich, das die Patientin ihrer Brust (und sich selbst) gegenüber empfindet. Man erkennt auch, dass die Patientin trotz der »vernünftigen« Kontrolle jetzt direkt auf die Gefühlsebene kommt.

T: Mhm. Welcher Teil ist das, ist das auch der logische Teil? Oder ist das ein anderer Teil?

P: Na ja, das ist so ein bisschen, dass ich mir selbst einen Vorwurf mache, dass ich eine Arztgeschichte, die zwei Jahre vorher war, nicht so richtig ernst genommen habe.

T: Hat die Brust dann zu Ihnen gesagt: *»Warum hast du nicht besser auf mich aufgepasst?«*

P: Ja.

T: Wie möchten Sie darauf reagieren?

P: (schnauft aus) Das ist grad heftig.

T: Okay … Also, sie sagt zu Ihnen: »*Du hast nicht richtig auf mich aufgepasst.*« Und wie möchten Sie darauf antworten?

P: Na, dass es mir leidtut.

T: Mhm.

P: Dass ich das nicht ernst genommen habe, dass ich irgendwie diesen Arzt nicht mochte und irgendwie die Art und Weise, wie er gesprochen hat, nicht mochte und ich das nicht ernst nehmen konnte und auch nicht ernst genommen habe – also dass ich das so, da war ich 25, wie soll man so was ernst nehmen, und zwei Jahre später sind dann drei Knubbel da drin.

T: Also: »*Es tut mir leid, dass ich das damals nicht ernst genommen habe, und wo der Arzt mir das gesagt hat, da konnte ich ihn nicht leiden und hab es nicht ernst genommen.*«

P: Er hat es auch viel zu vorsichtig gesagt, er hat es überhaupt nicht so gesagt, dass man das jetzt als was Ernstes betrachten sollte. Er hat es mir auch freigestellt, ob ich eine Stanzbiopsie machen lassen möchte oder nicht. Da hab ich nur gedacht: »*Iih, da wird was reingestanzt, da wird was rausgeholt, das will ich nicht.*«

T: Mhm.

P: Ich habe das dann so weit weggeschoben, dass ich das auch völlig vergessen habe.

T: Und wie antwortet die Brust darauf?

P: Wenn sie nett ist, wird sie sagen: »*Ja, du hast auch genug anderen Scheiß um die Ohren gehabt.*«

T: Wenn sie nett ist, würde sie das sagen?

P: Mhm. Wenn sie selbstlos ist.

T: Wie schätzen Sie sie denn ein, wie sie ist?

P: Na ja, jetzt zumindest, na, sie hat sich geopfert. (lacht)

T: Was sagt sie denn? Also sie sagt: »*Du hattest genug anderen Scheiß um die Ohren.*« Okay, das sagt sie. Sagt sie noch etwas anderes zu Ihrer Erklärung, warum Sie da nicht aufgepasst haben? Das war ihr Vorwurf.

P: Ja. Ich denk halt schon, dass sie mir den Vorwurf machen könnte, dass ich nicht richtig aufgepasst habe.

T: Und was sagt sie dann zu Ihrer Erklärung? Sie sagt: »*Du hattest anderen Scheiß um die Ohren*«, oder sagt sie noch was anderes?

P: Na ja, vielleicht: »*Wenn du nicht hören willst, dann musst du fühlen.*« (lacht) »*Und wenn du nicht fühlen willst, dann muss ich halt mit drastischen Mitteln zeigen, dass du besser auf dich achtgeben musst.*«

T: Mhm. »*Ich muss dir mit drastischen Mitteln zeigen, dass du auf dich achtgeben musst?*«

P: Ja.

T: Wie möchten Sie darauf reagieren?

P: (seufzt, schnauft tief) Einerseits hasse ich so belehrende drastische Sachen, aber ich glaube, sie hat recht, ich hab nicht gut auf mich achtgegeben.

T: Können Sie ihr das direkt sagen?

P: *»Ich finde es unfair, wenn man so drastische Mittel benutzt, um mich jetzt eines Besseren zu belehren.«*

T: Mhm.

P: *»Ich hasse es, wenn Ärzte meinen, mir sagen zu müssen: ›Da hätten Sie mal besser auf sich aufpassen müssen, Frau X! Wie konnten Sie das nicht merken? Das ist doch schon 3 Monate in Ihnen drin gewesen, mindestens!‹«*

T: Mhm.

P: Ja, tut mir ja leid, aber ich habe nicht mehr auf meinen Körper gehört.

T: Mhm.

P: Ich hatte Stress, ich habe nicht ausreichend was dagegen gemacht, ich habe nur gesehen: Ich muss abnehmen, ich muss abnehmen, ich habe Stress auf der Arbeit, mir wird das alles zu viel, da kann ich nicht auch noch auf meine Brust aufpassen.

T: Mhm.

P: Und das fühlte sich sowieso alles anders an. Und dann schaff ich das nicht auch noch, auf meine Brust aufzupassen.

T: *»Ich habe es nicht geschafft, auf dich aufzupassen, da war zu viel anderes los.«*

Die Therapeutin hat hier gemerkt, dass die Patientin ihre letzten Bemerkungen nicht mehr direkt der Brust gesagt hat, sondern der Therapeutin, indem sie in der dritten Person von der Brust sprach. Die Therapeutin führt mit dieser letzten Bemerkung die Patientin wieder sehr elegant zurück auf die primäre Erlebnisebene, indem sie die letzte Bemerkung der Patientin einfach in der direkten Rede an die Brust gerichtet wiederholt.

P: Ja, ja.

T: Wie reagiert die Brust darauf?

P: Ich nehme an, dass sie traurig ist.

T: Woran merken Sie, dass sie traurig ist?

P: Na ja, dass sie erst krank werden musste, bis ich aufwache.

T: Sie ist traurig, weil sie erst krank werden musste, bevor Sie aufwachten. Was möchten Sie jetzt mit ihr machen oder ihr sagen?

P: *»Es tut mir leid, aber ich konnte mir nicht vorstellen, dass man so krank werden kann.«* (schnieft)

T: Wie reagiert da die Brust drauf?

P: (lacht) Also, dass es ihr auch leidtut und für sie leider zu spät ist.

T: Mhm.

P: (seufzt)

Abschlussfrage 1

T: Gibt es noch etwas, was Sie der Brust sagen möchten, bevor wir das Bild ausklingen lassen?

P: (schnieft) Ja, dass sie jetzt halt nicht mehr leiden muss.

T: *»Du musst jetzt nicht mehr leiden?«*

P: Ja.

T: Wie reagiert sie darauf?

P: Ich weiß es nicht, wer stirbt schon gerne? Ich weiß es einfach nicht, wie sie darauf reagieren würde. Ich würde gerne sagen, dass ich verstehen kann, dass, wenn man so krank ist, dass man dann auch loslassen muss, aber ich will nicht loslassen!

T: Mhm.

P: (weint heftig, putzt sich die Nase, räuspert sich)

T: Da sind noch mehr. (Taschentücher)

P: (weint) Ich kann nicht loslassen.

T: Von dem Gefühl, etwas verloren zu haben?

P: (öffnet die Augen)

Die Therapeutin hat hier die sokratische Ebene kurz verlassen und eine Interpretation für das Gefühl der Patientin angeboten. Die Patientin reagiert mit einer Irritation – sie öffnet die Augen und unterbricht kurz den Prozess. Aber wenn die Therapeutin sich ihrerseits davon nicht irritieren, sondern einfach den Prozess weiterlaufen lässt, ergibt sich kein Problem.

T: Können Sie noch mal einsteigen? Können Sie das noch mal direkt sagen?

P: *»Ich kann dich nicht loslassen, ich will dich nicht gehen lassen, das haben andere entschieden!«*

T: *»Das haben andere entschieden.«* Wie reagiert sie darauf?

P: … *»Es war notwendig … ich bin so krank, ich würde den Rest von dir auch kaputt machen. Du musst besser auf dich achtgeben, damit das nicht noch mal passiert.«*

T: Mhm. *»Du musst mich loslassen, sonst würde ich den Rest von dir auch noch zerstören.«*

P: Ja. (schnieft) *»Ich finde, der Preis dafür war zu hoch, dass ich mal nicht aufgepasst habe.«*

T: Das ist das, was Sie darauf antworten: *»Der Preis ist zu hoch?«*

P: Ja.

T: Was sagt daraufhin die Brust?

P: *»Es geht noch teurer.«* (lacht)

T: *»Es geht noch teurer?«*

P: Ja.

T: *»Es würde noch teurer gehen …«* Was meint sie damit genau?

P: Dass es noch höhere Preise gibt, die man bezahlen kann, dass man noch schlimmer dran sein könnte.

T: Mhm.

P: Dann hätte man gar keine Chance mehr, es besser zu machen.

Abschlussfrage 2

T: Gibt es noch etwas, was die Brust jetzt von Ihnen braucht?

P: … Nein.

Abschlussfrage 3

T: Gibt es noch irgendwas, was Sie von ihr brauchen, von Ihrer Brust, bevor wir das Bild ausklingen lassen?

P: Dass sie nicht sauer ist, dass ich nicht länger ein schlechtes Gewissen haben muss.

T: Können Sie ihr das direkt sagen?

P: *»Es tut mir unendlich leid, dass ich es so weit habe kommen lassen, aber bitte sei nicht sauer, dass du den Preis dafür bezahlen musstest.«*

T: Mhm … Wie reagiert sie darauf?

P: Für sie ist es zu spät, aber ich habe noch eine Chance.

T: *»Für mich ist es zu spät, aber du hast noch eine Chance?«*

P: Ja.

Abschlussfrage 4

T: Und gibt es noch irgendwas, was die Brust Ihnen geben möchte oder Ihnen sagen möchte?

P: *»Auch wenn ich weg bin, da ist noch eine, eine andere Brust, um die du dich kümmern kannst, und du bist noch da, mach was draus! Und lass mich los!«*

T: Mhm.

P: Ja. Und sie ist traurig, wenn sie sagt: *»Du musst mich loslassen.«*

T: Das sagt sie zu Ihnen?

P: Ja.

T: Und wie ist das für Sie, wenn sie das sagt?

P: Traurig, aber bleibt mir ja nichts anderes übrig.

T: Mhm.

P: *»Ich habe dich sehr gerne gehabt.«*

Abschlussfrage 5

T: Gibt es sonst noch etwas, was in diesem Bild passieren sollte, bevor wir das Bild ausklingen lassen?

P: Nein.

Abschlussfrage 6

T: Mit welchem Bild möchten Sie das jetzt ausklingen lassen, diese Begegnung mit Ihrer Brust?

P: Dass ich mich von ihr verabschiede, ohne geschockt zu sein. Dass ich mich überhaupt von ihr verabschiede.

T: Mhm, dass Sie sich verabschieden von ihr?

P: Ja, dass ich sie noch einmal in die Hand nehme und ihr sage, dass es schön war mit ihr … und dass sie jetzt von ihrem Leid erlöst wird und nicht ansehen muss, wie der Krebs ihr ganzes Inneres kaputt frisst.

T: Mhm.

P: (schnieft, atmet tief) Und ich sie noch mal streichle und tröste und ihr verspreche, dass ich es besser machen werde.

T: Mhm.

P: (weint, putzt sich die Nase, stöhnt und öffnet die Augen)

NACHBESPRECHUNG

T: Wie war das jetzt für Sie?

P: Ich konnte mich damals nicht verabschieden, das ging mir viel zu schnell.

T: Mhm.

P: Ja. (lacht) Das ging ja einfach alles viel zu schnell!

T: Sie waren überrumpelt?

P: Ja.

T: Niemand sagt einem so richtig was, und eh man sich's versieht, liegt man unterm Messer, und alle sagen nur: »*So ist es besser für Sie.*«

P: Wie geht es Ihnen jetzt?

P: Einerseits noch voll traurig, aber irgendwie, ich kann jetzt verstehen, warum ich nicht loslassen konnte.

T: Weil …?

P: Weil ich das Gefühl hatte, dass ich mich nicht verabschieden konnte und weil dieser Eingriff vorgenommen wurde, als ich noch überhaupt nicht bereit dafür war.

T: Mhm.

P: Selbst das Logische hatte ja noch gar nicht gegriffen.

T: Und diese Begegnung und die nachgeholte Verabschiedung hat jetzt was zusammengefügt, was gefehlt hat?

P: Irgendwie schon. Einerseits, dass ich so ein schlechtes Gewissen hatte, dass ich da nicht eher drauf geachtet habe, obwohl es ja auch eine gewisse Größe braucht, bis man es selber fühlen kann. Hätte ich auf die Ärzte gewartet, wäre es sowieso zu spät für mich gewesen.

Noch am Abend desselben Tages fertigte Anna zu Hause ein »Abschiedsbild« an (Bild 10).

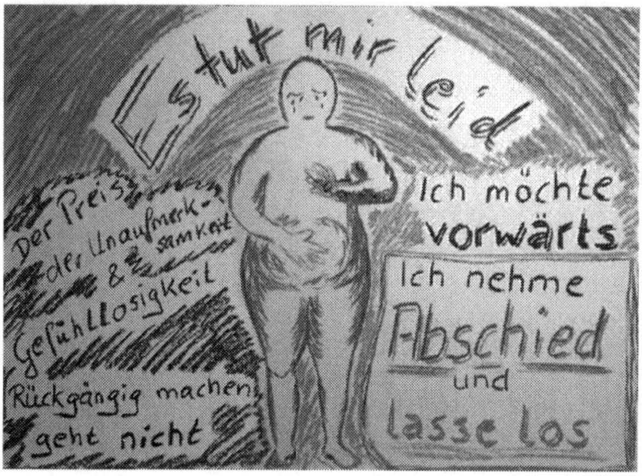
Es tut mir leid
Der Preis der Unaufmerk-samkeit & Gefühllosigkeit
Rückgängig machen geht nicht
Ich möchte vorwärts
Ich nehme Abschied und lasse los

Bild 10: Abschiedsbild : Loslassen, sich entschuldigen und vorwärtsgehen

Anna war seit dieser Sitzung in der Lage, sich den Konsequenzen zu stellen, das Fehlen der Brust zu akzeptieren und sie zu verabschieden. Als symbolische Zusammenfassung schrieb sie noch eine Abschiedspostkarte an ihre Brust (Bild 11).

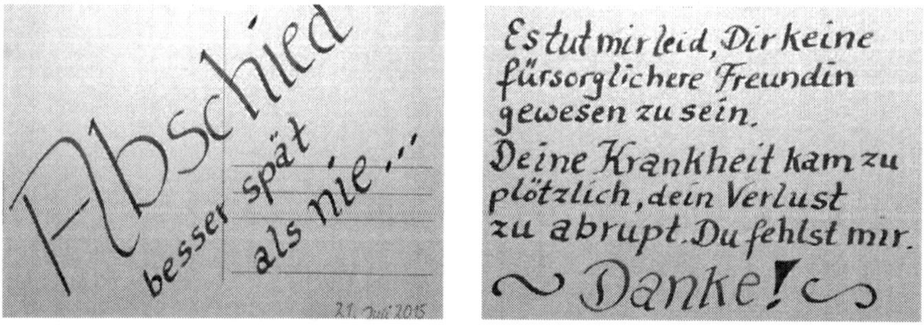

Bild 11: Annas Abschiedspostkarte an ihre Brust

Wenige Wochen später empfand sie ihr Körpererleben wieder als »voll da«, sie spüre wieder Harmonie zwischen dem inneren Erleben und dem Außen. Entlastet sei sie durch die neue Wahrnehmung und Erkenntnis, sich nicht mehr verstecken zu müssen, nicht durch einen äußeren Körper-Panzer und nicht durch psychosomatische Erkrankungen. Sie berichtete eine emotionale Wiederannäherung zu ihrem

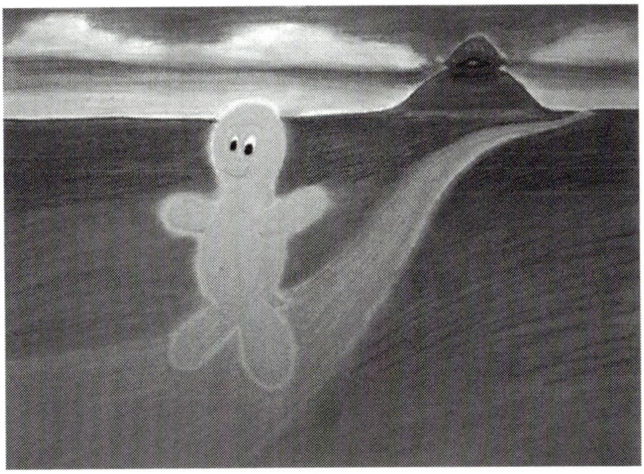

Bild 12: Anna macht sich auf den Weg, ohne Schutzpanzer

Ehemann und entwickelte Vorfreude auf die bevorstehende Wiedereingliederung in ihre berufliche Tätigkeit.

Katamnese

Sechs Monate später ist Anna wieder voll berufstätig, hat mit einem mobbenden Kollegen an ihrem Arbeitsplatz einen souveränen Umgang gefunden, und sie ist befördert worden. Einen lange gehegten Kinderwunsch hat sie losgelassen. Gegenüber ihrem Körper hat sie eine anhaltende Achtsamkeit mit erhöhter Selbstfürsorge entwickelt.

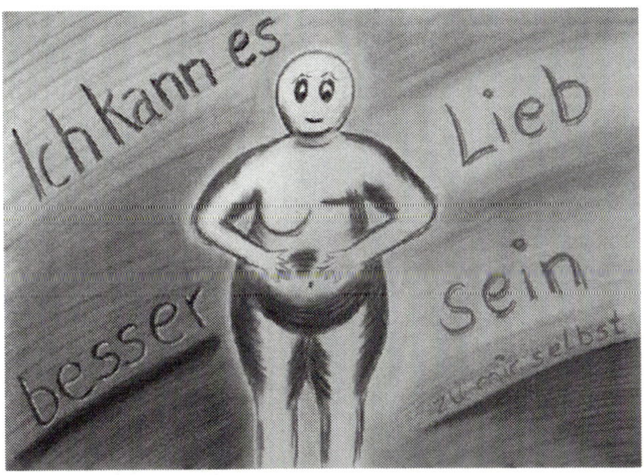

Bild 13: 6 Monate nach der Behandlung: Akzeptanz, Achtsamkeit, Selbstfürsorge

5.12 Fallbeispiel Urs[16]

»Die tote Katze lächelt«

(Anhaltende Trauer nach dem Tod der Hauskatze)

Urs ist 32 Jahre alt und bezieht seit Jahren eine Invalidenrente wegen seiner Alkohol- und Drogensucht. Da in einem neuen psychiatrischen Gutachten vermutet wurde, dass ihm doch noch psychotherapeutisch geholfen werden könnte, beschloss er, sich in eine entsprechende Behandlung zu begeben. Allerdings verstarb gerade zu dem Zeitpunkt unerwarteterweise die jüngste seiner drei Katzen, was dazu führte, dass er seinen von Optimismus getragenen Entschluss aufschob und erst mehrere Monate später bei der berichtenden Therapeutin eine Behandlung begann. Er ließ sich darauf ein, eine Alkohol- und Drogenabstinenz einzuhalten, und wollte wieder den Weg zurück in ein normales Leben finden. In der integrativen Psychotherapie ging es – neben der Stärkung des Selbstbewusstseins, des Aufarbeitens belastender Situationen (wie eigene Trennung und Scheidung, Arbeitsplatzverlust, erschwerte familiäre Kontakte) – unter anderem auch darum, eine Reintegration in den Arbeitsprozess anzugehen. Der Patient kooperierte mit seiner wachsenden Motivation sehr fruchtbar. Immer wieder zeigte sich allerdings, dass er über den Verlust seiner Hauskatze emotional nicht hinwegkam. Aufgrund des fast gänzlichen sozialen Rückzuges waren seine drei Katzen quasi seine einzigen »Bezugspersonen« geworden. Auf den Vorschlag, die Problematik mit einer IRRT-Sitzung zu bearbeiten, ging er gern ein, vor allem auch, da er eine vorangehende reine Phase-3-Sitzung als sehr bereichernd erlebt hatte. Er wollte die IRRT-Trauersitzung unbedingt an seinem Geburtstag durchführen, genau drei Wochen vor dem ersten Todestag seiner Katze.

Besonderheiten:

- Die Verstorbene ist eine Katze. In der Imagination wird deutlich, wie es für den Patienten überhaupt kein Problem ist, dieser verstorbenen Katze menschliche Züge zu geben und sie wie einen Menschen reagieren zu lassen. Das wirft ein bezeichnendes Licht darauf, wie mentale Repräsentationen von Tieren durchaus menschlich wirken können.
- Phasenablauf 1a*, 1b, 2
- Beteiligte Trauerkategorien: persistierende Verlassenheitsgefühle, Schuld, Wut.

---

[16] Dieser Fall wurde uns dankenswerterweise von Silvia Köster, Psychologin aus Bremgarten (Schweiz), zur Verfügung gestellt.

VORBESPRECHUNG (PHASE 1A*)

T: Heute machen wir eine Trauer-IRRT, bei der es um Ihre verstorbene Katze geht. Wie hieß Ihre Katze?

P: Satanovic, kurz Sati.

T: Wie alt wurde er?

P: 6 oder 7 Jahre alt.

T: Also nicht so alt für eine Katze?

P: Ja, er ist sogar jünger als die anderen beiden.

T: Er starb plötzlich und unerwartet. Sie finden ihn im Wohnzimmer an einem Ort, wo er sonst nie gelegen ist, und Sie vermuten schon, dass er tot ist?

P: Nein. Ich hab zu ihm gesagt: »*Hey, lustig, hier liegst du sonst nie.*« Dann wollte ich ihn streicheln, also hab ich ihn gestreichelt. Da war er schon ein bisschen steif.

T: Er hat nicht reagiert?

P: Ich bemerkte es sofort, als ich ihn berührte.

T: Sie haben sofort bemerkt, dass er tot ist?

P: Ja, als ich ihn berührt habe, beim Sehen noch nicht.

T: Wie ging es Ihnen in diesem Moment?

P: Es drehte sich alles, und ich bin recht ausgeflippt. Ich sagte nur noch: »*Sati, wo bist du? Sati, komm zurück! Sati, Sati …*« Und ich fing an zu weinen und lief verstört herum. Die anderen Katzen schauten mich komisch an. Sie haben auch bemerkt, dass irgendwas nicht stimmt.

T: Wenn es für Sie okay ist, machen wir dann jetzt eine virtuelle Begegnung mit Sati in der Szene, als Sie schon wissen, dass er tot ist. Sie sind bei ihm, kniend oder neben ihm sitzend, und kommen noch einmal ins Gespräch mit ihm. Ich begleite Sie dabei wie bei der anderen Sitzung [sie bezieht sich auf die erste IRRT-Sitzung], inhaltlich schauen wir dann, was kommt. Haben Sie noch Fragen dazu?

P: Nein.

PHASE 1B

T: Dann können Sie es sich bequem machen, die Augen schließen und dann die Szene schildern, als Sie merken, dass er tot ist. Sie können es im Präsens, in der Gegenwart, beschreiben, so als ob es jetzt wäre.

P: Ja.

T: Gut so?

P: Ja.

T: Okay, wie ist das jetzt, bei Sati am Boden zu sitzen, ihn zu streicheln? Was fühlen und merken Sie?

P: Ich geh mit meiner Hand runter und streichle ihn und merke, dass er nicht mehr hier ist.

T: Sie merken, dass er nicht mehr hier ist?

P: Dass das Leben nicht mehr im Körper ist.
T: Woran merken Sie das?
P: Der Körper fühlt sich anders an.
T: Wie fühlt er sich an?
P: Ein bisschen steif, leblos.
T: Wie ist es von der Temperatur her?
P: Könnte sein, dass es ein bisschen kälter ist. Also, jetzt kommt es mir einfach so vor.
T: Dann merken Sie, dass er tot ist?
P: Ja.

PHASE 2

T: Wenn Sie jetzt noch einmal mit Sati sprechen könnten, was würden Sie ihm gerne sagen, ihn fragen oder mit ihm machen wollen?
P: Ich würde mich entschuldigen, dass ich am Morgen noch einmal schlafen gegangen bin.
T: Sie würden sich entschuldigen, dass Sie noch einmal schlafen gegangen sind am Morgen? Können Sie ihm das jetzt direkt sagen?
P: *»Sati, sorry, dass ich noch mal schlafen gegangen bin nach dem Füttern. Wenn ich das gewusst hätte, wär ich noch ein bisschen mir dir zusammen gewesen. Wenn ich gewusst hätte, dass du gehst.«*
T: *»Du Sati, sorry, dass ich noch mal schlafen ging. Ich wäre nicht gegangen, wenn ich gewusst hätte, dass du gehst.«* Wie würde Sati auf das reagieren, wenn er könnte?
P: Er würde sagen: *»Schon okay. Ich habe gedacht, ich überrasche dich mit dem Weggehen.«* Lausbub!

Der Patient hat gar kein Problem, der verstorbenen Katze insofern menschliche Züge zu verleihen, als sie auf der INNEREN BÜHNE sprechen kann, menschliche Gefühle und Humor zeigt und lächelt. Das funktioniert in der IRRT auch, wenn es um Körperteile geht (s. Fallbeispiel Anna), also bei allen Wesen, zu denen der Betroffene eine emotionale Beziehung empfindet.

T: Was möchten Sie ihm weiter sagen, mit ihm machen oder ihn fragen?
P: Ich möchte ihm noch sagen, dass es mir leidtut, dass ich am Wochenende länger im Ausgang war und so weniger Zeit mit ihm verbracht habe.
T: Können Sie ihm das direkt sagen?
P: *»Sati, es tut mir leid, dass ich am Wochenende so lange im Ausgang gewesen bin. Ich hätte viel lieber noch Zeit mit dir verbracht.«*
T: Wie reagiert Sati darauf?
P: *»Schon okay.«* Er hatte auch Spaß ohne mich.
T: *»Es ist schon okay. Ich hatte auch Spaß ohne dich.«* Was möchten Sie weiter sagen oder mit ihm machen?

P: Danke sagen und ihn fragen, ob ich hätte merken sollen, dass es ihm nicht gut geht.

T: Können Sie ihn das direkt fragen?

P: *»Hey Sati, hätte ich etwas merken sollen oder können, um zu verhindern, dass du schon so früh gegangen bist?«*

T: Wie reagiert Sati darauf?

P: Er weiß es auch nicht, er glaubt nicht.

T: Er glaubt eher nicht? Wie ist das für Sie, wenn er sagt, er glaube nicht?

P: Irgendwie eine Erleichterung. Er hat sicher auch gespürt, dass ich solche Veränderungen wahrnehmen würde.

T: Er weiß, dass Sie aufmerksam sind. Wie ist es für Sie, dass er das weiß?

P: Das ist gut.

T: Das ist gut? Was möchten Sie ihm noch sagen oder mit ihm machen?

P: Ein bisschen schimpfen, dass er einfach ohne uns gegangen ist.

Nachdem in einem ersten Schritt Schuldgefühle verarbeitet wurden (durch die imaginierte Reaktion der toten Katze!), kann Urs jetzt auch Wutgefühle aufkommen lassen.

T: Können Sie sich vorstellen, wie Sie das direkt machen?

P: *»Sati, Bubeli, du bist einfach ohne uns gegangen, das ist schon frech!«*

T: *»Das ist schon frech, Sati, Bubeli, du bist einfach ohne uns gegangen!«* Wie reagiert er darauf?

P: Er lächelt irgendwie.

T: Er lächelt irgendwie? Wie ist es für Sie, wenn Sie ihn so lächeln sehen?

P: Schön.

T: Es ist schön, weil …?

P: Weil er kein schlechtes Gewissen hat.

T: Können Sie ihm direkt sagen, was Sie denken und fühlen?

P: *»Ich finde es schön, dass du darüber lächeln kannst und kein schlechtes Gewissen hast. Du bist uns jetzt halt einen Schritt voraus.«*

T: *»Du bist uns jetzt halt einen Schritt voraus.«* Wie reagiert er auf das?

P: Er lächelt noch mehr.

Die Katze lächelt angesichts der Vorwürfe des Hinterbliebenen, sie verlassen zu haben; sie signalisiert damit also, dass sie die Vorwürfe sehr leicht nimmt, und bewirkt damit wieder eine Beruhigung beim Hinterbliebenen.

T: Er lächelt noch mehr? Was sehen Sie in seinen Augen?

P: Freiheit.

T: Wie ist es für Sie, wenn Sie die Freude, die Freiheit und sein Lächeln so sehen?

P: Das ist mega schön.

T: Das ist mega schön.

P: Ich weiß ja, dass es dort, wo er jetzt ist, besser ist als hier. Ich weiß zwar nicht, wo und wie, aber ich weiß es irgendwie. Ich spüre es.

T: Sie spüren, dass er es gut hat dort, wo er jetzt ist, wo immer das auch ist? Können Sie ihm das direkt sagen?

P: *»Ich spüre, dass es dir gut geht, wo immer du jetzt auch am Herumschwirren bist und rummeckerst.«*

T: *»Ich spüre, dass es dir gut geht, wo immer du bist.«* Wie reagiert Sati auf das?

P: Er freut sich und macht eine Rolle am Boden oder in der Luft oder in der anderen Dimension.

T: Er freut sich, macht eine Rolle.

Abschlussfrage 1

T: Gibt es sonst noch etwas, was Sie ihm sagen wollen, mit ihm machen oder ihn fragen wollen, bevor wir diese Begegnung ausklingen lassen?

P: Ja, dass ich ihn ganz fest vermisse.

T: Können Sie ihm das direkt sagen?

P: *»Ich vermisse dich ganz fest.«*

T: Und wie reagiert Sati auf das?

P: *»Ich dich auch.«*

T: *»Ich dich auch.«*

Wenn der Hinterbliebene seine Sehnsucht, sein Vermissen zum Ausdruck bringt, kommt es oft dadurch zu einer Beruhigung, dass der Verstorbene ebenfalls dieses Vermissen auf der INNEREN BÜHNE äußert, dass es also im Empfinden des Patienten zu einem gemeinsamen Trauern und Bedauern kommt.

Abschlussfrage 2

T: Braucht Sati noch etwas von Ihnen in dieser Begegnung?

P: Nein, er hat alles von mir.

Abschlussfrage 3

T: Brauchen Sie noch etwas von Sati?

P: Nein, es ist gut so. Er ist ja immer noch hier.

Abschlussfrage 4

T: Will Sati Ihnen noch etwas geben oder mit Ihnen machen?

P: Er will noch mal bei mir schlafen, zu mir auf die Decke kommen.

T: Er will noch einmal bei Ihnen auf die Decke kommen, bei Ihnen schlafen? Können Sie sich vorstellen, wie er das jetzt macht?

P: Ja. Er ist auf dem Bett, bevor ich unter der Decke bin.

T: Wie fühlt sich das an?

P: Schön. Geborgen.

T: Was für einen Eindruck macht Sati auf der Decke?

P: Pudelwohl, er zeigt sein Bäuchlein und ist am Schnurren.

T: Er zeigt sein Bäuchlein und ist am Schnurren. Sie liegen unter der Decke?

P: Ja, und er auf der rechten Seite.

T: Und er ist auf der rechten Seite und schnurrt, fühlt sich pudelwohl und streckt das Bäuchlein raus.

Abschlussfrage 5

T: Gibt es sonst noch etwas, das in dem Bild passieren sollte, bevor wir es ausklingen lassen?

P: Nein, es ist gut so.

Abschlussfrage 6

T: Mit welchem Bild möchten Sie diese Begegnung ausklingen lassen?

P: Mit diesem. So einschlafen.

T: So einschlafen? Dann können Sie das Abschlussbild noch so lange, wie Sie mögen, auf sich wirken lassen, … und dann können Sie in Ihrem Tempo wieder hier ins Sprechzimmer zurückkommen, so wie Sie mögen.

P: (lange Pause, öffnet dann die Augen)

NACHBESPRECHUNG

T: Wie war das jetzt für Sie?

P: Es dreht sich. Ah, schön war es!

T: Ist es schön gewesen?

P: Ja. So etwas hat irgendwie noch gefehlt.

T: Können Sie beschreiben, was schön war?

P: Es hat sich so echt angefühlt, wie eine Begegnung. Ich habe über Sachen nachgedacht, über die ich mir noch nie Gedanken gemacht habe. Was mir immer noch zu schaffen gemacht hat, ist das wegen dem Wochenende und dass ich noch mal schlafen gegangen bin. Es war gut, ihm das zu sagen und zu sehen, wie er darauf reagierte. Er wäre nie wütend geworden.

Der Patient dokumentiert hier eindrucksvoll, wie die Reaktion der verstorbenen Katze auf der INNEREN BÜHNE sein Schuldgefühl erleichtert hat.

T: Wie fühlen Sie sich jetzt?

P: Es war sehr intensiv, irgendwie intensiver als letztes Mal [erste IRRT-Sitzung reine Phase 3]. Ich hatte Probleme beim Atmen, das kommt vielleicht vom Weinen.

T: Es raubt Ihnen ein bisschen den Atem?

P: Ja, aber es war schön.

T: Gibt es noch andere Bemerkungen, Empfindungen oder Erkenntnisse?

P: Ich hätte nie gedacht, dass das so sein kann. Ich wusste ja, dass diese Trauersitzung kommt, habe mir aber bewusst nicht zu viele Gedanken darüber gemacht. Ich wusste, dass ich diese beiden Sachen ansprechen wollte. Ich hab mir es aber nicht vorgestellt. Wenn ich etwas schon mal gemacht habe, besteht bei mir die Gefahr, dass ich mir zu viele Gedanken darüber mache und mir vorstelle, wie es sein könnte, und dann ein Problem habe, falls es nicht so wird. Aber diesmal konnte ich es gut regulieren.

T: Eindrücklich. Es könnte die Erfahrung vom ersten Mal und das Abtippen – das Sich-ganz-genau-mit-dem-Befassen – gewesen sein.

P: Jetzt geht es durch den ganzen Körper.

T: Es ist ein richtig körperliches Erlebnis? Was geht durch den Körper, können Sie es beschreiben?

P: Wie ein guter Schauder … Wie heißt das? Ist ein Schauder nicht eher etwas Negatives?

T: Eher wenn man sich erschreckt. Ich verstehe, was Sie meinen. Ein Wohlgefühl geht durch Ihren Körper. Ich finde das ein gutes Bild: »guter Schauder«.

P: Es ist fast so, wie wenn man Drogen nimmt.

Diese Bemerkung von einem ehemaligen Drogenabhängigen sollte eher nicht unkommentiert im Raum stehen bleiben, weshalb die Therapeutin darauf wie folgt reagiert:

T: Oder sogar besser?

P: Ja, viel besser! Ohne Nebeneffekte. Schön, dass wir diese Sitzung an meinem Geburtstag gemacht haben!

T: Ja, das war der Plan, Ihr Wunsch. Das hat eine spezielle Symbolik. War irgendetwas unerwartet oder überraschend?

P: Dass ich hören konnte, was Sati sagen und denken würde. Ich habe mich nicht damit befasst. Ich habe mir nicht gedacht, dass er mir Vorwürfe machen würde, aber auch das andere nicht, und dass er jetzt an einem guten Ort ist. Ich hätte ihm noch sagen sollen, dass er ein Arschloch ist, weil er schon an dem schöneren Ort ist. Das wäre eine gute Idee gewesen.

T: Was könnte das für Ihren Alltag bedeuten, was Sie jetzt in dieser Begegnung mit Sati erlebt haben?

P: Ich glaube, dass ein Knoten aufgegangen ist. Irgendwie hat so ein Ritual gefehlt, eine Art Abschiedsritual. Es könnte sein, dass, wenn ich jetzt an Sati denke, ich eher ein Lächeln auf dem Gesicht haben werde, als nur immer traurig zu sein.

T: Wie fühlt es sich im Moment im Inneren Ihres Körpers an?

P: Gut, es ist wie ein warmes Gefühl.

T: Eben dieser gute Schauder, ein warmes Gefühl?

P: Wenn ich mich jetzt ein bisschen hinlegen würde, würde ich schön einschlafen, »wegfloaten«, wie im Wasser schweben.

Katamnese

Vier Wochen nach dieser IRRT-Sitzung und eine Woche nach dem ersten Todestag der Katze berichtet Urs Folgendes: Seine Selbstvorwürfe seien mit dieser Sitzung verschwunden. Er könne jetzt an Sati denken, *»ohne gleich in ein Tief zu fallen, es gibt mir jetzt eher Freude an der Zeit, die ich mit ihm haben konnte«*. Er bemerke, dass er deutlich unbekümmerter im Alltag sei und weniger negative Gedanken habe. Auch habe er weniger Angst, dass seine anderen beiden Katzen sterben könnten. Am ersten Todestag seiner Katze habe er eine »positive Trauer« empfinden können. Schließlich habe er schon jetzt insgesamt den Eindruck, dieses Problem sei bewältigt und überwunden.

5.13 Fallbeispiel M. S.

»Warum hast du mich verlassen?!«

(Erfahrungsbericht)

In diesem Fallbeispiel beschreibt M. S. eine Selbsterfahrung, die er als Psychologiestudent erlebte und die den Grundstein des Konzepts für die Entwicklung der IRRT darstellt. Dieses Fallbeispiel wurde dem Kapitel 2 des Praxishandbuchs IRRT (Schmucker u. Köster 2014 a) entnommen und wird hier noch einmal vorgestellt, weil es außer den Ursprung der Methode auch einen eindrucksvollen Fall einer larvierten Trauerreaktion dokumentiert.

Besonderheiten:

- Beteiligte Trauerkategorien: mangelnde Verabschiedung vom Verstorbenen, Unerledigtes mit dem Verstorbenen, Wut, persistierende Verlassenheitsgefühle, larvierte Trauer
- Phasenablauf: Phase 2

Der Grundstein meines Konzeptes für die Entwicklung der IRRT wurde 1978 gelegt, als ich Student in einem Master-Programm war. Während meines Studiums nahm ich an einem Kurs teil, der an einem verlängerten Wochenende stattfand und der ein reiner Selbsterfahrungskurs war. Ich erlebte drei intensive Tage in einer Gruppe mit etwa zehn anderen Studenten und einem Professor, der als Gestalttherapeut ausgebildet war. Dieses Selbsterfahrungswochenende war emotional sehr intensiv, vor allem auch deshalb, weil die Schilderungen der Teilnehmer oft Reaktionen bei den anderen Teilnehmern auslösten, so auch bei mir. In einer Gruppensitzung erzählte ein ehemaliger Soldat namens Daniel von einem traumatischen Erlebnis. Er war in einem Gefecht in Vietnam, als ein Kamerad und Freund von ihm angeschossen wurde und im Sterben lag. Daniel war Sanitäter und versuchte seinen Freund am Leben zu halten, auch durch Mund-zu-Mund-Beatmung, jedoch vergeblich. Als Daniel mit geschlossenen Augen diese Szene in der Imagination wiedererlebte, fing er an zu weinen und den verstorbenen Kamerad anzuschreien:

> *»Du hast mich verlassen! Du hast mich verlassen! Ich war bei dir, habe dich versorgt, wollte dir helfen und dein Leben retten, und während ich bei dir die Mund-zu-Mund-Beatmung machte, bist du einfach gestorben und hast mich im Stich gelassen! Seitdem werde ich von diesen Erinnerungen ständig verfolgt und werde nicht in Ruhe gelassen … Seit deinem Tod komme ich mit meinem Leben nicht mehr zurecht. Du hast mich verlassen! Du hast mich verlassen! Warum hast du mich verlassen? Warum hast du mich verlassen? …«*

Als ich diese Worte und Emotionen von Daniel hörte, wurde etwas in mir ausgelöst. Als ich sechs Jahre alt gewesen war, war mein Vater plötzlich aufgrund einer Tetanusinfektion gestorben, und diese Worte – »*Du hast mich verlassen! Du hast mich verlassen! Warum hast du mich verlassen? Warum hast du mich verlassen?*« – spürte ich so tief in meiner Seele, dass ich plötzlich von meinen eigenen Gefühlen überschwemmt wurde. In diesem Moment fing ich heftig an zu weinen und zu schluchzen[17]. Der Gruppenleiter hatte gerade erst mit Daniel angefangen und brauchte noch einige Zeit mit ihm. Ich versuchte, mich mit aller Kraft zusammenzureißen, aber es gelang mir nicht. Ich saß also mit zehn anderen Studenten in der Gruppe und weinte und schluchzte vor mich hin, bis der Therapeut mit Daniel fertig war – etwa 40 Minuten später. Das war das erste Mal in meinem erwachsenen Leben, dass ich so lange von so starken Emotionen überschwemmt wurde und mich deswegen entsprechend hilflos fühlte.

Der Gruppenleiter wusste schon etwas von meiner Vorgeschichte und ahnte, worum es ging. Als er mit Daniel fertig war, schaute er mich an und sagte: »*Es hat mit deinem Vater zu tun, nicht wahr?*« Ich nickte, woraufhin er mich bat, meine Augen zu schließen und vor meinem inneren Auge ein Bild von mir (von heute) und von meinem Vater zu entwickeln. Mein Vater war im Alter von 31 Jahren gestorben, als ich gerade sechs Jahre alt war. Mit der Aufforderung des Therapeuten hatte ich sofort Probleme. Ich konnte kein Bild von mir (in meiner aktuellen Gestalt) entwickeln. Ich sagte dem Therapeuten:

> »*Ich sehe meinen Vater da, aber ich kann kein Bild von mir als Erwachsenem entwickeln; ich bin nur da als Kind und stehe neben meinem Vater, als sechsjähriges Kind.*«

Der Therapeut antwortete: »*Ja, das kann ich gut verstehen, aber versuche es einfach weiter.*« Das war für mich jedoch sehr schwer. Nach längerer Anstrengung und vielen Ermutigungen des Therapeuten gelang es mir dann allmählich, ein Bild (bzw. zuerst eine Skizze) von mir als heutigem Erwachsenen zu entwickeln. Daraufhin forderte mich der Therapeut auf, mit meinem Vater zu reden. Sobald ich anfing, mit meinem Vater zu sprechen, gab der Therapeut die Worte vor, die ich sagen sollte. Dadurch wurde dieser Prozess für mich aber problematisch; ich fühlte mich vom Therapeuten zu sehr geleitet und kontrolliert. Ich empfand, dass das *meine* Bilder waren und dass letzten Endes nur *ich* wissen konnte, was ich meinem Vater zu sagen hatte.

An einem Punkt während des imaginativen Gesprächs wurde ich auf meinen Vater wütend, übernahm einfach die Kontrolle über das Gespräch (ohne den Therapeuten zu fragen) und sagte zu meinem Vater (weinend):

---

[17] Jahre später kam ich zur Erkenntnis, dass in diesem Moment ein Verlassenheitsschema in mir aktiviert worden war.

»Papa, ich bin wütend auf dich! … (heftiges Schluchzen). Als ich ein kleiner Bursche war, hast du mich verlassen. Ich brauchte dich damals, ich war total auf dich angewiesen. Du warst mein Vorbild, mein Anker, und eines Tages bist du einfach aus meinem Leben verschwunden, und du bist nie wieder zurückgekommen … du hast mich im Stich gelassen, du hast mich verlassen … (tiefes Schluchzen), und nun musste ich ohne dich weiter mit meinem Leben fertig werden! Hast du überhaupt eine Ahnung, Papa, wie schwierig es für mich war, ohne dich, meinen Vater, aufwachsen zu müssen?! Es war die Hölle!! Jeden Tag musste ich in die Schule gehen und sehen, wie alle anderen Schulkameraden einen Vater hatten, nur ich nicht! Jede Nacht musste ich mich in den Schlaf weinen, weil du nicht da warst und weil ich mich so allein und verlassen fühlte.«

In diesem Moment, als ich meinen Vater direkt anschaute, sah ich in seinem Gesicht eine große, tiefe Traurigkeit. Die Trauer meines Vaters war extrem deutlich und sehr lebhaft. Als ich die Tiefe seiner Trauer mitbekam und die Tränen in seinem Gesicht sah, war ich sehr berührt. Meine Wut verschwand, und ich empfand ein tiefes Mitleid für ihn. Unmittelbar tauchten die folgenden Gedanken auf:

»Mensch, Papa, im Alter von 31 Jahren wurde dir brutal dein Leben genommen. Du warst damals so voller Energie und lebendig, du warst so im Leben engagiert, du hattest so viel Lebensfreude, so viele Pläne und Dinge im Leben vor, du warst so beliebt und berührtest so viele Menschen in deinem Leben positiv … und dann bist du an dieser Blutvergiftung erkrankt, hast eine Woche lang im Krankenhaus unter unerträglichen Schmerzen furchtbar gelitten, und dann bist du plötzlich gestorben und von deiner Familie ewig getrennt worden! … (heftiges Schluchzen). Ich empfinde deine Schmerzen in meiner Seele, und ich spüre jetzt auch durch diese Schmerzen eine tiefe Verbundenheit mit dir.«

Daraufhin ging ich in der Vorstellung auf meinen Vater zu, und wir umarmten einander ganz fest; ich spürte seine Anwesenheit, seine Schmerzen, seine Trauer und seine Liebe. Bevor ich mich von ihm verabschiedete, schaute ich ihn liebevoll an und sagte:

»Lieber Papa, du lebst weiter in mir. Ich spüre deine Energie und deinen Geist in mir, und das haben auch viele deiner Freunde und Familienmitglieder bemerkt. Ich habe jetzt auch viele Pläne im Leben und so viele Dinge vor … und ich werde sie jetzt mithilfe deiner Energie, deiner Lebensfreude, deiner Leidenschaft und deiner Liebe erfüllen.«

Die Analyse meiner imaginativen Selbsterfahrung

Diese »Begegnung« mit meinem Vater auf der INNEREN BÜHNE war für mich ein Durchbruch, vor allem bei der Trauerverarbeitung des Todes meines Vaters. Es waren nicht nur die Worte in unserem Austausch, die mich so berührten und bewegten, sondern vor allem die Trauer, die ich in seinem Gesicht »sah«. Dieses Bild meines Vaters hat mich seither durch die folgenden Jahrzehnte begleitet.

Es war mir klar, dass durch diese Begegnung auf meiner INNEREN BÜHNE zwischen mir und meinem Vater ein tief greifender therapeutischer Prozess abgelaufen war. Gleichzeitig hatte ich aber auch gemerkt, dass dies nur möglich gewesen war, weil ich mich der Kontrolle des Therapeuten, der mir ständig vorgeben wollte, was ich meinem Vater sagen sollte, entzogen hatte. Immer wieder hatte ich die Vorgaben des Therapeuten verworfen und durch meine eigenen Worte ersetzt. Irgendwie war es mir schon damals während der Imagination klar geworden, dass es die Rolle des Therapeuten sei, mich auf der INNEREN BÜHNE als »Beifahrer« zu begleiten, aber nicht als »Steuermann«, d. h. **dem Prozess Struktur zu geben, aber in Bezug auf den Inhalt non-direktiv zu sein**. Im Grunde genommen hatte ich spontan gemerkt, dass ich einen Prozess in einer *sokratischen Imagination* benötigte und nicht in einer durch den Therapeuten *geleiteten Imagination*. (Wie konnte der Therapeut überhaupt wissen, was für mich wichtig war, und vor allem, was ich meinem Vater zu sagen oder mit ihm zu erledigen hatte?) Obwohl ich die Bedeutung dessen schon damals sehr intensiv empfand, fehlte mir aber noch das Konzept, welches mir ermöglicht hätte, das Geschehen wirklich einzuordnen und zu verstehen. Das sollte erst viel später passieren …

Offensichtlich waren mir die Wutgefühle meinem Vater gegenüber vorher nicht zugänglich gewesen, und zwar aufgrund hemmender Annahmen wie: »*Wie kann ich wütend sein auf meinen Vater, der krank war und so frühzeitig mit 31 Jahren sterben musste?*« »*Es war nicht seine Schuld, dass er sterben musste.*« »*Er hat eine Tetanusinfektion gehabt und ist daran gestorben.*« »*Er war so lebendig, hatte so viele Dinge im Leben vorgehabt und wollte ja nicht sterben.*« Jedoch musste ich zuerst einen Zugang zu meinen bisher unverarbeiteten, unbewussten trauerbezogenen Wutgefühlen finden, sie erkennen, spüren und in der Imagination (auf der INNEREN BÜHNE) aktiv äußern, und dann musste ich die Trauerreaktion meines Vaters »sehen«, erleben und empfinden, bevor ich in die Lage kam, meine Trauer zu verarbeiten. Anscheinend war ich mit meiner Wut- und Trauerreaktion sogar auf dem Niveau des sechsjährigen Kindes stehen geblieben. Zudem konnte ich am Anfang dieser Szene mit meinem Vater kein Bild von mir selbst als Erwachsenem entwickeln. Vermutlich hatte ich in diesem Zusammenhang bis dahin kein Selbstbild von mir als Erwachsenem entwickelt.

Kurz, diese »Begegnung« auf der INNEREN BÜHNE mit meinem verstorbenen Vater war ein Wendepunkt in meiner Trauerbearbeitung und emotionalen Entwicklung auf mehreren Ebenen, indem eine große Blockade identifiziert, konfrontiert und bearbeitet wurde. Dadurch konnte ein gesunderes, erwachsenes Selbstbild entstehen.

Die Autoren

Dr. med. Rolf Köster

Medizinstudium in Mainz, Köln, Wien und Zürich. Stipendiat der Studienstiftung des Deutschen Volkes. Facharzt für Allgemeinmedizin (D), Facharzt für Psychiatrie und Psychotherapie FMH (CH). Seit 1998 Psychiater und Psychotherapeut in eigener Praxis in Bremgarten AG, Schweiz; ärztlicher Leiter des Zentrums für Psychiatrie und Psychotherapie, Bremgarten. Schwerpunkt Psychotraumatologie, Weiterbildungen in Eye Movement Desensitization and Reprocessing (EMDR Level 2), Brief Eclectic Psychotherapy for PTSD (BEPP), Prolonged Exposure, IRRT-Supervisor und -Trainer; leitet in den deutschsprachigen Ländern IRRT-zertifizierte Kurse, Seminare und Weiterbildungsworkshops.

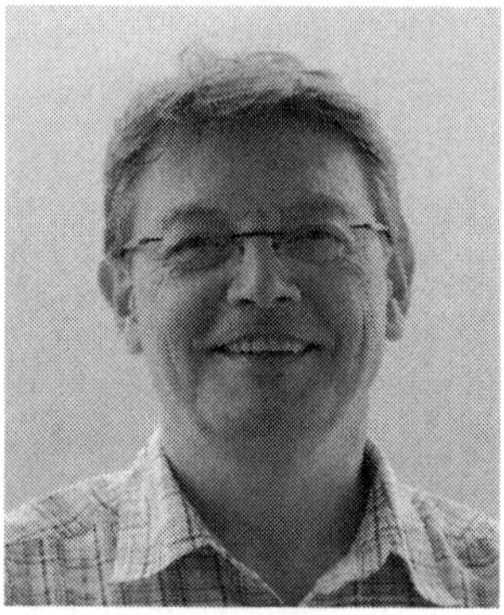

AKTUELLES ICH

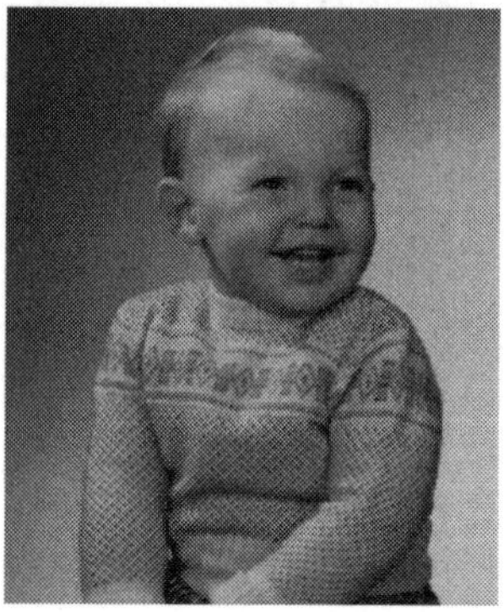

KIND-ICH

info@irrt.ch
www.irrt.ch

Prof. Dr. Mervyn Schmucker

Urheber der Imagery Rescripting & Reprocessing Therapy (IRRT). Zivildienst in Berlin. Bachelor in Philosophie und Fremdsprachen, Master in Klinischer Psychologie, Doktorat in Klinischer Psychologie, Clinical Psychology Internship (University of Medicine & Dentistry of New Jersey). Postdoctoral Fellowship (University of Pennsylvania Medical School). Clinical Associate Professor of Psychology in Psychiatry (University of Pennsylvania). Langjähriger Mitarbeiter von Prof. Aaron T. Beck, Leiter dessen klinischen Ausbildungsprogramms für kognitive Therapie. Supervisand und Arbeitskollege von Jeffrey Young. Mitarbeiter von Prof. Edna Foa am PTBS-Outcome-Forschungsprojekt (University of Pennsylvania). Research Fellow (Modum Bad Klinik Research Institute, Oslo University). Gastprofessor (Universität Freiburg/Br.). Seit 2008 Senior Clinical Consultant, Supervisor und Psychotherapeut an der Klinik am Waldschlößchen, Zentrum für Psychotraumatherapie (Dresden), IRRT-Supervisor und Trainer; leitet in den deutschsprachigen Ländern IRRT-zertifizierte Kurse, Seminare und Weiterbildungsworkshops.

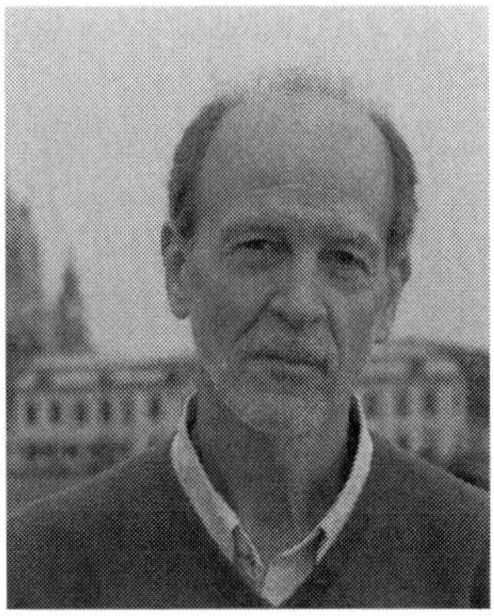

AKTUELLES ICH

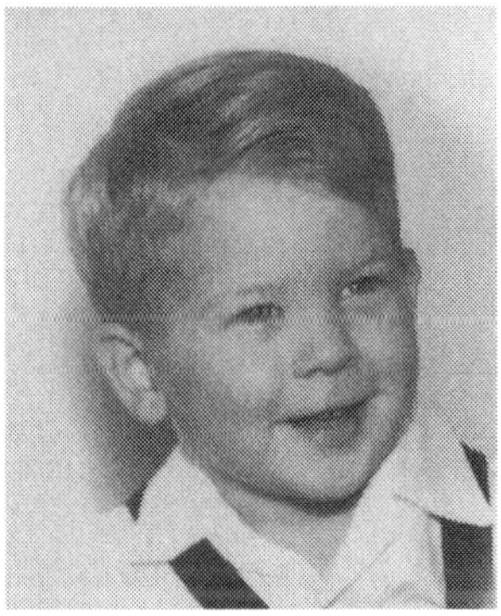

KIND-ICH

irrt-zentrum-wiesbaden@web.de
www.irrt-deutschland.de

6 Literatur

American Psychiatric Association (2013). Diagnostic and statistical manual of mental disorders (5th ed.). Washington, DC: APA.

Botkin, A., Hogan, C. (2009). Zwischen Trauer und Versöhnung. IADC: Therapeutische Kommunikation mit Verstorbenen – Heilung von Schuld und Trauma. Kirchzarten: VAK.

Bowlby, J. (1980). Attachment and loss: Loss, sadness and depression (Vol. 3). New York: Basic. Dt.: Bindung und Verlust, Bd. 3 Verlust (2006). München: Ernst Reinhardt.

Buber, M. (1923). Ich und Du. In: Buber, M. (2014). Das dialogische Prinzip. 13. Aufl. Gütersloh: Lambert Schneider, S. 5 – 136.

Buckley, T., Sunari, D., Marshall, A., Bartrop, R., McKinley, S., Tofler, G. (2012). Physiological correlates of bereavement and the impact of bereavement interventions. Dialogues Clin Neurosci; 14: 129 – 139.

Ekman, P. (2010). Gefühle lesen: Wie Sie Emotionen erkennen und richtig interpretieren. 2. Aufl. Heidelberg: Spektrum, Akademischer Verlag.

Freud, S. (1917). Trauer und Melancholie. Int Z ärztl Psychoanal; 4(6): 288 – 301.

Grawe, K. (1998). Psychologische Therapie. Göttingen: Hogrefe.

Jordan, A., Litz, B. T. (2014). Prolonged grief disorder: diagnostic, assessment, and treatment considerations. Profess Psychol: Res Pract; 45(3): 180 – 187.

Kachler, R. (2014). Hypnosystemische Trauerbegleitung. Ein Leitfaden für die Praxis. 3. Aufl. Heidelberg: Carl Auer.

Klass, D., Silverman, P. R., Nickman, S. L. (Ed.) (1996). Continuing bonds: New understandings of grief. New York, London: Routledge, Taylor & Francis.

Köster, R. (2015). IRRT – Imagery Rescripting & Reprocessing Therapy. Leading Opinions Neurol Psych; 15(5): 31 – 35.

Kropiunigg, U. (2009). Schemazerfall und Trauer: ein neues Modell zur Trauerarbeit. Psychother Forum; 17: 108 – 117.

Kübler-Ross, E. (1969). On death and dying. New York: Springer.

Maciejewski, P. K., Zhang, B., Block, S. D., Prigerson, H.G. (2007). An empirical examination of the stage theory of grief. JAMA; 297(7): 716.

Maercker, A., Lalor, J. (2012). Diagnostic and clinical considerations in prolonged grief disorder. Dialogues Clin Neurosci; 14: 167 – 176.

Maercker, A., Brewin, C. R., Bryant, R. A., Cloitre, M., Reed, G. M., et al. (2013). Proposals for mental disorders specifically associated with stress in the International Classification of Diseases-11. Lancet; 381: 1683 – 1885. doi:10.1016/S0140-6736(12)62191-6.

Neimeyer, R. A. (2006). Lessons of loss. A guide to coping. Memphis: Center for the Study of Loss and Transition.

Neimeyer, R. A. (2010). The life imprint. Favorite counseling and therapy homework assignments. Zit. n. Wagner (2013).

O'Connor, M.-F. (2012). Immunological and neuroimaging biomarkers of complicated grief. Dialogues Clin Neurosci; 14: 141 – 148.

Pearlman, L., Saakvitne, K. (1995). Trauma and the therapist: Countertransference and vicarious traumatization in psychotherapy with incest survivors. New York: Norton.

Perls, F. S. (1974). Gestalt-Therapie in Aktion. Stuttgart: Klett-Cotta.

Prigerson, H. G., Frank, E., Kasl, S. V., Reynolds, C. F., Anderson, B., et al. (1995). Complicated grief and bereavement-related depression as distinct disorders: preliminary empirical validation in elderly bereaved spouses. Am J Psychiatry; 152(1): 22 – 30.

Prigerson, H. G., Horowitz, M. J., Jacobs, S. C., Parkes, C. M., Aslan, M., et al. (2009). Prolonged grief disorder: Psychometric validation of criteria proposed for DSM-V and ICD-11. PLoS Medicine; 6(8): e1000121.

Rubin, S. S. (1981). A two-track model of bereavement: Theory and application in research. Am J Orthopsychiatr; 51: 101 – 109.

Rubin, S. S. (1999). The two-track model of bereavement: Overview, retrospect, and prospect. Death Stud; 23: 217 – 232.

Rubin, S. S., Malkinson, R., Witzum, E. (2012). A review of working with the bereaved: Multiple lenses on loss and mourning. New York, NY: Routledge.

Schmucker, M., Köster, R. (2014 a). Praxishandbuch IRRT. Imagery Rescripting & Reprocessing Therapy bei Traumafolgestörungen, Angst, Depression und Trauer. Stuttgart: Klett-Cotta.

Schmucker, M., Köster, R. (2014 b). Den Selbsthass überwinden – Versöhnung mit dem Kind-Ich. In: Dyer, A., Priebe, K. (Hrsg.). Metaphern, Geschichten und Symbole in der Therapie Traumatisierter. Göttingen: Hogrefe.

Schmucker, M., Köster, R. (2015 a). Narratives Um-Schreiben – Imagery Rescripting & Reprocessing Therapy (IRRT). In: Linden, M., Hautzinger, M. (Hrsg.). Verhaltenstherapiemanual (8. Aufl.). Berlin: Springer.

Schmucker, M., Köster, R. (2015 b). IRRT bei PTBS. In: Stavemann H (Hrsg.). Therapie-Tools Integrative KVT. Weinheim: Beltz.

Schmucker, M., Köster, R. (2016). IRRT (Imagery Rescripting & Reprocessing Therapy) – Bearbeitung belastender Bilder auf der INNEREN BÜHNE. In: Stavemann, H. H. (Hrsg.). KVT-Update. 2. Aufl. Weinheim: Beltz.

Shapiro, F., Silk Forrest, M. (1998). EMDR in Aktion. Paderborn: Junfermann.

Shapiro, F. (1999). EMDR. Grundlagen & Praxis; Handbuch zur Behandlung traumatisierter Menschen. Paderborn: Junfermann.

Shear, K., Monk, T., Houck, P., Melhem, N., Frank, E., et al. (2007). An attachment-based model of complicated grief including the role of avoidance. Eur Arch Psychiatry Clin Neurosci; 257: 453 – 461.

Simon, N. M., Shear, K. M., Thompson, E. H., Zalta, A. K., Permaln, C., et al. (2007). The prevalence and correlates of psychiatric comorbidity in individuals with complicated grief. Compreh Psychiatr; 48: 395 – 399.

Stroebe, M., Schut, H. W. A. (1999). The dual process model of coping with bereavement: Rationale and description. Death Stud; 23: 1 – 28.

Tedeschi, R., Calhoun, L. (2004). Posttraumatic growth: Conceptual foundations and empirical evidence. Psychol Inquiry; 15: 1 – 18.

Wagner, B. (2013). Komplizierte Trauer. Grundlagen, Diagnostik und Therapie. Berlin, Heidelberg: Springer.

Worden, J. W. (2009). Grief counselling and grief therapy. A handbook for the mental health practioner (4th ed.). New York: Springer.

Znoj, H. (2012). Trauer und Trauerbewältigung. Psychologische Konzepte im Wandel. Stuttgart: Kohlhammer.